AF356792

TRADUCTION

DES OUVRAGES

D'AURELIUS-CORNELIUS
CELSE,

SUR LA MÉDECINE.

Par M. NINNIN, Docteur-Régent de la Faculté de Médecine de Reims, & Médecin ordinaire de Son Altesse Sérénissime, Monseigneur le Comte de CLERMONT, Prince du Sang.

TOME SECOND.

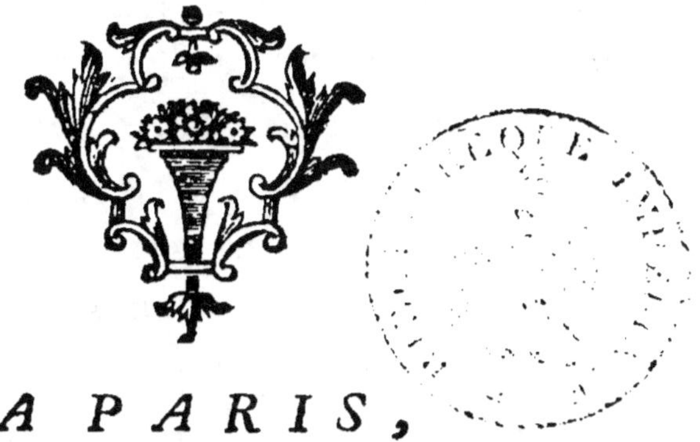

A PARIS,

Chez
{
DESAINT & SAILLANT, rue Saint Jean de Beauvais.
BRIASSON, rue Saint Jacques.
THIBOUST, Place de Cambrai.

M. DCC. LIII.

Avec Approbation & Privilége du Roi.

AVERTISSEMENT.

Il pourra paroître surprenant que nous faſſions commencer notre ſecond Volume de la traduction de Celſe, par le vingt-ſixiéme Chapitre du cinquiéme Livre. Mais nous avons cru devoir en agir ainſi, parce que c'eſt à ce Chapitre que commence la Chirurgie de notre Auteur. Au moyen de cette diviſion, qui nous a paru la plus naturelle, & que nous eſperons qui ſera le plus du goût des Lecteurs, on trouvera dans le premier Volume, tout ce qui a rapport à la Médecine & à la Pharmacie; & dans le ſecond, tout ce qui concerne la Chirurgie.

TABLE

Des Matiéres contenues dans ce second Volume.

SUITE DU LIVRE V.

LIVRE VI.

Tome II. a

LIVRE VIII.

Fautes à corriger dans le premier Volume.

Pages 31, ligne 5 *se rallentit*, lisez *se ralentit*.

p. 35. l. 3 *ne doit point s'assujettir*, lisez *ne doit s'assujettir*.

p. 42. l. 8 *ne doit point s'exposer*, lisez *ne doit s'exposer*.

p. 62 l. 25 *sur le col*, lisez *sur le cou*.

p. 67. l. 14 *& se donner garde*, lisez *& de se donner garde*.

p. 74. l. 16. & p. 75, l. 10 *qu'elles sont* lisez *quelles sont*

p. 103. l. 21 *avant de* lisez *avant que de*

p, 110. l. 22 *il y* lisez *il y a*

p. 122. l. 1 *des douleurs des hanches*, lis. *des douleurs de hanches*.

Ibid. l. 16 *les douleurs des bras*, l. *les douleurs de bras*

p. 132. l. 11 *du mouvement*, lisez *de mouvement*

p. 133. l. 4 *a commencée*, lisez *commencé*

p. 134. l. 13 *endurcir*, lisez *durcir*

p. 139. l. 2 *ne point tirer du sang* lisez *ne point tirer de sang*.

Ibid. l. 11 *crainte qu'il* lisez *de crainte qu'il*

p. 159. l. 15 *sans avoir de la fièvre*, lisez *sans avoir de fièvre*

p. 165. l. 5 *devant ou après* l. *avant ou après*

Ibid. l. 15 *sortir avant* lis. *sortir auparavant*

p. 178. l. 2 *baignet*. lisez *bignet*

p. 203. l. 28 *un vomique* lis. *une vomique*.

p. 236. l. 18 *sitôt que*, lisez *aussitôt que*,

p. 316. l. 9 *trachée aterre*, lis. *trachée-artere*

p. 317. l. 8 *memelle* lisez *mamelle*
Ibid. l. 22 *cave* lisez *concave*
p. 363. l. 16 *donner pour boisson* lisez *prendre pour boisson*
p. 444. l. 1 *comme se fait* lis. *comment se fait*
p. 458. 18 & 17 *songeuses* lisez *fongueuses*
Ibid. l. 22 *un sixiéme* l. *deux onces*
p. 482. l. 26 *de la matrice* lis. *de matrice*
Ibid. l. 27 *de la rate* lis. *de rate*
p. 83. l. 9 *de LVI.* lis. *LVI.*
p. 84. l. 23 *des douleurs* lis. *les douleurs*
p. 86. l. 25 *chopine miel* lis. *chopine de miel*

Fautes à corriger dans le second Volume.

Pages 20. ligne 13 *cicatrice*, lisez *cicatriser.*
p. 33. l. 2 *font fongueses*, lisez *font fongueuses*
p. 59. l. 19 *detrempée* lis. *detrempées.*
p. 83. l. 24 & suiv. *âpretés.* lis. *asperités.*
p. 97. l. 1 *épinictis* lis. *épinictides.*
p. 119. l. 13 *différentes* lisez *différens.*
p. 159. l. 4 *interjectera*, lis. *injectera.*
p. 168. l. 2 *scillet*, lisez *scille.*
p. 214. l. 1 *Hierons* lisez *Herons*
p. 250. l. 23 *de de* lis. *de*
p. 254. l. 21 *comme* lisez *comment*
p. 256. l. 24 *lagophthtalmie* lis. *lagophthalmie*
p. 321. l. 12 *si elle considerable* lis. *si elle est*
p. 466. l. 17 *blesser* lisez *luxer.*

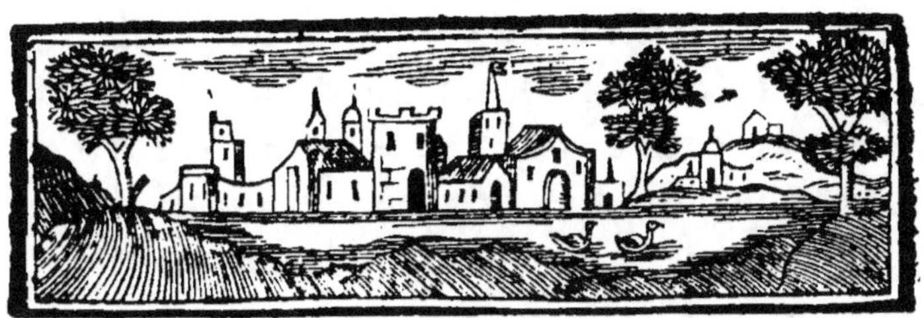

TRADUCTION

DES OUVRAGES

D'AURELIUS-CORNELIUS

CELSE,

SUR LA MÉDECINE.

SUITE DU LIVRE V.

CHAPITRE XXVI.

Des cinq maniéres dont le corps peut être dérangé.

APRE'S avoir traité de la vertu des médicamens, je parlerai des différentes maniéres dont le corps peut être dérangé. Il peut l'être de cinq façons différentes ; 1°. Lorsque quelque chose en lése les fonctions à l'extérieur, comme dans les bleſſures ; 2°. Lorſque quelque choſe ſe corrompt au-dedans, comme dans le cancer ; 3°. Lorſqu'il ſe forme quelque corps étranger, comme dans la pierre de la veſſie ; 4°. Lorſque quelque partie augmente contre nature, comme les veines qui deviennent variqueuſes ; 5°. Lorſqu'il manque quelque choſe, ou qu'une partie eſt trop courte.

Parmi ces dérangemens, il en eſt qu'on guérit par les médicamens, & d'autres où le ſecours de la main eſt plus utile. Je parlerai dans un autre endroit des dérangemens qui ont ſurtout beſoin du ſecours de la main ; je me bornerai pour le préſent à ceux qu'on guérit principalement par le moyen des médicamens. Je ſuivrai dans cette partie de l'art de guérir, le même ordre que j'ai ſuivi dans la premiére ; je parlerai d'abord des maladies qui attaquent indiſtinctément toutes les parties du corps ; enſuite j'en viendrai à celles qui ſont particuliéres à chaque partie. Je commencerai par les bleſſures.

1. *Des bleſſures faites par les traits.*

La premiére choſe que le Médecin doit ſçavoir au ſujet des bleſſures, c'eſt de connoître celles qui font incurables, celles qui ne fe guériffent que difficilement, & celles qui fe guériffent aifément. Il eft d'un bon Médecin de ne point entreprendre un malade qui ne peut guérir, de crainte qu'on ne l'accufe d'avoir tué un homme qui n'eft mort que parce qu'il devoit mourir.

Lorfque le danger eft grand, mais que le mal n'eft pas abfolument fans reffource, on doit faire connoître aux amis du malade, combien la cure eft difficile ; car s'il arrivoit que le mal fût plus fort que les remédes, on pourroit foupçonner le Médecin, ou d'avoir ignoré le danger, ou d'en avoir impofé. C'eft ainfi que doit fe comporter tout Médecin prudent ; mais il n'appartient qu'à un Charlatan, de groffir le mal pour fe faire valoir davantage : on doit même promettre au malade un prompt rétabliffement, afin d'être obligé par-là, de donner tous fes foins, à empêcher qu'un mal léger par lui-même, ne devienne plus grand, pour avoir été négligé.

2. *Quelles font les bleffures incurables.*

Les bleffures de la bafe du cerveau, du cœur, de l'œfophage, de la veine porte, de la moelle de l'épine, du milieu du poulmon, des inteſtins-grêles, de l'eſtomac, des reins, ſont incurables, de même que celles des grandes veines ou artères qui ſont ſituées dans les environs du goſier.

3. *Quelles ſont les bleſſures difficiles à guérir.*

On ne guérit que très-difficilement les bleſſures du poulmon, du foye, de la membrane qui enveloppe le cerveau, de la ratte, de la matrice, de la veſſie, des gros inteſtins, du diaphragme, en quelque endroit de ces viſcères qu'elles puiſſent être ſituées. Le danger eſt auſſi extrême, ſi la pointe du trait a pénétré juſqu'aux gros vaiſſeaux, qui ſont renfermés en dedans aux environs des aiſſelles & des jarrêts; enfin toutes les bleſſures dans leſquelles il y a quelque gros vaiſſeau ouvert, ſont fort dangereuſes, parce que l'hémorragie peut faire périr le malade; ce qui arrive non-ſeulement, lorſque les veines placées ſous les aiſſelles, & les jarrêts ſont ouvertes, mais encore celles qui vont aux teſticules, & à l'anus. Toutes les bleſſures aux aiſſelles, aux parties naturelles des femmes ; celles qui font fituées entre les os des îles & les côtes, ou entre les doigts, font d'un mauvais caractère, de quelque nature qu'elles puiffent être ; il en eft de même des bleffures des mufcles, des tendons, des artères, des membranes, des os, & des cartilages.

4. *Quelles font les bleffures qui fe guériffent aifément.*

Les bleffures qui fe guériffent le plus facilement, font celles qui font fituées dans les chairs ; elles font plus ou moins dangereufes, felon la nature de la partie qu'elles occupent. En général toute bleffure confidérable eft dangereufe.

5. *Différences qui fe tirent de l'efpéce & de la figure même de la bleffure.*

Le danger varie encore par rapport à l'efpéce & à la figure même de la bleffure ; car une bleffure qui eft accompagnée de contufion, eft plus mauvaife que celle où il n'y a que folution de continuité ; de forte qu'il vaut mieux avoir été bleffé par un trait pointu,

que par un trait obtu. La playe, où il
y a déperdition de fubftance, ou dans
laquelle les chairs ont été emportées
d'un côté & font pendantes de l'autre,
eft auffi plus facheufe. Les bleffures les
plus mauvaifes font celles qui font en
ligne courbe ; les moins mauvaifes
celles qui font en ligne droite, & le
danger eft plus ou moins grand, felon
que la bleffure approche le plus de
l'une ou de l'autre de ces figures.

6. *Différences prifes de l'âge, du*
tempérament, de la façon de vivre
du bleffé, & de la faifon de l'année.

L'âge, le tempérament, la maniére
de vivre du bleffé, la faifon rendent
auffi le traitement des playes plus ou
moins difficile. Un enfant ou un jeune homme guérit plus facilement qu'un
vieillard. Un homme qui eft d'un tempérament vigoureux, plus aifément
que celui qui eft d'un tempérament
délicat. Une perfonne qui n'eft ni trop
maigre, ni trop graffe, plus aifément
que celle qui eft l'un ou l'autre ; plus
aifément, lorfque toute l'habitude du
corps eft en bon état, que lorfqu'elle
eft vitiée ; plus aifément, lorfque l'on

s'exerce, que lorſqu'on reſte oiſif ; plus
aiſément , lorſqu'on eſt ſobre & tem-
pérant , que lorſqu'on eſt adonné au
vin, & aux femmes. La ſaiſon la plus
propre de l'année pour la cure des
playes, eſt le Printems , ou du moins
un tems qui ne ſoit ni fort chaud , ni
fort froid ; car la trop grande chaleur
& le trop grand froid ſont très-con-
traires aux playes , ſur-tout lorſque le
chaud & le froid varient ; c'eſt pourquoi l'Automne eſt ſi pernicieuſe pour
les bleſſés.

7. *Signes qui font connoître que la bleſſure pénétre à l'intérieur.*

La plûpart des bleſſures ſont expo-
ſées à la vûe ; mais il en eſt qu'on ne
peut reconnoître que par le dérangement des fonctions des parties intérieures qu'elles occupent, & dont nous
avons donné ailleurs la deſcription.
Cependant comme il eſt beaucoup de
cas qui ſe reſſemblent, & qu'il eſt important de diſtinguer ſi la bleſſure n'eſt
que ſuperficielle, ou ſi elle pénétre fort
avant, nous rapporterons ici les ſignes
qui font connoître quelle eſt la partie
intérieure qui eſt bleſſée, & qui don-

nent lieu d'eſpérer la guériſon, ou de craindre la mort du bleſſé.

8. *Signes de la bleſſure du cœur.*

Lorſque le cœur eſt bleſſé, le ſang coule par la playe avec abondance ; le battement des artères languit ; la couleur eſt très-pâle ; le malade a des ſueurs froides, & de mauvaiſe odeur ; les extrémités deviennent froides, & la mort ne tarde pas à ſuivre.

9. *Signes de la bleſſure du poulmon.*

Si le poulmon eſt bleſſé, il y a difficulté de reſpirer ; le ſang qui ſort par la bouche, eſt écumeux, tandis que celui qui coule par la playe eſt vermeil ; la reſpiration eſt accompagnée de ſifflement ; le bleſſé ſe trouve mieux lorſqu'il eſt panché ſur ſa playe ; on en voit qui ſe levent ſans raiſon ; pluſieurs parlent étant couchés ſur la bleſſure, & ſe taiſent, s'ils ſont dans une autre ſituation.

10. *Signes de la bleſſure du foie.*

Les ſignes de la bleſſure du foie, ſont un épanchement conſidérable de

fang fous l'hypocondre droit; l'enfoncement des hypocondres vers l'épine;
le foulagement qu'on éprouve lorfqu'on eft couché fur le ventre; des
picotemens & des douleurs qui s'étendent depuis le foie, jufqu'à la partie
antérieure du cou, & de l'omoplate.
A ces fymptomes il fe joint quelquefois un vomiffement bilieux.

11. *Signes de la bleffure des reins.*

Dans la bleffure des reins, on fent
une douleur dans les aines, & aux tefticules; on n'urine qu'avec peine, &
l'urine que l'on rend eft teinte de fang;
quelquefois même on ne rend que du
fang.

12. *Signes de la bleffure de la ratte.*

Quand la ratte eft bleffée, il s'écoule
par la playe du côté gauche, un fang
noir; l'hypocondre & l'eftomac fe tendent & fe durciffent du même côté; le
malade éprouve une foif violente; il
reffent comme dans la bleffure du foie,
des douleurs dans la partie antérieure
du cou.

13. *Signes de la blessure de la matrice.*

Si la matrice est blessée, il y a douleur dans les aines , dans les hanches, & aux parties de la génération. Le sang s'écoule en partie par la playe , & en partie par le vagin ; il survient un vomissement bilieux. Il est des femmes qui perdent l'usage de la parole, d'autres celui de la raison. Il en est aussi qui sont entiérement à elles-mêmes, & qui disent qu'elles ressentent de vives douleurs dans les nerfs & aux yeux. Elles meurent enfin en éprouvant les mêmes symptomes que dans la blessure du cœur.

14. *Signes de la blessure du cerveau ou de la dure mere.*

Dans la blessure du cerveau ou de la dure mere, le sang sort par les narines , & quelquefois aussi par les oreilles ; il y a presque toujours un vomissement de bile. Certains blessés ont tous les sens engourdis, & n'entendent point lorsqu'on les appelle ; il en est qui ont le regard furieux ; les yeux hagards, se portant de côté & d'autre ; le délire survient presque toujours le troisiéme

ou le cinquiéme jour de la bleſſure.
Pluſieurs ont des mouvemens convulſifs ; la plûpart avant que de mourir ,
déchirent les bandages de leur playe,
& l'expoſent nue au froid.

15. *Signes de la bleſſure de l'œſophage.*

Lorſque l'œſophage eſt bleſſé, il ſurvient un hocquet, & un vomiſſement
bilieux. On rend ſur le champ, la nourriture ou la boiſſon qu'on peut avoir
priſe. Le battement des artères eſt lan-
guiſſant ; il y a de petites ſueurs ; les
extrémités ſont froides.

16. *Signes de la bleſſure de l'eſtomac,*
du jejunum , *& des autres*
inteſtins.

Les ſignes de la bleſſure de l'eſtomac,
& du *jejunum* ſont les mêmes : la nourriture & la boiſſon ſortent par la playe;
les hypocondres ſe durciſſent ; on rend
quelquefois de la bile par la bouche.
La ſeule différence qu'il y a , c'eſt que
l'endroit de la bleſſure eſt plus bas ,
lorſque c'eſt le *jejunum* qui eſt bleſſé.
Lorſque les autres inteſtins le ſont , les
matiéres ſtercoracées ſortent par la
playe , ou bien elle répand une odeur
fort fétide.

17. *Signes de la blessure de la moelle de l'épine.*

Si la moelle de l'épine est blessée, les nerfs tombent en paralysie, ou bien il survient des mouvemens convulsifs; Il y a privation du sentiment; au bout d'un certain tems, la semence, l'urine, les matiéres stercorales mêmes s'échappent involontairement.

18. *Signes de la blessure du Diaphragme.*

Lorsque le Diaphragme est blessé, les hypocondres se retirent par en haut; on sent des douleurs dans l'épine; la respiration est lente; le sang qui sort par la playe, est écumeux.

19. *Signes de la blessure de la vessie.*

On sent des douleurs aux aines dans la blessure de la vessie; il y a tension au-dessus du pubis; le sang sort par l'uretre, au lieu de l'urine qui s'écoule par la playe; l'œsophage est affecté, & c'est ce qui occasionne un vomissement de bile, ou le hocquet; les extrémités deviennent froides, & la mort s'ensuit.

20. *Du sang , de la sanie , du pus ; de leurs différentes espéces , & quelles sont les meilleures ou les plus mauvaises.*

Outre les signes que nous venons de rapporter , il est encore plusieurs choses qu'il faut connoître , & qui ont rapport à toutes les playes & à tous les ulcères dont nous parlerons. Il découle des playes & des ulcères , du sang , de la sanie , du pus. Le sang est connu de tout le monde ; la sanie est plus ténue que le sang , plus ou moins épaisse , gluante , & différemment colorée. Le pus est très-épais , & très-blanc , & plus gluant que le sang & la sanie. Le sang découle d'une playe récente , ou qui commence à se cicatriser. La sanie en sort entre l'un & l'autre de ces tems ; le pus coule d'un ulcère qui tend à se guérir. Le pus & la sanie sont de différentes espéces ; les Grecs leur ont donné des noms particuliers ; il est une espéce de sanie qu'ils appellent *Ichor* ; une autre qu'ils nomment *Méliceris* ; il est aussi un genre de pus qu'ils désignent sous le nom *d'Elœode.* L'ichor est ténu , tirant sur le blanc ; il découle des ulcères malins , sur-tout dans les bleſſures des tendons qui ont été ſuivies d'inflammation. Le *meliceris* eſt plus épais & plus gluant, ſemblable à du miel blanc. Il découle auſſi des ulcères malins, dans les bleſſures des tendons aux environs des articles, & principalement dans l'article du genou. L'*elæode* eſt ténu, tirant ſur le blanc, & approchant de la couleur de l'ongle ; il reſſemble aſſez par rapport à ſa conſiſtence graiſſeuſe, à de l'huile blanche ; il paroît dans les grandes bleſſures qui commencent à ſe cicatriſer. Le ſang qui eſt trop ténu ou trop épais, qui eſt livide ou noir, mêlé de pituite, & de diverſe couleur, eſt mauvais. Le meilleur eſt celui qui eſt chaud, rouge, médiocrement épais & peu glutineux. Auſſi guérit-on aiſément une bleſſure de laquelle il découle un ſang louable ; & on peut dire en général qu'il eſt d'autant plus aiſé de guérir les playes & les ulcères, que les différentes humeurs qui en découlent, ſont d'un meilleur caractère. C'eſt mauvais ſigne, lorſque la ſanie eſt abondante, qu'elle eſt fort ténue, qu'elle eſt livide, pâle, ou noire, gluante, de mauvaiſe odeur, qu'elle ronge l'ulcère & les tegumens qui l'environnent. Il vaut mieux qu'elle foit en petite quantité, peu épaifie, tirant fur le rouge, ou fur le blanc. L'*ichor* eft fort mauvais, lorfqu'il eft en grande quantité, qu'il eft épais, un peu livide, & pâle, qu'il eft gluant, noir, chaud, de mauvaife odeur. Il eft moins dangereux, lorfqu'il tire fur le blanc, & qu'il a les qualités oppofées à celles que nous venons d'indiquer. C'eft auffi un mal que le *meliceris* foit abondant, & fort épais; c'eft un bien au contraire, lorfqu'il eft en petite quantité, & plus ténu. La meilleure matiére qui puiffe découler des playes & des ulcères, eft le pus; mais il ne doit point être fort abondant, ni ténu, ni fort délayé; c'eft un mauvais figne, s'il eft tel dès le commencement, fur-tout s'il reffemble par fa couleur à de la férofité; s'il eft pâle, ou livide, bourbeux, & s'il eft de mauvaife odeur; à moins que l'endroit même d'où il fort, ne lui communique cette odeur. Le pus eft d'autant meilleur, qu'il eft en plus petite quantité, qu'il eft plus épais, & plus blanc; qu'il eft liffe, qu'il ne fent point mauvais, & qu'il eft égal. Sa quantité doit cependant répondre à la nature, à la grandeur & à la durée de la playe;

car il en doit naturellement couler davantage d'une playe plus confidérable &
qui eft encore enflammée. L'*elœode* eft
auffi d'autant plus mauvais, qu'il eft en
plus grande quantité, & moins gras;
& d'autant meilleur, qu'il eft en plus
petite quantité, & plus gras.

21. *Curation de l'Hémorragie dans les bleffures.*

Lorfqu'on s'eft affuré par les chofes
que nous venons de rapporter, que la
bleffure eft guériffable, il faut fur le
champ donner tous fes foins pour empêcher que l'hémorragie ou l'inflammation ne faffe périr le bleffé. Lorfque l'hémorragie eft à craindre (ce
que l'on connoît par le fiége, la grandeur de la bleffure, & par l'impétuo-
fité avec laquelle le fang coule) il faut
remplir la playe de charpie féche; mettre par-deffus une éponge trempée dans
de l'eau froide, & appuyer deffus avec
la main; fi le fang continue de couler
prefque auffi fort, il faut renouveller
fouvent la charpie; & fi la charpie féche fait peu d'effet, il faut la tremper
dans le vinaigre qui eft un très-bon
reméde pour arrêter le fang; c'eft pourquoi

quoi certains Médecins en verfent fur
la playe. Mais il eſt à craindre d'un
autre côté, que ſi on ne laiſſe point dé-
gorger ſuffiſamment les vaiſſeaux, il
ne ſurvienne une inflammation conſidérable. On ne doit donc employer ni
rongeans ni cauſtiques, ni eſcaroti-
ques, pour arrêter l'hémorragie, quoique la plûpart ſoient très-propres pour
cela ; & ſi on eſt forcé d'y avoir recours, il ne faut ſe ſervir que des plus
doux. Si l'hémorragie ne céde point à
ces remédes, il faut prendre les vaiſſeaux qui laiſſent échapper le ſang ,
faire deux ligatures à l'endroit de la
bleſſure, & couper ce qui eſt renfermé
entre ces deux ligatures, afin que les
vaiſſeaux ſe cicatricent en dedans , &
que leurs ouvertures demeurent fer-
mées. On peut les brûler avec un fer
rouge, s'il eſt impoſſible de faire la
ligature. On peut auſſi , lorſqu'on a
laiſſé écouler une quantité ſuffiſante de
ſang d'une playe ſituée dans un endroit
où il n'y a ni muſcle, ni tendon
comme au front, ou à la partie ſupérieure de la tête, appliquer des ventouſes ſur la partie oppoſée, pour déter-
miner le cours du ſang vers cet endroit.

22. *Curation de l'inflammation qui survient aux blessures.*

Voilà ce qu'il convient de faire pour arrêter le sang; mais on trouve dans l'hémorragie même le reméde de l'inflammation. Il est à craindre qu'elle ne survienne toutes les fois qu'un os, qu'un tendon, qu'un cartilage, qu'un muscle a été blessé, ou bien qu'il ne s'est pas écoulé, eu égard à la grandeur de la playe, une quantité suffisante de sang. On ne doit point se presser dans aucun des cas dont nous venons de parler, d'arrêter le sang; mais il faut le laisser couler, tant que les forces le permettent, de sorte que s'il ne couloit pas en quantité suffisante, il faudroit saigner du bras, sur-tout si le blessé est jeune & robuste, accoutumé à faire de l'exercice. C'est encore une raison de plus pour saigner, lorsque l'yvresse a précédé la blessure. Si le tendon est lésé, il faut le couper; car la blessure du tendon est mortelle, & ce n'est qu'en le coupant, que le blessé peut guérir.

23. *De la réunion des Playes.*

Lorsqu'on a arrêté le sang, s'il couloit trop abondamment, ou qu'on a

défempli les vaiffeaux, s'il ne couloit
pas fuffifamment, il faut fonger à réunir les lévres de la playe. Cette réunion
peut fe faire dans les bleffures qui attaquent la peau, ou même qui pénétrent
jufque dans les chairs, s'il n'y a point
de fàcheux fymptomes d'ailleurs; il en
eft de même des playes dans lefquelles
les chairs font pendantes d'un côté, &
adhérentes de l'autre; pourvû cependant que ces chairs ne foient point corrompues, & que la vie y foit confervée
par leur union avec les parties qui font
faines.

La réunion des playes fe fait de deux
façons; car fi la playe occupe une partie molle, il faut la coudre, fur-tout
dans les bleffures de l'oreille, du nez,
du front, de la bouche, des lévres, de
la peau qui environne le gofier, & dans
les playes du ventre : mais fi la playe
eft dans les chairs; fi elle eft fort large
& qu'il foit difficile d'en réunir les lévres, la future eft nuifible; il faut fe
fervir de boucles, qu'on appelle en
Grec *Ankteres*, pour rapprocher petit-
à-petit les lévres de la playe, & afin
que la cicatrice qui fe formera par la
fuite, foit moins grande.

On voit par ce que je viens de dire,

à laquelle des deux méthodes il faut donner la préférence dans les playes où les chairs qui ne font point encore vitiées, font pendantes d'un côté & adhérentes de l'autre. Au reste, foit qu'on fe détermine pour la future ou pour la boucle, on ne doit fe fervir de l'une ou de l'autre, qu'après qu'on aura bien nettoyé la playe ; car s'il y reftoit du fang caillé, il ne manqueroit pas de fe changer en pus, d'attirer une inflammation, & d'empêcher la playe de fe cicatricer. Il ne faut pas même y laiffer la charpie dont on s'eft fervi pour arrêter le fang, car elle exciteroit une inflammation.

La future ou la boucle, pour être folide, & pour que les tegumens ne fe rompent point, doit percer la peau & les chairs qui font en deffous. On ne peut employer rien de mieux pour l'une & l'autre, que du fil doux & qui ne foit point trop tors, pour qu'elles appuient plus mollement fur le corps.* Les points de future, ou les boucles ne doivent être ni trop près, ni trop éloignés les uns des autres ; car s'ils font trop éloi-

---

* Voyez ce que nous avons dit à ce fujet dans notre Préface.

gnés, les bords de la playe ne se tiennent point réunis, & s'ils sont trop
près, ils incommodent beaucoup le
blessé; & l'inflammation est d'autant
plus considérable, sur-tout en Eté, qu'il
y a plus de points de suture, & que
le nombre des boucles est plus multi-
plié. Soit qu'on réunisse les lévres
la playe avec des sutures ou des boucles, on ne doit faire aucune violence
aux tégumens pour les rapprocher; il
faut que la peau accompagne, pour
ainsi-dire, d'elle-même, la suture ou
la boucle. Celle-ci laisse ordinairement une plus grande ouverture entre
les lévres de la playe; celle-là les rap-
proche davantage; cependant elles ne
doivent point se toucher, afin de laiffer une issuë aux humeurs épaisses qui
peuvent être restées dans la playe; s'il
s'en rencontre quelqu'une dans laquelle
on ne puisse employer ni la suture, ni
la boucle, il faut toujours la bien nettoyer; après quoi on applique dessus,
une éponge trempée dans du vinaigre;
si on ne peut soutenir la violence du
vinaigre, on se sert de vin, & même
d'eau, lorsque la blessure est légere.
Le choix de la liqueur est indifférent;
elle produit toujours un bon effet,

pourvû qu'elle humecte : auffi ne doit-
on jamais laiffer deffécher une playe.
On guérit, comme on voit, les bleffures,
fans qu'il foit néceffaire d'employer de
remédes étrangers , rares, ou compofés ; mais fi l'on a peu de confiance à
ceux que nous venons de propofer, il
faut fe fervir de médicamens dans lefquels il n'entre point de fuif , & les
choifir parmi ceux que nous avons dit
qu'on pouvoit appliquer fur les playes
fanglantes. Si la playe pénétre dans les
chairs, on fe fert fur-tout de l'emplâtre
barbare. Si les tendons, les nerfs, les
cartilages , ou quelques-unes des parties
faillantes, comme les oreilles, les lévres, ont été bleffées, on employe le
Sphragis de Polybe. L'Emplâtre Ale-
xandrin convient auffi dans les bleffures
des nerfs & des tendons ; & celui que
les Grecs appellent *Ruptos* * , dans les
playes des parties faillantes.

Il arrive fouvent que dans les bleffures qui font accompagnées de contufion, il n'y a qu'une petite ouverture à
la peau. En ce cas, il faut dilater la
playe avec la lancette, à moins qu'elle

---

* Emplâtre déterfif.

ne foit dans le voifinage de nerfs &
de mufcles qu'il ne feroit point à propos de couper. Lorfqu'elle eft fuffifamment dilatée, on applique deffus un
emplàtre. Mais dans les playes où il y
a contufion, & qu'on n'ofe dilater davantage, à caufe de la proximité des
nerfs & des mufcles, quoique l'ouverture ne foit point affez grande, il faut
fe fervir d'emplàtres qui digérent doucement les humeurs. L'emplàtre que les
Grecs appellent *Rupode*, eft fort bon
pour cela. Dans toutes les bleffures
confidérables, il ne faut point fe contenter d'appliquer deffus, un emplâtre
convenable ; on doit mettre encore par-
deffus, de la laine trempée dans du vinaigre & de l'huile, ou bien un cataplafme légèrement répercuffif, fi la partie bleffée eft d'une texture molle ; fi
elle eft nerveufe ou tendineufe, on fe
fert d'un cataplafme émollient.

24. *De la maniére dont il faut bander les playes.*

Les meilleurs bandages font ceux qui
font faits avec la toile de lin. Le bandage doit être large, afin que, lorfqu'on
l'a tourné une fois autour de la playe,

il la recouvre entiérement, & s'étende
même un peu fur l'une & l'autre de
fes extrémités. Si les chairs fe retirent
plus d'un côté que de l'autre, il eft à
propos de faire partir le bandage du
côté où les chairs fe retirent le plus;
mais fi elles fe retirent également de
part & d'autre, le bandage doit embraffer tranfverfalement les bords de
la playe; fi fa nature ne le permet
point, on commence par le milieu, &
on porte enfuite le bandage à droite &
à gauche. Le bandage ne doit être ni
trop ferré, ni trop lâche; car lorfqu'il
eft trop lâche, il ne tient point réunis
les bords de la playe; & lorfqu'il eft
trop ferré, il peut occafionner la gangrenne. Il faut en Hiver, tenir le bandage plus ferré, & en Eté, feulement
autant qu'il eft néceffaire. Il faut coudre les deux bouts l'un avec l'autre;
car un nœud fait mal à la bleffure, à
moins qu'il n'en foit fort éloigné. Nous
devons dire ici, pour ne tromper perfonne, que les bleffures des vifcères
dont nous avons fait mention ci-deffus,
ne demandent point de traitement particulier. On réunit la playe à l'extérieur,
par le moyen de la future, ou d'une
autre maniére. Il n'y a rien à faire aux
vifcères;

viſcères ; à moins qu'il n'y ait quelque
partie extérieure du foye, ou de la ratte,
ou du poulmon qui ſoit pendante ; auquel cas, il faut la couper. Pour le dérangement fait à l'intérieur, il ſe guérit
par le régime de vivre, & par les re-
mèdes que nous avons dit dans le Livre
précédent, convenir à chaque viſcère.

25. *De la manière dont ſe doit com-*
porter le bleſſé.

Après qu'on a fait le premier jour,
ce que nous venons de dire, il faut
faire garder le lit au bleſſé, & autant que ſes forces le permettent, ne
point lui donner à manger avant l'inflammation, ſi la bleſſure eſt conſidérable : il doit boire pour étancher ſa
ſoif, de l'eau tiéde, ou même froide, ſi
c'eſt en Eté, & qu'il n'y ait ni douleur
ni fiévre. On ne doit cependant point
regarder comme invariables les régles
que nous préſcrivons ici ; il faut toujours avoir égard à l'état des forces ; il
eſt des cas où un bleſſé peut être foible au point d'avoir beſoin ſur le champ
de prendre de la nourriture. On doit
même dans les playes conſidérables, où
les bleſſés ſont pour ainſi dire mourans
par la quantité de ſang qu'ils ont per-

due, les ranimer avant toute chose, avec du vin, ce qui est, excepté dans cette seule circonstance, ce qu'il y a de plus contraire aux blessures.

26. *Des symptômes des blessures.*

Il y a du danger, lorsque la blessure s'enfle trop; mais il y en a bien davantage, lorsqu'elle ne s'enfle point du tout. Le premier de ces symptômes dénote une grande inflammation ; le second annonce la mort de la partie blessée. On peut être assuré dès le commencement, que la blessure ne tardera point à se guérir, si le malade a l'esprit présent, & s'il n'a point de fiévre. La fiévre même n'a rien qui doive épouvanter, si elle survient à une grande blessure, dans le tems de l'inflammation ; elle n'est pernicieuse qu'autant qu'elle est occasionnée par une blessure légere ; qu'elle subsiste après l'inflammation ; qu'elle est accompagnée de délire, & qu'elle ne fait point cesser les convulsions qui surviennent à la blessure. Le vomissement bilieux qui n'est point volontaire, qui arrive immédiatement après la blessure, ou dans le tems de l'inflammation, n'est un mauvais signe que dans les blessures des nerfs, ou des parties tendineuſes. Ce n'eſt pas même un mal de ſe faire vomir, ſur-tout lorſqu'on y eſt accoutumé ; mais il ne faut point que ce ſoit immédiate-ment après avoir mangé, ni dans le tems de l'inflammation , ni dans les bleſſures des parties ſupérieures.

27. *Du panſement des playes.*

Après le premier panſement, on laiſſe pendant deux jours la playe dans le même état ; on leve l'appareil le troi-ſiéme ; on emporte la ſanie avec de l'eau froide , & on applique de nou-veau ſur la playe, ce que nous avons préſcrit ci-deſſus ; on leve l'appareil pour la ſeconde fois , le cinquiéme jour ; l'inflammation eſt alors dans tou-te ſa force ; on examine la couleur de la playe ; ſi elle eſt livide, pâle, noi-re, ou de différente couleur, c'eſt une preuve que la playe eſt d'un mauvais caractère ; & on a raiſon de s'allarmer toutes les fois qu'on obſerve l'une ou l'autre de ces couleurs. C'eſt une excel-lente marque au contraire, lorſque la playe eſt blanche ou vermeille ; il y a auſſi du danger ſi la peau eſt dure, épaiſſe, douloureuſe : on a lieu de bien augurer ſi elle eſt mince, molle, & ſans

douleur. Si les lévres de la playe commencent à se réunir, ou si elles font
un peu enflées, il faut appliquer dessus
les mêmes choses que le premier jour.

Si l'inflammation est considérable ;
s'il n'y a point d'apparence que les
bords se réunissent, & si le pus ne commence point à se former, il faut se servir d'eau chaude pour dissoudre les matiéres, ramollir les callosités & accélérer la formation du pus. La chaleur de
l'eau doit être telle qu'elle excite une
sensation agréable lorsqu'on trempe la
main dedans ; il faut continuer d'en
faire usage, jusqu'à ce que le gonflement commence à diminuer, & que la
couleur de la playe devienne plus naturelle. Après ces fomentations, si les
lévres de la playe ne font pas fort sépa-
rées, on doit sur le champ appliquer
dessus un emplâtre ; & sur-tout l'emplâtre *tetrapharmaque*, si la playe est
considérable. On se sert de l'emplâtre
Rupode dans les blessures des articles,
des doigts & des cartilages. Mais si
l'ouverture de la playe est fort grande,
on fait fondre ce même emplâtre dans
de l'onguent d'iris ; on l'étend sur de
la charpie, & on en remplit la playe ;
on applique par-dessus, un emplâtre

qu'on recouvre de laine graffe ; & on
tient le bandage un peu plus lâche.

28. *Traitement particulier aux bleſ-ſures des articulations.*

Les bleſſures des articulations demandent des attentions particuliéres. Si les
ligamens de l'article ſont coupés , la
partie reſte toujours plus foible ; ſi l'on
n'eſt point ſûr que les ligamens ſoient
coupés , & ſi la playe a été faite avec
un trait pointu , il eſt plus avantageux qu'elle ſoit tranſverſe ; mais ſi
c'eſt avec un trait gros & obtus , il eſt
égal qu'elle ſoit tranſverſe , ou non.
Il faut examiner ſi le pus ſe forme au-
deſſus ou au-deſſous de l'article. Si c'eſt
en deſſous qu'il ſe forme ; s'il eſt blanc
& épais , & s'il continue de couler
pendant long-tems , il eſt probable que
les ligamens ſont coupés. Cette proba-
bilité augmente encore à proportion
que la douleur & l'inflammation ſont
plus conſidérables , & qu'elles ont commencé de meilleure heure. Au reſte ,
quand même les ligamens ne ſeroient
point coupés, ſi les bords de la playe
ſont long - tems calleux , elle eſt toujours fort long-tems à ſe cicatriſer ; il y
reſte même une tumeur après qu'elle

est guérie ; & ce n'est que tard qu'on peut étendre, ou plier l'article. Il faut néanmoins plus de tems, pour redresser une articulation qu'on a été obligé de tenir pliée pendant tout le pansement d'une playe, qu'il n'en faut pour la pouvoir plier, lorsqu'il a été nécessaire de la tenir droite. On doit aussi mettre la partie blessée dans une position convenable. Elle doit être un peu élevée, s'il est question de réunir les lévres de la playe : elle ne doit pancher ni d'un côté, ni d'un autre, si l'inflammation est formée : il faut qu'elle aille en panchant, si le pus commence à couler.

Un des meilleurs remédes est le repos ; car le mouvement & la promenade ne conviennent qu'aux personnes en santé. Cependant l'un & l'autre est moins dangereux dans les blessures de la tête & des bras, que dans celles des parties inférieures. La promenade est absolument contraire dans les blessures de la cuisse, de la jambe, ou du pied. Le lieu dans lequel le malade couche, doit être tiéde ; le bain, tant que la playe n'est pas bien pure, est la chose du monde la plus pernicieuse ; car il fait gonfler les bords de la playe, la rend encore plus sordide, & par-là, la difpofe à la gangrenne ; on fe trouve bien de faire de légeres frictions, mais il faut que ce foit, fur des parties fort éloignées de la playe.

29. *De la maniére dont il faut déterger les playes.*

Lorfque l'inflammation eft finie, il faut déterger la playe. On employe pour cela avec beaucoup de fuccès, de la charpie trempée dans du miel ; on applique par-deffus l'emplâtre *tetrapharmaque,* ou *enneapharmaque.* Enfin la playe eft fuffifamment détergée, lorfqu'elle eft rouge, & qu'elle n'eft ni trop féche, ni trop humide. Elle ne l'eft point affez au contraire, fi elle n'a point de fentiment ; fi elle n'a pas l'odeur qu'elle doit naturellement avoir ; fi elle eft trop féche, ou trop humide, & fi elle eft blanche, livide, ou noire.

30. *De la régénération des chairs dans les playes.*

Lorfque la playe eft fuffifamment détergée, il faut fonger à la régénération des chairs. L'ufage de l'eau chaude ne convient plus alors que pour emporter la fanie ; celui de la laine graffe eft inutile ; il vaut mieux couvrir la playe avec de la laine lavée. Il eſt certains médicamens qui facilitent la régénération des chairs ; & il n'y a point d'inconvénient à les employer. Ces remédes ſont le beurre mêlé avec l'huile roſat, & un peu de miel ; l'emplâtre *tetrapharmaque* mêlé avec la même quantité de miel, ou l'huile roſat, & la charpie trempée dans la même huile. L'uſage moderé du bain, des alimens de bon ſuc ſont mieux que tous ces remédes. On doit éviter tous les alimens âcres. Lorſque la playe commence à ſe remplir, on peut faire manger au malade des oiſeaux, du gibier, & même de la chair de porc bouillie. Le vin eſt contraire dans toutes les bleſſures, tant que la fiévre & l'inflammation ſubſiſtent, & même juſqu'à ce que la playe ſoit cicatriſée, ſi elle occupe une partie nerveuſe, ou tendineuſe, ou ſi elle pénétre fort avant dans les chairs ; mais ſi elle n'attaque que les tegumens, comme elle eſt moins dangereuſe, le vin alors donné en petite quantité, pourvû qu'il ne ſoit point trop vieux, peut aider à la régénération des chairs. S'il eſt néceſſaire de ramollir, comme dans les playes des nerfs, & des tendons, on applique du cérat fur la playe ; mais fi les chairs font fonguefes, on fe fert de la charpie féche qui eft un léger repercuffif ; ou de l'écaille d'airain, s'il faut en employer un plus fort. Si ces chairs font fort abondantes, & s'il eft néceffaire de les emporter, on a recours à des cauftiques plus actifs. Il n'y a rien de mieux pour former la cicatrice, que le fuc de *Lycium* délayé dans du *Paffum*, ou du lait. On fe fert auffi de la charpie féche, appliquée un peu rudement.

31. *Des ulcères qui furviennent aux playes, & de leur curation.*

C'eft ainfi que fe terminent les playes, lorfque le traitement eft heureux ; mais il arrive affez ordinairement des accidens fâcheux. Souvent la playe refte long-tems fans fe fermer ; fes bords deviennent calleux, épais, livides, & il y a ulcère ; tous les médicamens qu'on employe alors, procurent peu de foulagement ; & c'eft ce qui arrive prefque toujours aux ulcères qui ont été négligés.

Souvent auffi la violence de l'inflammation, la chaleur, ou le froid exceffif, le bandage qu'on a trop ferré, l'âge avancé, la mauvaife complexion du

bleffé font dégénérer le mal en chancre. Les Grecs ont diftingué différentes
efpéces de chancres ; nous n'avons point
de termes dans notre langue, pour les
rendre. Tout chancre détruit non feulement la texture de la partie qu'il occupe, mais s'étend encore dans les environs. Il eft plufieurs fignes qui le
font reconnoître ; car tantôt les bords
de l'ulcère font fort rouges, enflammés, & douloureux ; ce que les Grecs
appellent *Eryfipele ;* tantôt le fond de
l'ulcère eft noir, parce que les chairs
font corrompues ; ce mal eft plus violent que le premier, & il acquiert un
dégré de malignité par la pourriture
qui furvient, lorfque la playe eft humide, qu'il découle de fon fond qui
eft noir, une fanie blanchâtre, & que
les chairs font corrompues en dedans,
& de mauvaife odeur. Quelquefois même les nerfs & les membranes font
paralytiques, & lorfqu'on enfonce la
fonde dans l'ulcère, elle fe porte ou fur
le côté, ou en derriére ; il eft auffi des
cas où le mal pénétre jufqu'aux os ; il
en eft d'autres, où c'eft la gangréne qui
furvient.

Les premiers maux dont nous venons
de parler, attaquent indiftinctement

toutes les parties du corps ; la gangréne affecte ordinairement les parties élévées, c'eft-à-dire, les ongles, les aiffelles, les aines, fur-tout chez les vieillards & chez les perfonnes d'une mauvaife conftitution. Le fond de ces ulcères eft noir, ou livide, mais fec & aride ; la peau eft prefque toujours parfémée de puftules noires ; l'épiderme eft pâle, ou livide, prefque verte, & fans fentiment. Le cas le plus fâcheux de tous, eft celui où il y a inflammation, & où tous ces maux fe rencontrent enfemble. Voici les différens dégrés par lefquels ils paffent ; l'inflammation attaque d'abord les parties faines ; à l'inflammation fuccéde la couleur pâle ou livide ; après celle-ci, viennent les puftules, & après les puftules, il furvient un ulcère. Tous ces fâcheux accidens font accompagnés d'une fiévre aiguë, & le malade eft tourmenté d'une violente foif. Il y a auffi quelquefois délire, & fouvent même fans qu'il y en ait, les bleffés ont de la peine à s'énoncer, & ne font que balbutier ; le hocquet furvient, l'haleine eft puante. On peut remédier à ce mal, lorfqu'il ne fait que commencer ; mais lorfqu'il eft une fois enraciné, il eft incurable, & la

plûpart des bleſſés meurent dans une
ſueur froide.

32. *Curation de l'ulcère invéteré.*

Tels ſont les dangers qui accompagnent les bleſſures. Mais pour guérir
un viel ulcère, il faut faire à l'entour,
une inciſion avec la lancette ; emporter
ſes bords, & tout ce qu'il y a de livide aux environs. S'il y a à l'intérieur
de petites varices qui empêchent la
guériſon, il faut auſſi les couper. Lorſque le ſang s'eſt écoulé, & qu'on a re-
nouvellé la playe, il faut la panſer
comme les bleſſures récentes. Si on ne
veut point ſe ſervir de la lancette, on
peut employer un emplâtre fait avec le
ladanum, & lorſque les bords de l'ulcère ſont rongés, on applique deſſus un
emplâtre propre à former la cicatrice.

33. *Curation de l'Eryſipele.*

L'Eryſipele ſurvient non ſeulement à
la ſuite des playes, mais il vient encore
indépendemment de toute bleſſure ; il
eſt ſouvent fort dangereux, ſur-tout s'il
occupe les environs du cou, ou de la
tête. On doit ſaigner, ſi les forces le permettent, & appliquer enſuite des cata-

plasmes qui soient en même -tems re-
percussifs, & rafraîchissans. Ces cataplasmes se font principalement avec la
ceruse & le suc de solanum, ou la terre
cimolée, délayée dans de l'eau de pluie,
ou la farine détrempée dans la même
eau, à laquelle on ajoute la poudre de
cyprès, ou même celle de lentille, si
le malade est d'une complexion déli-
cate. Quelque cataplasme qu'on employe, il faut le recouvrir d'une feuille
de bette, & appliquer par-dessus un linge trempé dans de l'eau froide ; si les
rafraîchissans font peu d'effet, on se
servira du liniment suivant. Prenez de
soufre p. I. * ; de ceruse, de safran, de
chacun p. X. * ; broyez tous ces ingrédiens dans du vin, & appliquez-les en
forme de liniment sur la partie affectée.
S'il y a dureté, on broye des feuilles de
solanum ; on les incorpore avec de l'a-
xonge de porc ; on les étend sur un
linge, & on les applique sur le mal.

Si l'endroit érysipélateux est noir,
sans néanmoins que la noirceur s'étende dans les environs, il faut appliquer
de légers caustiques, pour ronger doucement les chairs pourries ; & lorsqu'on
a par ce moyen, suffisamment détergé
l'ulcère, on procure la régénération

des chairs, comme dans les autres playes;
mais si la pourriture est plus considérable, si le mal s'étend, & gagne les environs, il faut avoir recours à des caustiques plus violens, & s'ils ne font rien,
il faut brûler l'endroit jusqu'à ce qu'il
n'en découle plus d'humeur; car les
parties faines demeurent féches, lorsqu'on les brûle. Après avoir brûlé cet
ulcère putride, on applique dessus des
médicamens propres à féparer les efcarres des parties vives; les Grecs appellent ces médicamens *Apefcharotiques*;
lorfque les efcarres font tombées, on
déterge l'ulcère; il n'y a rien de mieux
pour cela, que le miel & la réfine mêlés enfemble. On peut auffi le déterger
avec les mêmes remédes avec lefquels
on déterge les abfcès, & le conduire de
même à cicatrice.

34. *Curation de la Gangréne.*

Il n'eft point abfolument difficile de
guérir la gangréne, si elle n'eft pas
portée à fon dernier degré, & si elle
ne fait que commencer; fur-tout si le
malade eft jeune; si les tendons ne font
point offenfés; si les nerfs ne font point
affectés, ou s'ils ne le font que légérement; s'il n'y a point de grandes ar-

ticulations découvertes, ou s'il n'y a
pas beaucoup de chair dans l'endroit
affecté, enforte que la pourriture n'ait
point trouvé de quoi faire des progrès
confidérables ; fi le mal fe borne à un
feul endroit, ce qui peut arriver, fur-
tout au doigt ; dans ce cas , on doit
commencer par faigner, fi les forces le
permettent, enfuite couper jufqu'au vif,
tout ce qui eft defféché, & tout ce qui
paroît en mauvais état dans les environs. Lorfque le mal s'étend, il ne faut
employer aucun médicament propre à
former du pus ; on ne doit pas même
faire ufage de l'eau chaude : les reper-
cuffifs, s'ils font un peu violens, ne
conviennent point davantage ; on ne
doit employer que les plus légers ; on
applique des rafraîchiffans fur les endroits enflammés. Si malgré ces remédes, le mal ne s'arrête point , il faut
brûler tout ce qui eft gangréné. Ce
n'eft point des médicamens feuls, mais
du régime principalement qu'on doit
attendre la guérifon de ce mal ; la gangréne de cette efpéce reconnoît prefque toujours pour principes, des liqueurs
vitiées & corrompues ; on doit donc
commencer, à moins que la foibleffe
ne s'y oppofe, par faire abftinence ;

on fait enfuite ufage d'alimens & de boiffons qui refferrent le ventre, & qui par conféquent fortifient en même-tems tout le corps : ces alimens doivent être légers. Après quoi, fi le mal ceffe de s'étendre , on applique deffus, les mêmes remédes que nous avons pref-crits pour l'ulcère putride ; on commence alors à manger un peu davantage; on ufe d'alimens tirés de la claffe moyenne, mais qui foient toujours def-féchans. On fe fert pour boiffon, d'eau de pluie froide. Le bain eft contraire, à moins qu'on ne foit abfolument rétabli ; car il ne manque pas de ramollir la cicatrice de l'ulcère , & la gangréne reparoît de nouveau. Il arrive quelquefois que tous les fecours font inutiles, & que le mal continue à s'étendre ; dans ce cas, il refte un reméde déplorable à la vérité, mais unique ; c'eft d'amputer le membre gangréné, pour fauver le refte du corps.

35. *Curation des playes où il y a contufion, déperdition de fubftance, & où il eft refté dans la bleffure quelque corps étranger.*

Telle eft la méthode qu'il faut fuivre dans le traitement des playes dangereuſes dont nous venons de parler. Celles où il y a contuſion, ou déperdition de ſubſtance, ou bien dans leſquelles il eſt reſté quelque écharde, demandent auſſi beaucoup d'attention, de même que celles qui ſont peu larges, mais fort profondes. Dans le premier cas, il n'y a rien de mieux, que de faire bouillir de l'écorce de grénade dans du vin ; de broyer la partie intérieure ; de la mêler avec du cérat fait avec l'huile roſat, & de l'appliquer ſur la bleſſure : lorſque la peau eſt devenue rude, on la frotte avec un liniment adouciſſant, par exemple, avec le *Lypara.*

S'il y a déperdition de ſubſtance, on applique ſur la playe l'emplâtre *te-trapharmaque* ; on diminue la nourri-ture ; on rétranche entiérement le vin : on ne doit point négliger ces ſortes de bleſſures, quand même elles ne ſeroient point conſidérables ; car elles dégéné-rent aſſez ſouvent en ulcères malins. Si la bleſſure eſt fort légere, & ſi la déperdition de ſubſtance eſt fort petite, on peut ſe contenter d'appliquer deſſus, le liniment adouciſſant que nous ve-nons de conſeiller plus haut.

S'il eſt reſté quelque écharde dans la playe, il faut, s'il eſt poſſible, l'en tirer avec la main , ou avec des pinces ; mais si cette écharde est brisée, ou si elle pénétre si avant, qu'on ne puisse en venir à bout ni avec la main, ni avec des pinces , il faut la faire sortir avec un médicament attractif. La racine de roseau appliquée sur la playe, est très-bonne pour cela ; si elle est tendre, il suffit de la broyer, mais si elle est dure, il faut avant que de l'appliquer, la faire bouillir dans du vin miellé : on doit toujours y ajouter du miel , ou de l'aristoloche avec du miel. Les échardes les plus mauvaises , sont celles de roseau , parce qu'elles sont inégales & raboteuses ; celles de fougere , sont aussi également dangereuses , pour la même raison. Mais l'expérience a fait connoître que pour retirer des blessures, ces échardes, lorsqu'elles y étoient restées, il falloit appliquer sur la playe, la racine broyée de l'une ou de l'autre de ces plantes. Au reste tout médicament attractif a la même propriété. C'est aussi ce qu'on peut employer de mieux dans les blessures peu étendues, mais fort profondes. L'emplâtre de Philocrate convient parfaitement dans le premier cas ; celui d'Hecatée dans le second.

36. *De la maniére dont il faut former & nettoyer la cicatrice.*

Lorsqu'une playe est suffisamment détergée, & que les chairs sont régénérées, il est nécessaire de la cicatriser. Pour y réussir, il faut dans le tems de la régénération des chairs, commencer par appliquer sur la playe, de la charpie trempée dans de l'eau froide ; ensuite de la charpie séche, lorsqu'il est tems d'empêcher que les chairs ne croissent davantage, & continuer jusqu'à ce que la cicatrice soit formée. On tient du plomb blanc, appliqué sur la cicatrice, pour l'empêcher de s'élever, & pour que sa couleur soit tout-à-fait semblable à celle des parties saines. La racine de concombre sauvage fait le même effet, de même que la composition suivante, qui est faite avec d'élaterium p. I. * ; de litharge d'argent p. II. * ; de noix de ben p. IV. *. On ajoute à ces ingrédiens une quantité suffisante de résine de térébenthine pour leur donner la consistance d'emplâtre. Lorsque la cicatrice est noire, on en corrige la noirceur avec un mélange de parties égales de plomb lavé, & de verdet incorporés dans la réfine de térébenthine. On l'étend, ou en forme de liniment fur la cicatrice, ce qui a lieu dans les playes du vifage ; ou on l'applique en forme d'emplâtre, ce qui eft plus commode pour les bleffures des autres parties.

Si l'endroit de la cicatrice eft plus élevé, ou plus enfoncé que les autres, c'eft une folie que de s'expofer, par rapport à cette légère difformité, à de nouvelles douleurs & à un nouveau traitement ; cependant fi l'on ne veut point abfolument que la cicatrice refte telle, on peut l'emporter avec une lancette ; & après avoir ainfi fait une nouvelle bleffure à la peau, on applique fur les chairs qui font plus élevées que les autres, des rongeans, & fur celles qui font plus enfoncées, des farcotiques ; on les y laiffe jufqu'à ce que l'ulcère foit de niveau avec la peau faine ; & on travaille alors à former la cicatrice.

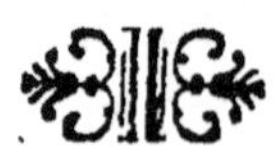

CHAPITRE XXVII.

Des playes faites par les morfures,
& de leur curation.

JE viens de traiter des playes faites
par les traits ; il me refte à parler
de celles qui fe font par les morfures
d'hommes, de finges, de chiens, de
bêtes féroces, d'autres animaux, &
de ferpens. Prefque toutes les morfures ont quelque chofe de venimeux * ;
c'eft pourquoi, fi la playe eft confidérable, il faut faire ufage des ventoufes ; fi
elle eft légère, un emplâtre fuffit. Le meilleur qu'on puiffe employer à cet effet, eft
l'emplâtre de Diogene ; à fon défaut,
on fe fert de quelqu'un de ceux que
j'ai confeillés contre les morfures ; fi
l'on n'en a aucun, on employe l'emplâtre vert d'Alexandrie. Si celui-ci
manque, on a recours à quelque autre
dans la compofition duquel il n'entre
aucune graiffe, & dont on fe fert dans
les playes récentes. Le fel convient auffi

---

* Nous avons fuivi ici le texte du manuf-
crit de la Bibliothéque du Roi.

dans ces fortes de playes, fur-tout dans
celles qui ont été faites par la morfure
d'un chien ; on l'applique fec fur l'endroit mordu , & on l'écrafe deffus avec
les doigts. Il a la propriété de faire fortir au dehors le virus. On applique
auffi avec fuccès, une faline fur ces fortes de playes.

2. *Curation de la morfure du chien enragé.*

Si on a été mordu par un chien enragé, il faut attirer le virus au dehors,
par le moyen des ventoufes qu'on applique fur la playe ; enfuite, on brûle
l'endroit qui a été mordu, s'il n'eft ni
nerveux , ni tendineux. Si on ne peut
le brûler, il n'y a point d'inconvénient
de tirer du fang au malade ; fi on a employé le feu, on fe fert des médicamens
dont on fait ufage dans les autres brûlures. Si on n'a point brûlé l'endroit
de la morfure , il faut appliquer deffus
des cauftiques violens. On panfe enfuite la playe avec les remédes que nous
avons rapportés plus haut ; il n'eft pas
néceffaire d'employer pour cela, aucune
nouvelle compofition magiftrale. Il en
eft qui font prendre le bain, immédiatement après qu'on a été mordu

par un chien enragé ; ils font fuer dans
le bain tant que les forces le permettent ; ils laiffent pendant tout ce tems
la playe expofée à l'air , afin que le
virus puiffe mieux en fortir ; enfuite ils
font boire beaucoup de vin pur , ce qui
eft un bon reméde contre toutes fortes
de poifons : ils continuent le même
traitement pendant trois jours de fuite,
au bout duquel tems , ils penfent que
le malade n'a plus rien à craindre.

La morfure du chien enragé , fi on
n'y remédie dès le commencement , a
coutume d'être fuivie de la crainte de
l'eau, appellée des Grecs *Hydrophobie ;*
c'eft un fymptome des plus terribles ,
dans lequel le malade eft en même
tems tourmenté par la foif & par la
crainte de l'eau. Lorfque le mal eft porté à ce point , il ne refte guere d'efpé-
rance. Le feul reméde qu'on puiffe tenter , eft de jetter tout-à-coup la perfonne enragée , lorfqu'elle ne s'y attend
point, dans une pifcine ; & de la laiffer
aller au fond , fi elle ne fçait point nager, afin qu'elle boive ; & enfuite de
la retirer. Si le malade fçait nager, on
l'enfonce, & on le force de boire malgré lui. Par-là, on vient à bout de chaf-
fer en même tems, & la foif , & la

crainte de l'eau. Cette méthode n'eſt point cependant ſans inconvénient ; car ſi le malade eſt d'une mauvaiſe conſtitution, il eſt à craindre que l'eau froide ne lui donne des convulſions qui le faſſent périr. Pour prévenir cet accident, il eſt à propos de mettre le malade dans un bain d'huile chaude, dès qu'on l'a retiré de la piſcine. L'antidote qui convient le mieux dans ce cas, eſt celui dont nous avons donné la compoſition en premier lieu ; à ſon défaut, on en donne au malade, un autre dans de l'eau, ſi elle ne lui cauſe point encore d'horreur. Si l'amertume de ce reméde lui fait peine, on y ajoute du miel. S'il y a hydrophobie, on donne l'antidote en pillule.

3. *Cure générale des morſures des animaux venimeux.*

La cure des morſures des animaux venimeux ne différe guére de celle de la morſure du chien enragé. Les ſentimens des anciens étoient cependant ſi partagés ſur cet article, qu'ils penſoient que la morſure de chaque eſpéce d'animaux venimeux demandoit un traitement particulier, & même tout-à-fait différent. Mais les mêmes remédes font

de

de très-bons effets dans toutes ces différentes morsures. Il faut toujours commencer par faire une ligature au-dessus
de la morsure. On doit seulement avoir
attention que cette ligature ne serre
point trop, de crainte que la partie ne
s'engourdisse. Il faut ensuite attirer le
venin au-dehors, par le moyen des
ventouses ; il est à propos même
avant que de les appliquer, de faire
des scarifications tout au tour de la
playe, pour qu'il s'écoule une plus
grande quantité de sang vitié. Si on n'a
point de ventouses, ce qui arrive fort
rarement, on se sert d'un autre vase à
peu près semblable, qui puisse faire le
même effet ; si l'on n'en trouve point,
il faut faire succer la playe par quelqu'un. Les Psylles qui succent les playes
venimeuses, ont moins de science que
d'audace ; mais leur audace est justifiée
par l'expérience même. Car le venin
des serpens, de même que celui de
quelques animaux tués à la chasse,
dont les Gaulois mangent la chair, ne
fait point de mal, pris intérieurement ;
il n'est dangereux que dans les playes.
Aussi mange-t'on la couleuvre en toute sûreté ; mais sa piquûre est mortelle *. On peut même mettre impunément

* Préjugé démenti par l'expérience.

le doigt dans fa gueule, lorfqu'on l'a engourdie, ainfi que le font les Opérateurs, par le moyen de certaines drogues : fa falive n'a rien de nuifible, fi on n'a pas été mordu. Ainfi donc celui qui à l'exemple d'un Pfylle, fucceroit ces fortes de playes, le feroit en toute fûreté, & fauveroit le malade. Mais avant que de le faire, il faut qu'il foit bien fûr qu'il n'a aucun ulcère, ni aux gencives, ni au palais, ni à aucune partie de la bouche. On met enfuite le malade dans une chambre chaude, & on le place de façon que la partie mordue foit panchée par en bas. S'il n'y a perfonne pour fuccer la playe, & fi on n'a point de ventoufe, il faut faire prendre à la perfonne un bouillon d'oye ou de veau, & la faire vomir ; on ouvre un poulet en deux, & on en applique la partie intérieure toute chaude fur la playe ; la chair d'un agneau, ou d'un chevreau qu'on vient d'éventrer, appliquée chaude fur la playe, produit le même effet. On peut auffi fe fervir des emplâtres dont j'ai parlé plus haut. L'emplâtre d'Ephèfe, ou celui qui eft décrit immédiatement après, font ceux qui conviennent le mieux. Les antidotes font auffi d'un

très-grand secours ; à leur défaut, il
faut boire une potion de vin pur avec
du poivre, ou tout autre ingrédient
propre à exciter la chaleur, & à empêcher que les humeurs ne se coagulent en dedans ; car la plûpart des ve-
nins n'occasionnent la mort que par la
coagulation des liqueurs. Tous les remédes qui poussent par les urines, produisent un bon effet, parce qu'ils sont
atténuans.

4. *Cure particuliére de la morsure des Serpens, & en premier lieu, de celle de l'Aspic.*

Telle est la méthode générale qu'il
est à propos de suivre dans toutes les
morsures des animaux venimeux ; cependant l'usage à fait connoître que
dans la morsure de l'Aspic, il valoit
mieux boire du vinaigre. C'est au hazard qu'on est redevable de cette découverte. Un jeune homme fut mordu
par un Aspic dans un lieu sec & aride,
où il n'y avoit point d'eau : comme il
étoit tourmenté d'une soif violente,
occasionnée par sa blessure & la grande chaleur qu'il faisoit alors, il but du
vinaigre qu'il avoit avec lui, & se
trouva guéri : ce qui n'est arrivé, com-

me je crois, que parce que le vinaigre n'eft pas feulement rafraîchiffant, mais encore réfolutif ; car lorfqu'on le répand fur la terre, il fe forme une écume au-deffus. Il eft donc naturel de penfer que le vinaigre, par fa qualité réfolutive, réfout & atténue les humeurs qui s'épaififfent & fe coagulent dans ces fortes de morfures, & rétablit par-là la fanté.

5. *Contre la morfure du Scorpion.*

Il eft plufieurs remédes fort connus & éprouvés contre la morfure de certains animaux venimeux. Car premiérement dans la morfure du Scorpion, le Scorpion même eft un excellent reméde. Il en eft qui le font boire écrafé dans du vin ; d'autres qui, après l'avoir écrafé de même, l'appliquent fur la playe ; d'autres qui le jettent fur des charbons ardens, qui en dirigent la vapeur en forme de fumigation fur la playe qu'ils enveloppent exactement, afin que cette vapeur ne puiffe point s'échapper ; & qui tiennent enfuite le charbon attaché fur la playe. Il eft à propos de prendre intérieurement de la femence, ou des feuilles d'élianthéme bouillies dans du vin. On se trouve bien aussi d'appliquer sur la playe, du son ou de la ruë sauvage bouillie dans du vinaigre ; ou bien du sel qu'on a fait décrepiter, & qu'on méle ensuite avec du miel. J'ai cependant connu des Médecins qui dans la morsure du Scorpion, se contentoient de faire tirer du sang au bras.

6. *Contre la piquûre de l'Araignée & du Scorpion.*

On se sert aussi avec succès dans la piquûre du Scorpion & de l'Araignée, de l'ail & de la ruë, mélées & broyées ensemble dans de l'huile, & qu'on applique sur la playe.

7. *Contre la morsure du Cerastes, du Dipsas & de l'Hæmorrhoüs.*

Si on a été mordu par un Cerastes, un Dipsas ou un Hæmorrhoüs, il faut prendre deux potions dans lesquelles on ait mêlé la grosseur d'une féve d'Egypte, de racine d'asphodele desséchée, & un peu de ruë. Le tréfle, la menthe, la panacée prises avec du vinaigre font aussi un bon effet, de même que le coq, la casse, & la ca-

nelle qu'on donne dans une boisson
convenable.

8. *Contre la morsure du Cherfydre, & du Cerastes.*

Dans la morsure du Cherfydre, on
avale deux fcrupules de panacée ou de
lafer, ou du fuc de porreau dans une
chopine de vin ; on mange beaucoup
de farriette ; on applique fur la morfure, de la fiente de chévre qu'on a fait
bouillir dans du vinaigre ; ou bien de
la farine d'orge bouillie aussi dans du
vinaigre ; on peut encore appliquer
de la ruë, ou du calament broyé avec
du fel, & incorporé dans du miel ;
ces remédes conviennent également
dans la morfure du Cerastes.

9. *Contre la piquûre de la Phalange.*

Lorfqu'on a été piqué par une Pha-
lange, le fecours feul de la main né
fuffit point ; on doit encore baigner
fréquemment le bleffé, & lui faire avaler une quantité égale de myrrhe, &
de raifins des bois dans une chopine de
passum ; ou bien de la femence de raifort, ou de la racine d'yvraie dans du
vin. On applique fur la morfure, du

son bouilli dans du vinaigre, & on fait garder le lit au malade.

10. *Contre la morsure des animaux venimeux qui se rencontrent en Italie, & qui sont moins dangereux que ceux des pays étrangers.*

Les animaux venimeux dont nous venons de parler, ne se trouvent que dans les pays étrangers, & leur morsure est d'autant plus terrible, que les pays où ils naissent, sont plus chauds. L'Italie & les pays qui sont plus froids ont cet avantage sur les régions brûlantes, que les animaux venimeux qu'ils produisent, sont moins funestes. Lorsqu'on en a été mordu, il suffit d'avaler de la bétoine ou de l'herbe de cantabre, ou de la centaurée, ou de l'aigremoine, ou de la germandrée, ou de la bardane, ou de la panais de mer; on broye une ou deux de ces plantes, on en fait prendre intérieurement dans du vin, & on en applique sur la playe. On doit sçavoir que la morsure des animaux venimeux est plus dangereuse, lorsque ces animaux sont tourmentés par la faim ; & qu'il y a aussi plus de danger pour celui qui en est mordu, s'il eſt à jeun ; qu'ainſi il n'y a point de tems où ces animaux ſoient plus à redouter, que celui où ils couvent, & qu'il eſt très-à-propos de manger avant que de ſe mettre en chemin, toutes les fois qu'on paſſe par des lieux où l'on court riſque d'être mordu par ces animaux.

11. *Reméde général contre toutes ſortes de poiſons avalés dans le manger, ou dans la boiſſon.*

Il n'eſt point auſſi facile de procurer du ſoulagement à ceux qui ont avalé du poiſon dans le manger ou dans la boiſſon ; 1°. parce qu'on ne s'en apperçoit point ſur le champ, comme lorſqu'on eſt mordu par un animal venimeux, & qu'ainſi on ne ſonge point à y remédier tout de ſuite ; 2°. parce que ce ſont les parties intérieures, & non les tégumens, qui ſont d'abord affectées. Il n'y a rien de mieux à faire dans ces ſortes de cas, que d'avaler beaucoup d'huile, & enſuite de vomir. Lorſqu'on a vomi ſuffiſamment, on fait prendre de l'antidote, ou à ſon défaut, du vin pur.

12. *Remédes particuliers contre certains poisons ; & premiérement contre les Cantharides.*

Il est quelques remédes spécifiques contre certains poisons légers ; car si on a, par exemple, avalé des Cantharides, il faut prendre de la panacée écrasée dans du lait, ou du galbanum dans du vin, ou bien du lait pur.

13. *Contre la Ciguë.*

Si on a mangé de la Ciguë, il faut boire chaud beaucoup de vin pur avec de la ruë, & vomir ; ensuite on fait prendre du laser dans du vin. Si le malade est sans fiévre, on le met dans un bain chaud ; s'il a de la fiévre, on lui fait des onctions avec des drogues chaudes, & on le laisse ensuite reposer.

14. *Contre la Jusquiame.*

Lorsqu'on a avalé de la Jusquiame, il faut boire du vin miellé fort chaud, ou tel lait qu'on voudra : celui d'ânesse mérite cependant la préférence.

15. *Contre la Ceruse.*

Si l'on a pris intérieurement de la

Cerufe, le fuc de mauve, ou de noix broyée dans du vin, fait un très-bon effet.

16. *Contre la Sangfue, & le lait qui fe caille intérieurement.*

Si on a avalé une Sangfue, il faut boire du vinaigre dans lequel on ait mêlé du fel ; fi le lait fe caille intérieurement, il faut boire du *paffum* ou du lafer avec du vinaigre.

17. *Contre les mauvais Champignons.*

Si on a mangé de mauvais champignons, il faut prendre dans de l'oxicrat, ou dans du vinaigre avec du fel, de la racine de raifort. On peut diftinguer cette efpéce de champignons de celle des champignons falubres ; on peut même en corriger la mauvaife qualité, & les rendre bons à manger. Il fuffit pour cela, de les faire bouillir dans de l'huile, ou de faire cuire avec eux, une petite branche de poirier.

18. *Des brûlures & de leur curation.*

Les brûlures proviennent auffi d'une caufe extérieure ; ainfi je dois en parler dans ce chapitre. Un reméde effi-

cace contre la brûlure, c'eſt d'appliquer deſſus, auſſi-tôt qu'elle eſt faite,
des feuilles de lis ou de langue de
chien, ou de bette, bouillies dans du
vin & de l'huile. On peut cependant
employer deux ſortes de remédes dans
le traitement des brûlures ; on ſe ſert
en premier lieu de légers cauſtiques &
répercuſſifs, pour empêcher qu'il ne
s'éleve des phlicténes, & pour rendre
l'épiderme inégal & raboteux ; on employe enſuite des médicamens onctueux
pour la guériſon du mal. Les remédes
de la premiére claſſe, ſont la farine de
lentille mêlée avec le miel, la myrrhe délayée dans du vin, la terre cimolée broyée avec l'écorce de l'arbre qui
porte l'encens, amalgamées enſemble
avec de l'eau, & détrempée dans du
vinaigre, lorſqu'on veut s'en ſervir.
Ceux de la derniere, ſont toutes les eſpéces de *Lypara*. Les meilleurs de tous
ſont ceux dans la compoſition deſquels
on fait entrer du récrément de plomb,
ou des jaunes d'œufs.

Il eſt encore une troiſiéme méthode
qu'on peut ſuivre ; c'eſt de tenir appli-
quées ſur la brûlure, dans le tems de l'inflammation, des feuilles de lentille trempées dans du miel ; & lorſque l'inflam-

mation eſt paſſée, on laiſſe ſur la brûlure, juſqu'à ce que les croutes tombent,
de la farine mêlée avec de la ruë, ou
du porreau , ou du marrube ; après
quoi, on déterge l'ulcère avec l'ers incorporé dans le miel , ou l'iris, ou la
réſine de térébenthine : lorſqu'il eſt
bien détergé , on applique deſſus de la
charpie ſéche.

CHAPITRE XXVIII.

Des ulcères provenant de cauſes in-
térieures.

1. DU CHARBON.

APRÈS avoir parlé des ulcères qui
ſurviennent à la ſuite des playes,
nous traiterons de ceux qui proviennent de cauſes internes. La plus mauvaiſe eſpéce de tous , c'eſt le charbon. Voici les ſignes qui le font reconnoître : il y a rougeur à la peau , &
cette rougeur eſt parſemée de puſtules
peu élevées qui ſont fort noires, quelquefois un peu livides ou pâles. Ces
puſtules paroiſſent être remplies de ſanie ; au-deſſous de la rougeur, la cou-

leur de la peau eſt noire ; l'endroit affecté eſt ſec , & plus dur que dans l'état naturel ; il eſt environné comme d'une eſpéce de croute , dont les bords ſont enflammés : les tégumens ne ſont point élevés ; ils paroiſſent au contraire , enfoncés vers les chairs dans cet endroit : il y a inſomnie ; quelquefois friſſon ou fiévre, ou l'un & l'autre. Ce mal pouſſe des eſpéces de racines à l'intérieur , s'étend plus ou moins vîte , & blanchit extérieurement à meſure qu'il fait des progrès ; il eſt entouré de petites puſtules. S'il attaque l'œſophage ou le fond du goſier , le malade eſt ſouvent en danger d'être tout-à-coup ſuffoqué.

La meilleure méthode eſt de brûler le charbon ſur le champ. Cette opération n'a rien de douloureux ; car les chairs ſont mortes , & par conſéquent privées de ſentiment. Il faut continuer de brûler juſqu'à ce qu'on ſente de la douleur de tous les côtés ; enſuite on traite l'ulcère comme les autres brûlures. Il ſe forme ſous les remédes cauſtiques qu'on employe , une croute qui venant à tomber , & à ſe ſéparer des parties ſaines , emporte avec elle, tout ce qu'il y avoit de vitié. Lorſque l'ul-

cère est bien détergé, on se sert des remédes propres à faciliter la régénération des chairs. Si le mal est superfi-
ciel, & n'attaque que les tégumens, on
peut se contenter d'appliquer dessus des
rongeans, ou des caustiques. On en applique de plus ou de moins violens, selon la grandeur du mal ; au reste, quelque médicament qu'on puisse employer,
il doit, pour produire l'effet qu'on en
attend, séparer promptement les chairs
mortes des saines ; & on peut être presque
assuré du succès, si les chairs vitiées sur
lesquelles on a appliqué ces caustiques,
se détachent de tous côtés ; autrement,
c'est une preuve que le mal est plus
fort que le reméde ; & on ne doit point
différer à recourir au feu : mais il faut
dans ce cas, s'abstenir de vin, & de
tout aliment solide, & boire beaucoup
d'eau. Ces précautions font sur-tout
nécessaires, s'il y a un peu de fiévre.

2. *Du Cancer.*

Le Cancer n'est point aussi dangereux, à moins qu'il n'ait été irrité par
un mauvais traitement. Ce mal attaque
principalement les parties supérieures,
la face, les narines, les oreilles, les

lévres, & les mamelles des femmes. Il reconnoît pour caufe, la mauvaife difpofition du foye, ou de la ratte. On fent dans les environs de l'endroit qui eft affecté, des efpéces de picottemens ; le cancer eft immobile, inégalement élevé ; il y a même quelquefois engourdiffement. Les vaiffeaux fur les bords, font gonflés & comme renverfés ; ils font pâles, ou livides ; dans d'autres fujets, ils s'enfoncent & femblent difparoître : les uns reffentent de la douleur, lorfqu'on touche la partie affectée ; les autres n'en reffentent point. Le cancer eft quelquefois fans ulcère, plus dur ou plus mol qu'il ne devroit être naturellement ; d'autrefois il eft avec ulcère, & accompagné de tous les fymptômes dont nous venons de parler ; d'autrefois il n'a aucun figne particulier qui le caractérife ; tantôt il approche par fa grandeur & fa fuperficie inégale & raboteufe, du condylome. Sa couleur eft rouge ou reffemble à celle de la lentille ; ce n'eft point fans danger qu'on l'extirpe ; car il furvient fur le champ, une paralyfie, ou des mouvemens convulfifs. Souvent, fi l'on vient à frapper le malade fur l'endroit affecté, il tombe fans voix & fans connoiſſance. Il eſt des perſonnes chez leſquelles, les bords du cancer, lorſqu'on le preſſe, ſe tendent & ſe gonflent. Ce mal eſt des plus fâcheux : il commence preſque toujours par un ulcère cacoethe, qui dégénére enſuite en cancer occulte, puis en cancer ouvert, & enfin en thymion.

Il n'y a que l'ulcère cacoethe qui ſoit ſuſceptible de guériſon ; les autres eſpéces s'irritent d'autant plus, que les remédes qu'on employe pour les guérir, ſont plus violens *.

Il eſt des Praticiens qui ont fait uſage des cauſtiques ; quelques-uns ont eu recours au feu ; d'autres ont tenté l'amputation ; mais ni l'une, ni l'autre de ces méthodes n'a jamais réuſſi ſur perſonne ; car ſi on brûle le cancer, il reparoît bien-tôt après, & ne ceſſe de faire des progrès, juſqu'à ce qu'il ait fait périr celui qui en eſt attaqué. Si on l'emporte avec le raſoir, il revient preſque auſſi-tôt que la cicatrice eſt formée, & termine enfin les jours du malade. Si au contraire, on n'employe aucun reméde violent, & que l'on ſe

---

* Nous avons traduit cet endroit d'après les Remarques de M. Morgagni.

contente

contente d'appliquer fur le cancer, des médicamens adouciffans, qui, flattent en quelque façon ce mal, au lieu de l'aigrir, il n'empêche point qu'on ne parvienne à une extrême vieilleffe; mais ce n'eft qu'avec le tems & par l'expérience, qu'on diftingue l'ulcère cacoethe qui peut fe guérir, du cancer qui eft incurable.

On doit donc auffi-tôt qu'on a reconnu cette première efpéce, appliquer des cauftiques fur le mal; s'il s'adoucit & que fes fymptômes diminuent, on peut continuer la cure, & en venir à l'amputation, ou à l'uftion. Si au contraire, le mal s'irrite par l'application des remédes, c'eft une preuve que le cancer eft déja formé; & il faut s'abftenir de tout reméde âcre & violent. Si l'endroit eft dur, fans ulcère, il fuffit d'appliquer deffus, des figues très-graffes, ou l'emplâtre *Rhypodes*. S'il y a ulcère fans excroiffance, on fe fert d'un cérat fait avec l'huile rofat, auquel on ajoute la poudre de coquille broyée & délayée dans de l'eau de forgeron. Si l'ulcère eft accompagné d'excroiffances confidérables, on peut tenter l'écaille de cuivre, qui eft un rongeant fort doux, & qui détruit ces excroissances. Mais je suppose toujours que le mal n'augmente point par l'application de ce reméde ; car s'il augmentoit, il ne faudroit se servir que du cérat dont nous venons de parler.

3. *Du Thériome.*

Il est une espéce d'ulcère que les Grecs appellent *Thériome* ; il se forme quelquefois de lui-même, & d'autres-fois il survient à un ulcère produit par une autre cause. Sa couleur est livide, ou noire ; il répand une odeur fétide ; il en découle beaucoup d'humeur semblable à de la mucosité. On peut toucher le fond de cet ulcère, & appliquer des médicamens dessus, sans y exciter la moindre impression douloureuse ; il n'est sensible que lorsqu'on le gratte. Ses bords sont douloureux, & enflammés. La fiévre se met quelquefois de la partie ; il découle aussi quelquefois du sang de cet ulcère ; quelquefois aussi il s'étend ; alors tous les accidens augmentent ; les Grecs l'appellent * *Erpes-esthiomenos* ; parce qu'il se communique promptement aux chairs voisines ; qu'il pénétre jusqu'aux

---

* Ulcère rongeant.

os, & ronge tout le corps. Cet ulcère est inégal, semblable à de la boue; répand beaucoup d'humeur gluante, & d'une odeur insupportable; l'inflammation est plus forte qu'elle ne l'est ordinairement dans les autres ulcères. L'une & l'autre espéce, de même que toute sorte de chancre, attaque principalement les personnes âgées, ou qui sont d'une mauvaise constitution.

La curation est la même dans les deux espéces; excepté que les remédes doivent être plus actifs dans la seconde. On doit commencer par faire observer un régime convenable au malade. Il doit garder le lit; s'abstenir d'alimens solides les premiers jours; boire beaucoup d'eau, & prendre des lavemens; ensuite, lorsque l'inflammation est passée, il doit faire usage d'alimens de bon suc, & qui n'ayent rien d'âcre; boire à discrétion, de façon néanmoins qu'il se contente d'eau pendant le jour, & qu'il boive un peu de vin austère à son souper. Il n'est point nécessaire d'observer une diéte aussi exacte dans l'*Herpe*, que dans le *Theriome*. Voilà ce qui concerne le régime; pour ce qui est des médicamens, il faut répandre sur l'ulcère, de l'aloës desséché &

mis en poudre, & du chalcitis, ſi la poudre d'aloës fait peu de choſe ; mais auparavant, ſi les chairs ſont rongées au point qu'il y ait quelque nerf découvert, il faut le recouvrir avec un linge, afin qu'il ne ſoit point rongé par ce médicament cauſtique. S'il eſt néceſſaire d'en venir à des remédes plus actifs ; il faut employer les préparations les plus cauſtiques. Au reſte, quelque poudre qu'on répande ſur cet ulcère, il faut l'y porter avec le dos de la ſonde : on applique par-deſſus, de la charpie trempée dans du miel, ou des feuilles d'olivier, ou de marrube, bouillies dans du vin qu'on recouvre d'un linge trempé dans de l'eau froide, & qu'on a bien exprimé auparavant : on met ſur les endroits où il y a tumeur & inflammation, des cataplaſmes répercuſſifs. Si ces cataplaſmes ne font rien, on a recours au feu ; mais il faut auparavant garantir avec tout le ſoin poſſible, les nerfs qui ſont à découvert. Lorſqu'on a brûlé cet ulcère, ſoit par le cautère actuel, ou potentiel, on ſent par tout ce que nous avons dit plus haut, qu'il faut d'abord le déterger, & enſuite procurer la régénération des chairs.

4. *Du Feu Sacré.*

On doit auſſi mettre au rang des ulcères malins, le Feu Sacré qui eſt de deux eſpéces; celui de la premiére, eſt d'une couleur tirant ſur le rouge, ou mêlée de blanc & de rouge : la peau eſt inégale, raboteuſe, couverte de puſtules qui ſe touchent, qui ſont fort petites, & qui ne ſont point plus grandes les unes que les autres ; ces puſtules ſont preſque toujours remplies de pus, & accompagnées ſouvent de rougeur & de chaleur ; le mal s'étend ſouvent d'un autre côté, tandis que celui qui a été d'abord attaqué, ſe guérit; quelquefois les puſtules venant à ſe rompre, ne forment qu'un ulcère d'où il découle une humeur qui tient le milieu entre le pus & la ſanie. Cette eſpéce d'ulcère attaque principalement la poitrine, les côtés, ou les parties ſaillantes du corps ; & ſur-tout la plante des piés. Le feu ſacré de la ſeconde eſpéce ſe borne à la ſur-peau, qu'il ulcère ; il s'étend beaucoup ſans creuſer ; il eſt tant ſoit peu livide, inégal ; il ſe guérit dans ſon centre, tandis qu'il s'étend par ſes extrêmités ; ſouvent même ce

qui paroiſſoit guéri , s'ulcère de nouveau. Les tégumens qui ſont dans le
voiſinage , & qui ſont menacés d'être
attaqués de ce mal, ſont gonflés , &
durs ; leur couleur eſt d'un rouge tirant
ſur le noir. Cette ſeconde eſpéce attaque auſſi preſque toujours les perſonnes avancées en âge ou qui ſont cacochymes, & ſe manifeſte principalement aux jambes. Le feu ſacré eſt le
moins dangereux de tous les ulcères
rongeans, mais auſſi il eſt preſque le
plus difficile à guérir. La fiévre qui
ſurvient, & qui ne dure que pendant
un jour, eſt un excellent reméde pour
détruire les humeurs nuiſibles & ſu-
perflues qui occaſionnent ce mal , lequel eſt d'autant moins dangereux ,
que le pus eſt plus épais & plus blanc. Il
eſt à propos de faire des ouvertures à
la peau , au-deſſous des ulcères , pour
laiſſer échapper une plus grande quantité de pus, & évacuer celui qui ſe forme dans l'endroit affecté. S'il s'éléve
une petite fiévre , il faut faire abſtinence , garder le lit, & prendre des
lavemens. Il ne faut point faire uſage
d'alimens doux , glutineux ou ſalés ,
& âcres ; mais de ceux qui tiennent le
milieu entre ceux-ci ; comme le pain

qui n'a point fermenté, les poiſſons, le chevreau, les oiſeaux, & preſque toute ſorte de gibier, excepté le ſanglier. S'il n'y a point de fiévre, on ſe trouve bien de la geſtation, de la promenade, du vin auſtère, & du bain. Il eſt néceſſaire de boire beaucoup, & de manger peu.

Pour ce qui eſt des ulcères, s'ils ne s'étendent point beaucoup, on les fomente avec de l'eau chaude ; & avec du vin chaud, s'ils s'étendent conſidérablement ; enſuite on perce toutes les puſtules avec une aiguille, & on applique des médicamens capables de ronger les chairs mortes ; lorſque l'inflammation a ceſſé, & que l'ulcère eſt détergé, on applique deſſus, un médicament adouciſſant. Dans les ulcères de la ſeconde eſpéce, on ſe trouve bien de faire bouillir des coings dans du vin, de les écraſer, & de les appliquer enſuite ſur le mal. On peut auſſi ſe ſervir de l'emplâtre d'*Hera*, ou de l'emplâtre *Tetrapharmaque*, auquel on ajoute une cinquiéme partie d'encens. Le lierre bouilli dans du vin, eſt auſſi fort bon ; c'eſt même un des meilleurs remédes qu'on puiſſe employer, ſi le mal s'étend beaucoup. Après qu'on a détergé cet ulcère, on le conduit à cicatrice avec les médicamens adouciſſans.

5. *De l'ulcère Chironien.*

On appelle Chironien, un ulcère qui eſt grand, & dont les bords ſont durs, calleux, & enflés. Il en découle une petite quantité de ſanie qui eſt fort claire, & de mauvaiſe odeur ; les bords, non plus que le fond de cet ulcère, ne ſont point enflammés ; il eſt peu dou-loureux, & ne s'étend point ; ainſi il eſt ſans danger ; mais il ne ſe guérit point facilement. Il ſe couvre quelque-fois d'une cicatrice fort mince qui ſe rompt, & l'ulcère ſe renouvelle ; il at-taque particuliérement les piés & les jambes.

On doit appliquer deſſus, un médica-ment qui ſoit tout à la fois adouciſſant, violent, & répercuſſif. On ſe ſert à cet effet, de la compoſition ſuivante. Prenez d'écaille de cuivre, de plomb lavé brû-lé, de chaque p. VI. * ; de cadmie, de cire, de chaque p. VIII. * ; d'huile ro-ſat autant qu'il en faut pour malaxer la cire avec ces autres ingrédiens.

6. *Des*

6. *Des ulcères que le froid fait naître aux piés & aux mains.*

Le froid de l'Hiver occasionne aussi quelquefois, & principalement chez les enfans, des ulcères aux piés & aux mains. Il y a rougeur avec une légère inflammation : quelquefois il s'éleve des vessies qui s'ulcérent ; la douleur est médiocre ; mais la démangeaison est considérable ; il en découle quelquefois, mais en petite quantité, une humeur qui paroît ressembler à du pus, ou à de la sanie.

Dans les commencemens, on doit faire sur la partie affectée, des fomentations avec de l'eau chaude dans laquelle on ait fait bouillir des raves ; si on n'en a point, il faut se servir de feuilles de verveine bouillies dans une décoction astringente. Si l'ulcère n'est point encore ouvert, il faut appliquer dessus, du cuivre le plus chaud qu'il est possible de l'endurer. S'il y a ulcère, on se sert d'alun broyé avec une partie égale d'encens, & dissout dans du vin ; ou bien de l'écorce de grenade bouillie dans de l'eau, & qu'on écrase ensuite. S'il n'y a que la surpeau d'enle-

vée, les médicamens adouciſſans conviennent mieux.

7. *Des Ecrouëlles.*

Les Ecrouëlles ſont des tumeurs qui
ſemblent être formées d'un mélange de
pus & de ſang, & qui s'élevent en maniére de glandes. Elles ont coutume de
fatiguer beaucoup les Médecins, parce
qu'elles ſont aſſez ordinairement accompagnées de fiévre, & qu'elles ne
ſuppurent point facilement. Souvent
après qu'on les a guéries, ſoit par le
fer ou les médicamens, elles reviennent dans l'endroit même des cicatrices ; ce qui arrive plus fréquemment,
ſi on n'a employé que des médicamens
pour les guérir ; ajoutez à cela qu'elles
durent pendant long-tems. Elles viennent ſur-tout au cou, aux aiſſelles,
aux aines, & aux côtés. Le Chirurgien
Megès aſſure en avoir vû aux mamelles des femmes. On employe avec ſuc-
cès contre les écrouëlles l'hellebore
blanc : il faut le réïtérer ſouvent, juſqu'à ce qu'elles ſoient diſſipées. On applique deſſus, des emplâtres ſuppuratifs
ou réſolutifs, dont nous avons donné
la compoſition plus haut. Quelques-uns
ſe ſervent de cauſtiques qui rongent

ces tumeurs, & qui forment deſſus une croute : lorſque cette croute eſt détachée, ils traitent ce mal comme un ulcère. Quelque méthode que l'on ſuive, il eſt néceſſaire, lorſque l'ulcère eſt bien détergé, de faire exercer le malade, & de lui donner une bonne nourriture, juſqu'à ce que la cicatrice ſoit formée. Cet article eſt du reſſort de la Médecine : ainſi c'eſt aux Médecins à preſcrire le régime de vivre, qui convient. Quelques Payſans aſſurent d'après leur propre expérience, qu'on peut ſe guérir des écrouëlles, en mangeant un ſerpent.

8. *Du Furoncle.*

Le Furoncle eſt un tubercule pointu avec inflammation & douleur , principalement lorſque la ſuppuration commence à s'établir. Lorſqu'il eſt ouvert, & que le pus eſt évacué, les chairs qui ſont en deſſous, ſont en partie changées en pus , en partie corrompuës , & d'un rouge pâle ; quelques-uns appellent ces chairs, le noyau du furoncle. Ce mal eſt ſans danger, quand même on ne feroit aucun reméde ; car il ſuppure, & s'ouvre de lui-même ; mais la douleur fait qu'on aime mieux avoir

recours aux remédes, pour s'en débar-
rasser plûtôt.

Le galbanum est le spécifique du furoncle ; on peut aussi se servir des remédes dont nous avons parlé plus haut.
Au défaut d'autres, on applique d'abord
dessus, un emplâtre qui ne soit point
gras, pour résoudre le furoncle ; si on
n'en peut venir à bout par cet emplâtre, on en applique un qui soit propre
à le faire suppurer ; si on n'a aucun
emplâtre, on se sert de la résine ou
du levain ; & lorsque le pus est évacué,
il n'est plus nécessaire de faire aucun
remède.

9. *Du Phyma.*

On appelle *Phyma*, un tubercule semblable au furoncle, mais plus rond, &
plus plat, & souvent aussi plus étendu ;
car il est rare que le furoncle égale en
grosseur la moitié d'un œuf : il ne l'excéde jamais, & le *Phyma* est ordinairement plus gros. L'inflammation & la
douleur sont moindres que dans le furoncle ; lorsqu'on l'a ouvert, il en sort
de même du pus, mais il n'y a point
de noyau comme dans l'autre ; & toutes les chairs vitiées se changent en pus.
Le *Phyma* attaque plus particuliére-

ment les enfans , & on les en guérit plus facilement que les jeunes gens qui en font plus rarement attaqués; on ne l'obferve jamais chez les perfonnes un peu avancées en âge. On le guérit avec les mêmes remédes que nous avons indiqués plus haut.

10. *Du Phygethlon.*

Le *Phygethlon* eft une tumeur peu élevée, mais large, & parfemée de puftules; la tenfion & la douleur font confidérables, & plus fortes qu'elles ne devroient être, eu égard à la grandeur de la tumeur; il eft quelquefois accompagné d'une petite fiévre; il ne fuppure que fort tard, & ne fournit pas beaucoup de pus. Il vient principalement au cou, aux aiffelles & aux aines. Les Latins l'appellent Navette, à caufe de fa figure. On le guérit avec les mêmes médicamens que le *Phyma*.

11. *Des Abfcès.*

Toutes ces maladies ne font que des efpéces de petits abfcès; mais on a donné le nom général d'abfcès à un mal plus étendu, & qui tend toujours à la fuppuration. L'abfcès ne fe forme prefque jamais, que lorfqu'il y a eu fiévre

ou douleur produites par l'inflammation de quelque partie, & sur-tout après
l'inflammation du bas ventre. Il est aussi
quelquefois exposé à la vûe ; car souvent il s'étend beaucoup, comme dans
le *Phyma*. Il y a rougeur, chaleur, &
ensuite dureté ; les symptômes qui l'accompagnent, sont plus dangereux que
ceux du *Phyma* ; le malade est pressé
par la soif & la veille. Souvent l'abscès
n'est annoncé par aucun signe extérieur,
sur-tout si le pus se forme bien avant
dans les chairs ; mais on sent des picotemens à l'intérieur ; il y a soif & insomnie. C'est un bon signe, si la tumeur
ne se durcit pas tout-à-coup, & si la
couleur, de rouge qu'elle étoit, devient
blanche ; c'est une preuve que le pus
commence à se former ; car la tumeur,
& la rougeur paroissent long-tems avant
la formation du pus. Si la partie affectée est une partie noble, il faut détourner le cours de la matiére, par l'application de cataplasmes qui soient en même-
tems répercussifs & rafraîchissans. Tels
sont ceux que nous avons dit convenir
dans l'érysipéle. S'il y a dureté, il faut
la résoudre par des cataplasmes discus-
sifs & résolutifs ; tel est le cataplasme
fait avec la figue séche écrasée, ou la

lie mêlée avec du cérat compofé d'axon-
ge de porc, ou la racine de concombre
fauvage à laquelle on ajoute deux parties de farine bouillie dans du vin miellé. On peut auffi faire un cataplafme
avec parties égales d'ammoniac, de galbanum, de propolis & de gui. On y ajoute la myrrhe, à une dofe moitié moindre que celle de ces autres ingrédiens.
Les cataplafmes & les emplâtres dont
nous avons donné la compofition plus
haut, produifent le même effet.

Si l'abfcès ne fe réfout point par
l'ufage de ces remédes, il eft néceffaire
qu'il fuppure. Pour accélerer la fuppuration, on applique fur la partie affectée, un cataplafme de farine d'orge
bouillie dans de l'eau ; il eft bon d'y
ajouter quelques légumes. On peut fuivre la même méthode dans le traitement des petits abfcès dont je viens de
rapporter les noms & les caractères particuliers. Le traitement eft le même
pour tous ; il n'y a que du plus ou du
moins. Les fignes qui font connoître
que l'abfcès n'eft point encore mûr,
font le battement violent des artères,
la pefanteur, l'ardeur, la tenfion, la
douleur, la rougeur, & la dureté de la
partie affectée. Si l'abfcès eft un peu

confidérable, il y a friffonnement, &
fiévre; lorfque l'abfcès eft fort enfoncé, au lieu des fignes extérieurs que je
viens de rapporter, on fent des picotemens au-dedans. Lorfque tous ces
fymptômes font diminués; qu'on commence à fentir de la démangeaifon à
la peau, & que la couleur des tégumens
eft livide, ou tirant fur le pâle, c'eft
une preuve que l'abfcès eft mûr. Il eft
néceffaire alors d'en évacuer le pus, foit
que l'abfcès s'ouvre de lui-même, foit
qu'on employe des médicamens, ou
le fer même pour l'ouvrir. On ne doit
point panfer les abfcès des aiffelles ou
des aines avec la charpie; il eft même
inutile de s'en fervir dans les abfcès des
autres parties, fi l'ouverture eft petite,
fi la fuppuration eft peu confidérable, fi
elle ne pénétre pas bien avant dans les
chairs, s'il n'y a point de fiévre, & fi
le malade eft d'un bon tempérament.
Dans les autres abfcès, on ne doit employer la charpie qu'en petite quantité;
encore faut-il que l'ouverture foit fort
confidérable. Il eft bon de tremper dans
du miel, la charpie dont on fe fert;
on peut même s'en paffer, & panfer
l'abfcès avec des feuilles de lentille trempées dans du miel, ou bien avec l'écorce

de grenade bouillie dans du vin. On peut
se servir de ces ingrédiens seuls, ou mêlés ensemble. Si les bords de l'abscès sont
durs, on applique dessus, pour les ramollir, de la mauve écrasée, ou de la
semence de fœnu-grec ou de lin, bouillie dans du *passum*. Il faut avoir attention de ne point serrer, mais de ne faire
que maintenir les médicamens qu'on applique sur l'abscès. On ne doit point se
servir de cérat dans ces sortes de panse-
mens. Nous avons parlé plus haut de la
maniére de déterger, d'incarner, & de
cicatricer les ulcères, & généralement
de tout ce qui concerne le traitement
des playes.

12. *Des Fistules.*

Les fistules viennent ordinairement à
la suite des abscès, & des autres espéces d'ulcères. On donne le nom de fistule à un ulcère profond, étroit, & calleux. Les fistules attaquent presque toutes les parties du corps. Les différences
qui sont entr'elles, se tirent des lieux
qu'elles occupent ; je parlerai d'abord
de ce qu'elles ont de commun. Il est
plusieurs sortes de fistules ; les unes sont
fort profondes, les autres le sont peu ;
quelques-unes se portent en-dedans en

ligne directe ; d'autres, & c'est le plus grand nombre , s'étendent tranfverfalement. Il en eft de fimples , de doubles , de triples , c'eft-à-dire, qui commencent par une ouverture, & qui fe divifent enfuite en deux & en trois, ou même en un plus grand nombre de finus. Les unes font droites , les autres obliques, d'autres font tortueufes. On en voit qui fe terminent dans les chairs ; d'autres qui pénétrent jufqu'aux os, ou aux cartilages , ou qui s'ouvrent dans l'intérieur, lorfqu'elles ne rencontrent ni os, ni cartilages. Il en eft auffi qui fe guériffent aifément, d'autres difficilement, & quelques-unes font abfolument incurables.

Il eft aifé de guérir une fiftule fimple, récente, fituée dans les chairs, furtout fi le fujet eft jeune & d'une bonne conftitution ; le contraire de ce que nous venons de dire, rend la cure plus difficile. Ce n'eft auffi qu'avec beaucoup de peine, que l'on guérit les fiftules qui attaquent les os, les cartilages, les nerfs, les mufcles, les articles, ou qui pénétrent jufqu'aux poulmons, à la veffie, à la matrice, à de gros vaiffeaux, à la machoire, au gofier, à l'œfophage & à la poitrine. C'eft encore un très-

mauvais figne, & qui eft fouvent mor-
tel, fi la fiftule s'étend jufqu'aux inteftins ; le danger augmente encore,
fi le fujet eft valetudinaire, âgé, ou
cacochyme. Avant'toute chofe, on doit
porter la fonde dans la fiftule, pour
s'affurer de fa direction, & de fa profondeur. On fait auffi en retirant la
fonde, fi la fiftule eft féche ou humide.
C'eft pareillement par le moyen de la
fonde, qu'on s'affure fi l'os eft vitié
ou non, & fi ce vice eft confidérable;
car, fi ce qu'on touche avec le bout de
la fonde, eft mou; c'eft une preuve que
la fiftule fe termine dans les chairs; fi
l'on fent au contraire plus de réfiftance, c'eft une marque qu'elle pénétre
jufqu'à l'os. Si lorfqu'on y eft parvenu,
la fonde gliffe, il n'y a point encore
de carie; fi la fonde refte dans l'endroit contre lequel elle appuye, il y a
à la vérité carie, mais la carie eft peu
confidérable. Si l'on fent des inégalités & des âpretés, l'os eft confidéra-
blement endommagé. C'eft par la fituation de la fiftule, que l'on connoît, s'il
y a un cartilage en-deffous; & c'eft par
la réfiftance qu'on éprouve en fondant,
qu'on eft fûr que la fiftule pénétre jufqu'au cartilage.

C'eſt donc, comme l'on voit, par le moyen de la ſonde, que l'on s'aſſure du ſiége, de l'étendue, & du danger de la fiſtule; mais c'eſt par la quantité du pus, qu'on ſait ſi elle eſt ſimple ou compoſée; car s'il en ſort plus de pus qu'il n'en peut contenir dans une ſeule fiſtule, il eſt évident qu'il y a pluſieurs ſinus; & comme ſouvent les chairs, les nerfs, les parties nerveuſes ſont proches les unes des autres, ainſi que dans les membranes & les tuniques, la qualité du pus fera connoître ſi les ſinus ſitués à l'intérieur, attaquent différentes ſortes de parties; car le pus qui vient des chairs, eſt liſſe, blanc & plus abondant; celui qui vient des endroits tendineux, eſt à la vérité de la même couleur, mais plus clair, & en plus petite quantité; celui qui découle des nerfs, eſt gras, & aſſez ſemblable à de l'huile. Les différentes attitudes qu'on fait prendre au corps, font auſſi connoître s'il y a pluſieurs ſinus; car lorſqu'on change de ſituation; lorſqu'on place une partie différemment, le pus qui avant ce changement de ſituation, ne couloit plus, recommence à couler, & ne permet pas de douter qu'il n'y ait non ſeulement un autre finus duquel le pus découle , mais encore que ce finus ne tende vers une autre partie.

Si la fiftule eft fituée dans les chairs; fi elle eft fimple & récente ; fi elle n'eft ni tortueufe , ni fort profonde ; fi elle n'attaque point un article , mais une partie immobile par elle - même , & qui ne fe remuë, que lorfqu'on remuë tout le corps , il fuffira de fe fervir de l'emplâtre qu'on applique fur les bleffures récentes, pourvû qu'il entre dans fa compofition, ou du fel, ou de l'alun, ou de l'écaille de cuivre, ou du verdet, ou quelque préparation métallique. On fait avec cet emplâtre, une tente qui eft plus mince d'un côté, & un peu plus épaiffe de l'autre ; on introduit cette tente par fon bout le plus mince dans la fiftule ; on l'y laiffe jufqu'à ce qu'il en forte du fang pur. Il en eft de même de toutes les autres tentes qu'on peut introduire dans les fiftules ; on applique enfuite fur la fiftule, ce même emplâtre étendu fur un linge qu'on recouvre d'une éponge trempée dans du vinaigre. Il fuffit de lever cet appareil le cinquiéme jour. Le régime doit être propre à procurer la régénération des chairs.

Si la fiftule eft fort éloignée de la poitrine , il faut manger de tems en tems à jeun, des racines de raifort , & vomir enfuite.

Lorfque la fiftule eft invétérée, & qu'elle eft devenue calleufe ; ce que tout le monde peut reconnoître par fes bords durs , blancs ou pâles ; il faut avoir recours à des remédes plus actifs, tels que font les préparations fuivantes. Prenez de larmes de pavots, p. I*; de gomme, p. III. * ; de calamine, p. IV. * ; de vitriol, p. VIII. * ; incorporez le tout enfemble avec de l'eau, & formez-en une tente. Ou bien, prenez de noix de galle , p. I. * ; de verdet, de fandaraque, d'alun d'Egypte, de chacun p. I. * ; de vitriol calciné, p. II. *. Ou, bien fervez-vous d'un mélange fait avec le chalcitis & la chaux , auxquels vous ajouterez une fois moins d'orpiment ; & incorporez le tout avec du miel ; mais il eft beaucoup plus fimple, felon le confeil de Megès, de piler du verdet ratiffé, de faire diffoudre dans du vinaigre, de la gomme ammoniac, & donner au verdet, par le moyen de cette diffolution, la confiftance convenable pour en faire une tente ; c'eft un des meilleurs sinus duquel le pus découle , mais encore que ce sinus ne tende vers une autre partie.

Si la fistule est située dans les chairs; si elle est simple & récente ; si elle n'est ni tortueuse, ni fort profonde ; si elle n'attaque point un article , mais une partie immobile par elle - même , & qui ne se remuë, que lorsqu'on remuë tout le corps, il suffira de se servir de l'emplâtre qu'on applique sur les blessures récentes, pourvù qu'il entre dans sa composition, ou du sel, ou de l'alun, ou de l'écaille de cuivre , ou du verdet, ou quelque préparation métallique. On fait avec cet emplâtre, une tente qui est plus mince d'un côté, & un peu plus épaisse de l'autre ; on introduit cette tente par son bout le plus mince dans la fistule ; on l'y laisse jusqu'à ce qu'il en sorte du sang pur. Il en est de même de toutes les autres tentes qu'on peut introduire dans les fistules ; on applique ensuite sur la fistule, ce même emplâtre étendu sur un linge qu'on recouvre d'une éponge trempée dans du vinaigre. Il suffit de lever cet appareil le cinquiéme jour. Le régime doit être propre à procurer la régénération des chairs.

Si la fiftule eft fort éloignée de la poitrine , il faut manger de tems en tems à jeun, des racines de raifort , & vomir enfuite.

Lorfque la fiftule eft invétérée, & qu'elle eft devenue calleufe ; ce que tout le monde peut reconnoître par fes bords durs , blancs ou pâles ; il faut avoir recours à des remédes plus actifs, tels que font les préparations fuivantes. Prenez de larmes de pavots, p. I*; de gomme, p. III. *; de calamine, p. IV. *; de vitriol, p. VIII. *; incorporez le tout enfemble avec de l'eau, & formez - en une tente. Ou bien, prenez de noix de galle, p. I. *; de verdet, de fandaraque, d'alun d'Egypte, de chacun p. I. *; de vitriol calciné, p. II. *. Ou, bien fervez-vous d'un mélange fait avec le chalcitis & la chaux , auxquels vous ajouterez une fois moins d'orpiment ; & incorporez le tout avec du miel ; mais il eft beaucoup plus fimple , felon le confeil de Megès , de piler du verdet ratiffé , de faire diffoudre dans du vinaigre , de la gomme ammoniac , & donner au verdet, par le moyen de cette diffolution , la confiftance convenable pour en faire une tente ; c'eft un des meilleurs

remédes qu'on puisse employer. Les
compositions que nous venons d'indiquer, sont très-efficaces; mais si on ne
les a point, il est facile cependant de
consumer les callosités avec tout autre
caustique. Il suffit de tordre des feuilles
de papier, ou une compresse en forme
de tente, & de les enduire de ce caustique. La scille cuite & mélée avec de
la chaux, consume aussi les callosités.
Lorsque la fistule est fort longue &
transverse, il faut après y avoir porté
la sonde, faire une incision à son entrée, & introduire ensuite dedans, telle
tente qu'on juge à propos.

S'il y a deux ou plusieurs sinus à la
fistule, mais qui soient peu profonds,
& situés dans les chairs, il ne faut
point se servir de tente ; car on ne
guériroit que le sinus où on auroit introduit la tente, & on n'apporteroit aucun soulagement aux autres ; mais il
faut réduire en poudre, les médicamens dont on compose les tentes ; les
mettre dans une plume à écrire, l'introduire dans l'ouverture de la fistule,
souffler ensuite dans cette plume, afin
que ces médicamens se portent dans
les différens sinus. On peut aussi faire
fondre ces mêmes médicamens dans du

vin, ou dans du *Mulſum*, ſi la fiſtule eſt ſordide ; ou dans du vinaigre, ſi elle eſt calleuſe, & injecter le tout par l'entrée de la fiſtule. On applique par-deſſus, des cataplaſmes rafraîchiſſans & répercuſſifs ; car les bords de la fiſtule ſont ordinairement un peu enflammés. Il ne ſera point hors de propos, lorſqu'on aura ôté l'appareil, de nétoyer la fiſtule par le moyen d'une ſeringue à oreille, avant que d'y injecter de nouveaux médicamens. On remplit cette ſeringue de vin, s'il ſort beaucoup de pus ; de vinaigre, ſi les calloſités ſont fort dures ; de *Mulſum* ou d'eau dans laquelle on a fait bouillir de l'ers & un peu de miel, ſi l'ulcère commence à ſe déterger ; & l'on ſeringue ces liqueurs dans la fiſtule.

Il arrive preſque toujours que la membrane qui eſt ſituée entre l'ouverture de la fiſtule, & les chairs ſaines, ſe détache à l'aide de ces remédes, & que l'ulcère ſe déterge en deſſous. Lorſque les choſes en ſont à ce point, on applique des glutinatifs ; on ſe ſert ſurtout de l'éponge enduite de miel cuit. Je ſais qu'il en eſt qui ſont d'avis qu'on introduiſe dans la fiſtule, pour faciliter la régénération des chairs, de la charpie

pie tournée en forme de tente, & trempée dans du miel ; mais ce reméde eſt plus propre pour conſolider la fiſtule, que pour l'incarner ; & l'on ne doit point craindre que des chairs ſaines, lorſqu'elles ſe touchent, ne ſe réuniſſent point, ſur-tout lorſqu'on employe des remédes propres pour cela ; puiſque dans l'ulcération des doigts, on eſt obligé de prendre beaucoup de précautions, pour empêcher, lorſqu'ils ſe guériſſent, qu'ils ne ſe collent les uns aux autres.

13. *De l'ulcère qu'on appelle* Cerion.

Il eſt un ulcère que les Grecs appellent *Cerion*, à cauſe de ſa reſſemblance avec un rayon de miel. Il y en a de deux eſpéces ; celui de la premiére tire ſur le blanc, reſſemble au furoncle, mais eſt plus grand, & fort douloureux ; lorſqu'il commence à ſuppurer, il s'y forme différens trous par leſquels il ſort une humeur glutineuſe & purulente ; il ne ſuppure cependant jamais entiérement. Lorſqu'on l'ouvre, on y remarque beaucoup plus de chairs vitiées que dans le furoncle ; il eſt auſſi plus profond. Il attaque preſque toujours la partie cheveluë de la tête. *Le Cerion* de la seconde espéce est plus petit, & paroît saillant sur la tête ; il est dur, large, & d'une couleur tirant sur le vert - pâle : il est plus ulcéré ; car il y a des trous à chaque racine de cheveux, à travers lesquels il s'écoule une humeur gluante, pâle, épaisse à peu près comme le miel ou le gui, & quelquefois comme l'huile. Lorsqu'on l'ouvre, les chairs qui sont situées en dessous, paroissent vertes. La douleur & l'inflammation sont des plus violentes, & accompagnées de fiévre aiguë.

On applique avec succès, sur le *Cerion* de la premiére espéce, des figues séches, de la semence de lin cuite dans du *Mulsum*, des emplâtres & des cataplasmes attractifs ; ou bien on se sert de ceux qui conviennent particuliérement aux ulcères, & dont nous avons parlé plus haut. On employe contre le *Cerion* de la seconde espéce, les mêmes médicamens & la farine bouillie dans du *Mulsum*, avec moitié résine de térébenthine. On peut aussi se servir de figues séches bouillies dans du *Mulsum*, avec un peu d'hyssope écrasée ; ou bien de figues auxquelles on ajoute une quatriéme partie de raisins des bois. Si les médicamens que nous venons d'indiquer, font peu d'effet dans l'une & l'autre espéce de *Cerion*, il faut couper tout l'ulcère jusqu'à la chair vive ; & lorsqu'on l'a ainsi emporté, on applique en premier lieu, sur la playe des médicamens suppuratifs, ensuite déterfifs, puis incarnatifs.

14. *De l'Acrochordon, du Thymion, des Myrmecies, & des Cors.*

Il est certaines tumeurs qui ressemblent à des verruës, & qui ont chacune leur nom particulier. Les Grecs appellent *Acrochordon*, une tumeur qui se forme sous la peau, & qui y tient par un pédicule fort mince, mais dont le sommet est plus large. La peau dans cet endroit est plus dure, & plus âpre qu'elle ne devroit être ; sa couleur est comme dans l'état naturel. L'acrochordon est d'un volume peu étendu ; il est rare qu'il excéde la grosseur d'une féve. Il ne vient presque jamais seul, mais il est presque toujours accompagné de plusieurs autres ; il attaque particuliérement les enfans. L'acrochordon disparoît souvent tout-à-coup ; quelquefois il excite une légère inflammation ; d'autrefois il fuppure.

On appelle *Acrothymion*, une efpéce de verruë dont la bafe eft large , & le fommet étroit , dur , & plein d'âpretés qui reffemblent à la couleur de la fleur du thym, d'où lui vient fom nom. L'*Acrothymion* fe fend aifément , & devient fanglant ; il en découle même quelquefois du fang. Il eft ordinairement de la groffeur d'une féve d'Egypte ; il eft rare qu'il foit plus gros ; il eft quelquefois fort petit. Il vient quelquefois feul , & quelquefois accompagné de plufieurs autres ; il fe forme ou à la paume des mains , ou à la plante des piés. Les plus mauvais de tous , font ceux qui viennent aux parties honteufes , où ils fe crévent plus ordinairement & laiffent échapper le fang. On nomme *Myrmecies* , des verruës moins élevées & plus dures que le thymion ; ces verruës ont des racines plus profondes , & caufent plus de douleur ; elles font larges à leur bafe , & étroites à leur fommet ; il en fort moins de fang, que du thymion. Il eft rare qu'elles furpaffent en groffeur un lupin. Elles naiffent ou dans la paume de la main , ou à la plante des piés.

Les cors viennent principalement

zux piés , & quelquefois auffi dans d'autres parties. Ils font ordinairement produits par une contufion , & quelquefois par une autre caufe ; ils excitent de la douleur, lorfqu'on marche, quand même ils ne feroient point douloureux par eux-mêmes.

Quant à la maniére dont ces verruës fe terminent ; l'acrochordon & le thymion difparoiffent quelquefois d'eux-mêmes, fur-tout s'ils font petits; il eft rare que les myrmecies & les cors s'en aillent , fi on ne fait point de reméde. Comme l'acrochordon n'a point de racines, fi on le coupe , il ne revient plus.

L'acrothymion & le cors ont une racine ronde à laquelle ils tiennent, & qui pénétre jufqu'aux chairs , de forte que , quoiqu'on les coupe, ils renaiffent toujours, fi on n'a point emporté cette racine. Les myrmecies ont des racines fort larges, & on ne peut les couper, fans occafionner une grande ulcération. On fe trouve auffi très-bien de gratter les cors ; par-là on les ramollit, fans caufer aucune douleur; & fi en les grattant, il en fort du fang, ils difparoiffent quelquefois pour toujours. On les emporte auffi , en les raclant tout au tour , & en appliquant enfuite deffus , de la réfine à laquelle on a ajouté un peu de poudre de meule à moulin. On brûle les autres verruës avec des cauftiques. Il en eft de certaine efpéce , où la lie de vin convient parfaitement. Une préparation faite avec l'alun & la fandaraque , eft très-propre pour confumer les myrmecies ; mais on doit avoir la précaution de bien couvrir de feuilles les environs , de crainte de les endomager ; après quoi, on applique des feuilles de lentille d'eau. La figue bouillie dans l'eau , emporte auffi l'acrothymion.

15. *Des différentes fortes de puftules.*

Les puftules naiffent fur-tout au Printems. Il en eft de plufieurs efpéces ; car tantôt toute l'habitude extérieure du corps , & tantôt une partie eft couverte d'âpretés qui reffemblent aux puftules qui furviennent après les piquûres d'ortie , ou après les fueurs ; les Grecs appellent *Exanthemes* ces fortes de puftules qui font tantôt rouges , & tantôt ne changent point la couleur de la peau ; fouvent auffi il s'éléve à la fois, plufieurs puftules femblables aux boutons ordinaires , & quelquefois plus grosses ; elles sont livides, ou pâles, ou noires, ou d'une autre couleur contre nature, & remplies de sérosité. Lorsque ces pustules viennent à crever, la chair qui est en dessous, paroît ulcérée ; on les appelle en Grec *Phlictenes* ; elles sont produites ou par le froid, ou par le feu, ou par des médicamens. Le *Phlisacion* est une espéce de pustule un peu plus dure, pointue & d'une couleur blanchâtre ; ce qui en sort , lorsqu'on le comprime, est humide. Il vient quelquefois à la suite des pustules, de petits ulcères qui sont plus ou moins secs, plus ou moins humides , & qui sont accompagnés tantôt de demangeaison seulement , & tantôt de demangeaison , d'inflammation & de douleur. Il en sort ou du pus ou de la sanie, ou l'un & l'autre. Ces ulcères attaquent particuliérement les enfans ; ils viennent rarement au milieu du corps , mais presque toujours aux extrémités. La plus mauvaise espéce de toutes les pustules, est l'*Epinyctis* ; sa couleur est livide, noire, ou blanche ; ses bords sont considérablement enflammés ; lorsqu'on l'ouvre, on apperçoit intérieurement une ulcé-

ration muqueufe qui eſt de même
couleur que l'humeur qu'elle contient.
Cette puſtule eſt accompagnée d'une
douleur beaucoup plus conſidérable
qu'elle ne devroit être, eu égard à ſa
groſſeur qui ne ſurpaſſe jamais celle
d'une féve. Elle ſe fait auſſi ſentir aux
extrémités du corps, & preſque toujours la nuit, d'où les Grecs lui ont
donné le nom d'*Epinyctis*. Rien ne
fait mieux dans la cure de toutes les eſpéces de puſtules, que la promenade &
l'exercice, ou à leur défaut, la geſtation. Il faut auſſi diminuer la nourriture, renoncer à tous les alimens âcres
& atténuans. Si c'eſt un enfant à la
mammelle, qui eſt attaqué de puſtules,
ſa nourrice doit uſer des mêmes précautions. De plus, ſi l'on eſt aſſez fort,
& ſi les puſtules ſont petites, il faut
immédiatement avant que de prendre
le bain, ſe faire ſuer, ſe faire répandre
du nître ſur les puſtules ; ſe faire oindre
avec de l'huile & du vin mêlés enſemble, & ſe baigner enſuite. Si ces remédes font peu d'effet, ou ſi les puſtules
ſont groſſes, il faut appliquer deſſus,
des feuilles de lentilles d'eau ; & lorſque la pellicule eſt emportée, paſſer
aux médicamens adouciſſans. Pour ce
qui

qui eſt des épinyctis, après avoir appliqué deſſus, des feuilles de lentille d'eau,
on les panſe avec la renouée, ou la
coriandre verte. On guérit les ulcères
qui viennent à la ſuite des puſtules, avec
la litharge d'argent, à laquelle on ajoute
la ſemence de tenu-grec, l'huile roſat,
& le ſuc de chicorée, juſqu'à ce que le
tout ait acquis la conſiſtence de miel.
Pour guérir les puſtules qui viennent
aux enfans, on fait une compoſition
avec de pyrite, p. VIII. *; d'amandes
amères, p. L. *; & trois verres d'huile; mais il faut auparavant oindre les
puſtules de ceruſe, & les frotter enſuite avec cette compoſition.

16. *De la Galle.*

La galle eſt une dureté de la peau,
accompagnée de rougeur & de puſtules
qui ſont quelquefois humides, & quelquefois ſéches. Il ſort de quelques-unes
de ces puſtules de la ſanie; il y a ulcération à la peau, avec démangeaiſon;
dans certains ſujets, la galle ſe répand
par tout le corps en fort peu de tems.
Chez les uns, elle diſparoît quelquefois
pour toujours, & chez les autres, elle
revient dans un certain tems de l'année.

Plus il y a d'âpreté à la peau ; plus la démangeaison est grande, & plus il est difficile de guérir la galle. Les Grecs appellent cette espéce *Agria*, c'est-à-dire, férine.

Il faut observer le même régime dans la cure de la galle, que dans celle des pustules. Lorsque la galle est récente, on la guérit avec la composition suivante. Prenez de tutie, de safran, de verdet, de chaque p. I. * ; de poivre blanc, de verjus, de chacun p. I. * ; de calamine p. VIII. *. S'il y a ulcération, on prépare une composition avec de soufre p. I. * ; de cire p. IV. * ; de poix liquide une chopine, & d'huile deux sétiers ; on fait bouillir le tout jusqu'à ce qu'il soit réduit en consistence de miel. On peut aussi se servir du reméde de Protarchus, qui est fait avec de farine de lupin, un sétier ; de nitre, quatre verres ; de poix liquide, une chopine ; de résine liquide, une demi-livre, & trois verres de vinaigre. Le safran, le suc de *lycium*, le verdet, la cendre, la myrrhe mêlées en parties égales, & bouillies dans du *passum*, font très-bien dans toute sorte de galle. Au défaut d'autre reméde, le marc de l'huile, qu'on fait bouillir jusqu'à diminution d'un tiers, ou

le soufre mêlé avec la poix liquide, guérit la galle des hommes, ainsi que celle
des animaux.

17. *Des différentes sortes de Gratelles.*

Il y a quatre espéces de gratelles. La
premiere qui ressemble à la galle, & qui
est accompagnée de dureté, de rougeur,
d'ulcération & d'érosion à la peau, n'est
nullement dangereuse. Elle différe de la
galle, en ce que l'ulcération est plus
considérable, & que ses pustules ressemblent aux boutons ordinaires : elle est
accompagnée de petites vésicules qui,
au bout d'un certain tems, se détachent
de la peau en forme de petites écailles;
& revient dans des tems marqués.

La seconde espéce est plus fâcheuse,
& approche beaucoup de la dartre;
mais elle est plus remplie d'âpretés,
& d'une couleur plus rouge que celle-
ci, & n'a point de figure déterminée.
Il tombe de la sur-peau quantité de
de petites écailles ; l'érosion est plus
considérable que dans la premiére espéce ; elle fait aussi des progrès plus
prompts, & s'étend davantage ; elle paroît & disparoît dans des tems encore
plus marqués que la premiére ; on l'ap-

pelle gratelle rouge. La troisiéme espéce est encore plus mauvaise que les
deux autres ; elle est plus dense, plus
dure ; la peau est plus gonflée. L'épiderme se tend, il y a une érosion des
plus considérables ; elle est aussi parse-
mée d'écailles ; sa couleur est noire :
elle fait des progrès rapides , sans, pour
ainsi dire , qu'on s'en apperçoive. Les
tems dans lesquels elle a coutume de
paroître & de disparoître, ne varient
point. Elle ne se passe jamais totalement. On l'appelle gratelle noire. La
quatriéme espéce qui est incurable, ne
différe des autres, que par sa couleur
qui est blanchâtre , & qui ressemble à
celle d'une cicatrice récente. Elle est
accompagnée de petites écailles , dont
les unes sont pâles, les autres blanchâ-
tres , & les autres semblables aux feuilles de la lentille. Lorsque ces écailles
tombent , il en sort quelquefois du
sang ; mais ordinairement une sérosité
blanche. La peau est dure , & pleine
de crevasses dans cette derniére espéce qui s'étend plus que les autres. Toutes ces différentes sortes de gratelles
attaquent principalement les piés & les
mains, & s'étendent jusqu'aux ongles.
Ce qu'on peut employer de mieux

contre toutes, eſt le reméde de Protarchus contre la galle. Serapion ſe ſer-
voit d'un mélange fait avec de nître
p. II. *; de ſoufre, p. IV. *, qu'il
incorporoit avec beaucoup de réſine,

18. *Des Dartres.*

On diſtingue deux ſortes de Dartres.
Dans la premiére eſpéce, la peau eſt
inégale, couverte de petites puſtules,
rouge & enflammée; il y a une légère
éroſion; le milieu de la dartre eſt un
peu plus liſſe que ſon contour. Cette
eſpéce ne fait des progrès que lentement; elle eſt ronde en commençant,
& s'étend en conſervant toujours ſa figure ronde. Les Grecs appellent la ſeconde eſpéce *Agria.* Dans celle-ci, la
peau eſt inégale, raboteuſe & ulcérée
comme dans la premiére; mais l'éroſion & la rougeur ſont plus conſidérables; & il y a même quelquefois chûte
des poils.

On a plus de peine à guérir la dartre qui n'eſt point ronde : elle ſe change en gratelle, ſi on n'y remédie.
Si la dartre eſt peu conſidérable, il
ſuffit pour la guérir, de la frotter
tous les jours à jeun avec ſa ſalive. Si
elle eſt plus étenduë, on réuſſit plus

fûrement à l'emporter, en appliquant deffus, de la pariétaire écrafée. Pour ce qui eft des remédes compofés, celui de Protarchus contre la galle, convient d'autant mieux contre les dartres, qu'elles font moins confidérables. En voici un autre de Micon, qui eft bon auffi dans cette forte de mal. Prenez de nître rouge, d'encens, de chaque p. I. * ; de cantharides bien nétoyées, p. II. * ; de foufre qui n'a point paffé par le feu, pareille quantité ; de réfine liquide de térébenthine, p. XX. * ; de farine d'ivraye, fétiers III. * ; de gith trois verres, de poix crue un fétier.

19. *Des taches ; c'eft-à-dire, de l'Alphos, du Melas & de la Leucé.*

Les taches par elles-mêmes n'ont rien de dangereux ; mais elles gâtent la beauté de la peau, & proviennent toujours d'une mauvaife difpofition des humeurs. On en diftingue de trois efpéces, l'*Alphos*, le *Melas* & la *Leucé*. L'*Alphos* eft blanchâtre, un peu rude au toucher, parfemé de petites écailles qui ne fe touchent point, & qui paroiffent comme autant de petites gouttes féparées les unes des autres. Quelquefois il s'étend davantage, &

a des intervalles plus marqués. Le *Me-las* ne differe de l'*Alphos*, que par sa couleur noire qui reffemble à celle de la terre d'ombre; du refte il eft femblable en tout à ce premier. La *Leucé* a quelque chofe qui approche de l'Alphos; mais elle eft plus blanche, & plus profonde. Les poils qui s'élevent au-deffus, font blancs & imitent le duvet. Toutes ces différentes fortes de taches s'étendent, mais plus promptement chez les uns, & plus lentement chez les autres. L'Alphos & le Melas viennent & s'en vont chez certains fujets, dans des tems qui n'ont rien de fixe. Pour la Leucé, il eft rare qu'elle quitte jamais, lorfqu'elle eft une fois formée. Il n'eft point difficile de guérir les deux premiéres efpéces; mais la troifiéme eft prefque incurable; & quand bien même on parviendroit à la guérir en partie, la couleur de la peau ne reviendroit jamais entiérement comme dans l'état naturel. On peut par le moyen d'une expérience aifée, s'affurer fi l'on peut guérir ces taches ou non; il fuffit pour cela, de faire une incifion à la peau, ou de la piquer avec une éguille. S'il en fort du fang, ce qui arrive prefque toujours dans l'Alphos & le Me-

las, on guérit ; s'il en découle une humeur blanchâtre, on ne guérit point ;
alors il ne faut faire aucun reméde.

Il faut appliquer fur celles qui font
guériffables, des feuilles de lentille mêlées avec du foufre, & de l'encens
broyé dans du vinaigre. Irenée em-
ployoit contre ces taches, une préparation faite avec parties égales d'écume
de mer, de nître, de cumin, de feuilles
defféchées de figuier, broyées & mêlées
avec du vinaigre. On en frotte la tache au foleil, & on l'effuye quelque
tems après, afin qu'il ne fe faffe point
d'érofion à la peau ; on fe fert avec fuccès dans l'Alphos, du topique fuivant
qui eft de Micon. On prend de foufre,
p. II. * ; de nître, p. IV. * ; de myrrhe en fubftance, broyée, une mefure :
on fait prendre le bain : on répand de
la farine de féve fur la tache, enfuite
on applique deffus, le topique dont nous
venons de rapporter la compofition.
Voici comme fe guérit le Melas ; on
broye & on mêle enfemble de l'écume
de mer, de l'encens, de l'orge, & des
féves ; on applique ce mélange fur la
tache, dans le bain, avant qu'on commence à fuer ; & on frotte enfuite le
Melas.

LIVRE SIXIÉME.

CHAPITRE PREMIER.

Des Maladies propres à chaque partie du corps.

J'AI parlé dans le Livre précédent, des maladies qui naissent par toute l'habitude du corps, & qui se guérissent par le secours des médicamens : je vais parler dans celui-ci, de celles qui sont propres à chaque partie : je commencerai par la tête.

1. *De la chute des cheveux.*

Dans la chute des cheveux, il est bon de raser souvent la tête ; le ladanum mêlé avec l'huile, est aussi un fort bon reméde pour empécher les cheveux de tomber. Au reste, je ne parle ici que de la chute des cheveux, qui survient ordinairement après une maladie ; car pour celle qui est occasionnée par l'âge, il est absolument impossible d'y remédier.

CHAPITRE II.

De la Teigne.

LA Teigne eſt une eſpéce de dartre qui ſe forme dans les cheveux, & qui eſt accompagnée de petites écailles qui ſe détachent de la peau. Ces écailles ſont quelquefois humides, mais plus ſouvent ſéches. La teigne eſt auſſi quelquefois avec, & quelquefois, ſans ulcère. Il eſt des cas où elle exhale une fort mauvaiſe odeur ; il en eſt d'autres où elle ne ſent rien. Elle attaque preſque toujours les cheveux ; plus rarement la barbe, & quelquefois les ſourcils. Quoiqu'elle ſuppoſe toujours une mauvaiſe diſpoſition du corps, ce n'eſt pas cependant toujours un mal que d'en être attaqué ; car comme elle ne paroît jamais, tant que la tête eſt parfaitement ſaine, il vaut mieux lorſqu'il s'y rencontre quelque mauvaiſe diſpoſition, que le mal ſe jette ſur les tégumens à l'extérieur, que de ſe jetter ſur une partie plus néceſſaire à la vie.

Il eſt donc plus avantageux d'empêcher la teigne de faire de grands progrès, en peignant souvent la tête, que de la guérir radicalement. Cependant si ce mal est fort incommode, comme lorsqu'il découle beaucoup d'humeur & de mauvaise odeur des ulcères, il est nécessaire de raser souvent la tête, & d'appliquer ensuite dessus, des topiques légérement astringens, tels que le nitre mêlé avec le vinaigre ; le ladanum avec l'huile de myrthe ; & le vin ou le myrobolan avec le vin. Si ces remédes font peu d'effet, on peut en employer de plus forts. Mais il est bon de savoir qu'ils seroient nuisibles, si le mal étoit récent.

CHAPITRE III.

Du Sycosis.

IL est un ulcère que les Grecs appellent *Sycosis*, à cause de sa ressemblance avec la figue. On remarque effectivement dans les chairs de cet ulcère, de petits grains qui ressemblent à ceux de la figue. On distingue deux sortes de Sycosis ; la premiére est un ulcère dur & rond ; la seconde est un ulcère humide & inégal. Il sort du premier, une espéce d'humeur gluante ; mais en moindre quantité que du second qui exhale une mauvaise odeur. L'un & l'autre attaquent les parties qui sont couvertes de poil. Celui qui est calleux & rond, se forme plus ordinairement dans la barbe ; & celui qui est humide, occupe particuliérement la partie chevelue de la tête.

Il faut appliquer sur l'un & l'autre, de l'élaterium, ou de la semence de lin broyée & réduite en consistence de cataplasme, avec de l'eau ; on se sert aussi d'un cataplasme de figues bouillies dans de l'eau ; ou bien de l'emplâtre *Tetrapharmaque* malaxé avec du vinaigre ; on se trouve bien encore d'oindre ces ulcères avec de la terre d'Éretrie, détrempée dans du vinaigre.

CHAPITRE IV.

De l'Area.

IL est aussi deux espéces d'*Area*. Ce qu'elles ont de commun, c'est que dans l'une & l'autre, la cuticule meurt, les poils se desséchent, & tombent ensuite. Si l'on vient à frapper l'endroit affecté, il en fort un fang liquide, & de mauvaife odeur. Ce mal fait des progrès plus rapides chez les uns, & plus lents chez les autres. La plus mauvaife efpéce de toutes, eft celle où la peau paroît denfe, graffe, & entiérement pelée. Celle qu'on appelle *Alopecie*, s'étend fous toutes fortes de figures ; elle vient aux cheveux, & à la barbe ; mais celle qu'on nomme *Ophiafis*, à caufe de fa reffemblance avec le ferpent, commence au derriére de la tête ; elle n'excéde pas la largeur de deux travers de doigt ; elle s'étend vers les oreilles par deux prolongemens qui fe portent auffi quelquefois dans certains fujets, vers le front, & viennent fe réunir fur le devant de la tête. Cette derniére efpéce d'*Area* vient à tout âge , & ne fe guérit prefque jamais fans reméde : la premiére attaque prefque toujours les enfans, & s'en va fouvent d'elle-même. Il en eft qui raclent fortement avec un fcalpel, ces différentes fortes d'*Area*; d'autres qui appliquent deffus, des cauftiques mélés avec de l'huile, & furtout le papier brûlé. D'autres fe fervent de la réfine de térébenthine mélée avec de la thapfie ; mais il n'y a rien de mieux que de fe faire rafer

tous les jours de fort près avec un ra-
foir bien affilé. On emporte petit à petit par ce moyen la fur-peau, & l'on
donne une iffuë à la racine des poils;
il faut continuer cette méthode, jufqu'à ce qu'il reparoiffe beaucoup de
poils. Il fuffit de frotter avec du vitriol,
les parties qu'on a rafées.

CHAPITRE V.

Des Boutons, des Lentilles, & des Ephelides.

C'EST prefque une folie, que de
vouloir guérir les boutons, les
lentilles, & les éphelides; mais quelque chofe que l'on puiffe dire, on ne
fera jamais revenir les femmes du foin
qu'elles prennent de leur beauté. Les
boutons & les lentilles font connus de
tout le monde; cependant l'efpéce de
lentille que les Grecs appellent *Pha-
cia*, & qui eft plus rouge & plus inégale que les autres, eft moins fré-
quente. Peu de perfonnes connoiffent
l'*Ephelide*, qui n'eft rien autre chofe
qu'une tache rude, dure, & d'une
couleur defagréable. Les boutons & les

éphelides ne viennent jamais qu'au vifage ; les lentilles attaquent quelquefois d'autres parties ; mais j'ai cru que
la chofe ne valoit pas la peine que j'en
traitaffe exprès dans un autre endroit.
On guérit parfaitement les boutons, en
appliquant deffus, de la réfine mêlée
avec pareille quantité d'alun de plume,
& un peu de miel. On emporte les lentilles avec un mêlange de parties égales de galbanum & de nître, qu'on fait
diffoudre dans du vinaigre, & qu'on
réduit en confiftence de miel. On frotte
le foir, les lentilles avec ce liniment ; le
lendemain matin on les effuie, & on
les oint légérement d'huile.

On fait difparoître les éphelides avec
la réfine, à laquelle on ajoute une troifiéme partie de fel foffile, & un peu
de miel.

On fe fert avec fuccès dans toutes
ces fortes de taches, de même que pour
donner la couleur convenable aux cicatrices, de la compofition de Triphon
le Pere. Cette compofition fe fait avec
parties égales de myrobolans, de baume de fafran, de terre cimolée bleue,
d'amandes améres, de farine d'orge,
& d'ers, d'otruche blanche, de femence
de melilot. On broye toutes ces drogues

ensemble ; on les incorpore dans le miel
le plus amer qu'on peut trouver ; on en
frotte le soir, les taches ou les cicatrices,
& on ne les essuie que le matin.

CHAPITRE VI.

*Des maladies des yeux, & en premier
lieu de celles qui se guérissent par
des médicamens adoucissans.*

LES maladies dont nous venons de
parler, ne font que des bagatelles ;
mais il n'en est pas de même de celles
des yeux qui font sujets à quantité
d'accidens des plus fâcheux. Les yeux
contribuent trop aux différens usages
& aux agrémens de la vie, pour qu'on
ne prenne point toutes les précautions
possibles, pour les conserver.

La lippitude, dès son commencement,
est accompagnée de signes qui font connoître qu'elle en sera la suite. Car si
les larmes & une pituite épaisse ont
commencé à couler en même-tems que
la tumeur s'est formée ; si la pituite est
mêlée de larmes ; si ces larmes ne font
point chaudes, & que la pituite soit
blanche & douce, & la tumeur sans
dureté,

dureté, on peut être affuré que cette incommodité ne durera pas long-tems. La maladie fera longue au contraire, mais cependant fans danger, fi les larmes font chaudes & fort abondantes ; s'il y a peu de pituite, & fi la tumeur eft médiocre, & qu'il n'y ait qu'un œil attaqué. Cette efpéce de lippitude n'eft point douloureufe, mais il eft rare qu'elle finiffe avant le vingtiéme jour ; quelquefois elle dure deux mois ; quelquefois auffi elle fe termine plûtôt. Mais fi la pituite eft blanche, douce & mêlée de larmes dès le commencement, ou fi les deux yeux font attaqués tout à la fois, la lippitude en dure moins, mais il eft à craindre qu'il ne furvienne des ulcères. Lorfque la pituite eft féche & aride, on fent à la vérité de la douleur, mais le mal ceffe plûtôt, à moins qu'il n'y ait ulcération.

Il n'y a aucun danger, lorfque la tumeur eft confidérable, qu'elle n'eft accompagnée ni de douleur, ni d'écoulement ; mais il arrive prefque toujours ulcération, quand la tumeur feroit même fans écoulement, s'il y a douleur ; & il eft affez ordinaire en ce cas, de voir la paupiére fe coller au globe de l'œil. On doit également appréhender

qu'il ne se forme un ulcère à la paupiére ou à la prunelle, si outre la douleur violente, les larmes sont salées &
chaudes ; ou bien, si, lorsque la tumeur
est résoute ; il subsiste encore pendant
long-tems un écoulement de larmes &
de pituite. C'est encore une plus mauvaise marque, si la pituite est pâle ou
livide, les larmes chaudes & abondantes, la tête brûlante ; si la douleur
s'étend depuis les tempes jusqu'aux
yeux, & s'il y a insomnie. Dans ce cas,
il arrive presque toujours que l'œil se
créve, & l'on doit s'estimer heureux
s'il ne se forme qu'un ulcère. Si l'œil
est crevé intérieurement, c'est un bien
qu'il s'éleve un petit mouvement de
fiévre ; il n'y a point de reméde, si,
lorsque l'œil est crevé, il commence à
sortir à l'extérieur. Si de noir qu'il
étoit, il blanchit un peu, il est long-
tems à se guérir ; mais s'il y a dureté
& gonflement, la curation n'est jamais
parfaite.

Hippocrate l'un des plus anciens Auteurs que nous ayons, a dit que les
maladies des yeux se guérissoient par la
saignée, les médicamens, le bain, les
fomentations & le vin. Mais il s'est
fort peu étendu sur les causes de ces

maladies, & fur les tems où il falloit adminiftrer ces remédes. On ne peut difconvenir néanmoins, que ces deux points dans toutes les maladies, ne foient les plus effentiels de la Médecine. La diéte & les lavemens dans les maladies des yeux, font fouvent des remédes qui ne le cédent en rien à ceux dont nous venons de parler. Les yeux font auffi fujets quelquefois à s'enflammer; il y a alors une tumeur accompagnée de douleur, & d'un écoulement de pituite qui eft quelquefois fort âcre & fort abondante, & qui d'autrefois ne péche par aucun de ces excès. Dans l'inflammation des yeux, l'abftinence & le repos font les meilleurs de tous les remédes, & c'eft par-là qu'on doit commencer; il faut donc dès le premier jour, faire coucher le malade dans une chambre obfcure; lui défendre de parler; ne lui laiffer prendre, s'il eft poffib'e, aucune forte d'alimens, pas même de l'eau; ou du moins en très-petite quantité.

Si la douleur eft fort confidérable, il eft mieux de ne faigner que le fecond jour; cependant on peut le faire le premier, fi le cas eft preffant; furtout fi les veines du front font gon-

flées; si le malade est d'un bon tempérament, & s'il y a pléthore. Si le mal
est moins violent, il demande moins
d'activité; on ne donne des lavemens
que le deuxiéme ou le troisiéme jour. Si
l'inflammarion est légére, on peut se
passer de lavement & de saignée : le
repos & la diéte suffisent. On ne doit
cépendant point dans la lippitude, faire
abstinence pendant long-tems, de crainte de rendre la pituite plus tenue &
plus âcre; mais il faut dès le second
jour, donner quelques alimens fort légers, & qui soient propres à épaissir la
pituite, tels que sont les œufs frais : si
le mal n'est pas bien considérable, on
peut donner de la bouillie, ou du pain
trempé dans du lait. Les jours suivans,
on augmentera la nourriture, à proportion que diminuera l'inflammation;
mais on usera toujours d'alimens de la
même espéce; & l'on ne mangera rien
de salé, rien d'âcre, rien de tout ce qui
pourroit attenuer les humeurs; on ne
prendra que de l'eau pour toute boif-
son. Tel est le régime qu'il est à propos de suivre.

Dès le premier jour, on se servira
d'un cataplasme fait avec de safran,
p. I. *; de farine blanche, très-fine,

p. II. * qu'on mêlera avec une quantité suffisante de blanc d'œuf pour donner la consistence du miel ; on étendra le tout sur un linge , & on l'appliquera sur le front , pour comprimer les vaisseaux , & diminuer le cours de la pituite ; si on n'a point de safran , on se servira d'encens qui fait le même effet ; il est indifférent qu'on étende ce cataplasme sur un linge , ou sur de la laine. On se sert pour les yeux , d'un mélange fait avec une pincée de safran , la grosseur d'une féve de myrrhe , & celle d'une lentille d'opium ; on broye le tout dans du *Passum* , & on l'étend sur les yeux avec un plumasseau. On peut encore employer la préparation suivante. Prenez de myrrhe p. I. * ; de suc de mandragore p. II. * ; d'opium p. II. * ; de feuilles de roses , de semence de ciguë , de chaque p. III. * ; d'acacia p. IV. * ; de gomme p. VIII. *. On fait usage de ces remédes pendant le jour : pendant la nuit , pour que le malade dorme plus tranquillement , il est bon d'appliquer sur les yeux , un cataplasme fait avec la mie de pain & le vin. Ce cataplasme arrête le cours de la pituite , absorbe les larmes qui peuvent couler , & empêche les yeux de se coller.

Si l'on ne peut supporter ce cataplasme, à cause de la violence de la douleur, il faut casser dans un vase, des œufs;
en prendre le blanc & le jaune , & y
ajoûter un peu de *mulsum* ; mêler le
tout avec le doigt, & lorsqu'il est bien
lié, l'étendre sur de la laine molle bien
cardée, & l'appliquer sur les yeux. Ce
reméde est fort doux & rafraîchissant ;
il arrête le cours de la pituite ; il ne se
desséche point , & empêche les yeux
de se coller. On se trouve aussi fort bien
d'appliquer un cataplasme de farine d'orge bouillie , & mêlée avec des coings
bouillis. On peut pareillement se servir
d'une compresse trempée dans de l'eau ,
si l'inflammation est légere ; & dans de
l'oxicrat, si elle est plus considérable ;
on applique sur l'œil cette compresse ,
après l'avoir exprimée. Il faut attacher
les cataplasmes avec une bande, de crainte qu'ils ne tombent pendant le sommeil ; pour la compresse , il suffit de l'appliquer, parce que le malade peut la remettre aisément lui - même , & parce
qu'on peut la mouiller, lorsqu'elle est séche. Si le mal est porté au point d'empêcher le sommeil , il faut donner quelques anodins ; la grosseur d'un ers suffit
pour un enfant ; & celle d'une féve, pour

un homme. Il ne faut point faire d'injection le premier jour, à moins que l'inflammation ne soit peu considérable ; (a) car par-là on augmente plûtôt qu'on ne diminue le cours de la pituite ; le second jour, les injections peuvent faire beaucoup de bien, même dans une ophtalmie violente ; mais il faut auparavant qu'on ait désempli les vaisseaux par la saignée & les lavemens ; ou du moins, qu'il soit évident qu'on n'a besoin ni de saignée, ni de lavement.

2. *Des différentes Collyres pour les yeux.*

Nous avons pour les maladies des yeux, quantité de collyres qui ont été composés par différens Médecins. On peut modifier leurs vertus par de nouveaux médicamens ; car il est aisé d'y mêler en plusieurs façons, des médicamens adoucissans, & légérement répercussifs. Je donnerai ici la composition des collyres qui sont le plus en vogue.

3. *Collyre de Phylon.*

Le collyre de phylon est fait avec de cerufe lavée, de tutie, de gomme, de

____

(a) Nous avons suivi ici le texte du manuscrit de la Bibliothéque du Roi.

chaque p. I. * ; d'opium torrefié, p. I. * ;
Il faut obferver 1°. que l'on broye d'a-
bord chacune de ces drogues en particulier ; qu'on les broye de nouveau toutes enfemble, lorfqu'on les a mêlées,
en y ajoûtant petit à petit de l'eau, ou
quelqu'autre liqueur ; 2°. que la gomme, outre les qualités particuliéres
qu'elle peut avoir, a encore celle de
conferver les collyres gluans, & de les
empêcher de devenir friables, lorfqu'ils
font faits depuis long-tems, & qu'ils fe
font defféchés.

4. *Collyre de Denis.*

Le collyre de Denis fe fait avec d'o-
pium torrefié, jufqu'à ce qu'il devienne
tendre, p. I. * ; d'encens torrefié, de
gomme, de chaque p. II. * ; de tutie,
p. IV. *.

5. *Collyre de Cleon.*

Le collyre de Cleon eft des plus re-
nommés. Il entre dans fa compofition
d'opium frit, p. I. * ; de fafran, p. I. * ;
de gomme, p. V. *. On verfe deffus ces
drogues, en les broyant, du fuc de rofes.

En voici un autre du même Auteur,
qui eft plus fort.

Prenez d'écaille de fer, qu'on appelle

pelle *Stomome*, p. I. * ; de fafran , p. II. * ; de plomb lavé & brûlé, p. I. *; de gomme autant.

En voici encore un autre du même, qui convient fur-tout, lorfqu'il y a un écoulement de pituite confidérable. Prenez de caftoreum , p. I. * ; d'a-loës, p. I. * ; de myrrhe, p. II. * ; de cadmie préparée, p. VIII. * ; d'antimoine autant, de fuc d'acacia, p. XII. *: mêlez le tout enfemble , & confervez-le dans une petite boëte. Théodote a ajoûté à cette compofition, d'opium torrefié, p. I. * ; d'airain brûlé & lavé , p. II.* ; d'amandes de dattes torrefiées, p. X. * ; de gomme, p. XII. *.

6. *Collyre de Théodote , appellé* Acharifte.

Voici de quoi eft compofé le collyre de Théodote, que quelques-uns appellent *acharifte* (*a*). Prenez de caftoreum, de nard d'Inde, de chacun p. I. * ; de lycium, p. * ; d'opium autant ; de myrrhe, p. II. * ; de fafran , de cerufe lavée, d'aloës, de chacun p. III. * ; de cadmie, de botritis lavée, de cuivre brûlé, de chacun p. VIII. * ; de gomme,

______

(*a*) Défagréable.

p. XVIII.*; de fuc d'acacia, p. XX.*;
autant d'antimoine, & une quantité fuffifante d'eau de pluie.

7. *Collyre* Cythion, *ou* Tephrion.

Outre ces différens collyres, celui que
les uns appellent *Cythion*, & les autres
Tephrion; à caufe de fa couleur cen-
drée, eft très en ufage. Il eft fait avec
d'amidon, de gomme adragant, de fuc
d'acacia, de gomme, de chaque p. I.*;
d'opium, p. II. * ; de cerufe lavée,
p. IV. * ; de litharge d'argent lavée,
p. VIII.*. Il faut broyer toutes ces drogues dans de l'eau de pluie.

8. *Collyre d'Evelpide, appellé* Trygode.

Evelpide, qui fut un très - fameux
Oculifte de nos jours, fe fervoit du collyre fuivant, qui étoit de fa compofition, & qu'il appelloit *Trygode* (a).
Prenez de caftoreum, p. II. * ; de lycium, de nard, d'opium, de chacun
p. I. * ; de fafran, de myrrhe, d'aloës,
de chaque p. IV. * ; de cuivre brûlé,
p. VIII. * ; de cadmie, & d'antimoine,

―――――――――

(*a*) Qui dépofe une efpéce de lie.

de chaque p. XII. * ; de fuc d'acacia,
p. XXVI. * ; de gomme autant.

Plus l'inflammation eſt conſidérable,
plus le collyre doit être adouciſſant ; on
fait entrer à cet effet dans ſa compoſition, le blanc d'œuf, ou le lait de femme ;
l'un & l'autre appliqué à diverſes repriſes ſur l'œil, par le moyen d'un pinceau
fait exprès pour cela, diminue la violence de l'inflammation : on peut même ne rien faire de plus, ſi l'on n'eſt
point à portée de ſe procurer commodément un Médecin , & des remédes.
Lorſque le plus fort du mal eſt paſſé, &
qu'il n'y a pius d'écoulement de pituite ;
s'il reſte encore quelques bagatelles, le
vin & le bain les emportent. On doit
donc ſe baigner, après s'être fait frotter
légérement d'huile auparavant, & avoir
fait des frictions ſur les jambes & les
cuiſſes pendant plus long-tems que ſur
les autres parties ; ſe baſſiner les yeux
avec beaucoup d'eau tiéde ; s'en faire
répandre ſur la tête ; s'en faire verſer
enſuite ſur cette derniére partie, qui ne
ſoit que dégourdie. Il faut prendre garde en ſortant du bain , de ne point s'ex-
poſer au froid, ni à quelques vents cou-
lis ; prendre après le bain, plus de nourriture qu'on n'a coutume de faire ; éviter

L ij

néanmoins tout ce qui pourroit atténuer la pituite. Le vin dont on fait sa
boisson, doit être doux, un peu austère,
& médiocrement vieux ; il ne faut en
boire ni trop , ni trop peu ; mais de façon que, sans se donner d'indigestion,
on se procure du sommeil , & qu'on
corrige l'âcreté qui domine dans les humeurs. Si on s'apperçoit que le bain
augmente la douleur (ce qui arrive presque toujours à ceux qui se pressent de
se baigner , quand l'écoulement de la
pituite subsiste encore) il faut en sortir
sur le champ ; ne point boire de vin de
toute la journée ; prendre moins de
nourriture que la veille, & en revenir
au bain, dès que l'écoulement de pituite
aura cessé. Il arrive cependant quelquefois, soit par rapport à la saison qui est
contraire , soit parce que le corps est
mal disposé, que la douleur , l'inflammation , & l'écoulement de pituite ne
finissent point au bout de plusieurs jours;
dans ce cas, comme le mal est déja ancien, on trouve du soulagement dans
l'usage du vin & du bain; & il faut y
avoir recours ; car le bain & le vin sont
aussi efficaces dans les maux d'yeux invétérés qui ont résisté à tous les autres
remédes , qu'ils sont pernicieux dans

ceux qui ne font que commencer; parce qu'ils peuvent alors irriter, & enflammer encore davantage. Au reste, il en est des maladies des yeux, comme de celles des autres parties ; lorsqu'on a tenté inutilement les remédes qui sembloient devoir être salutaires, on trouve souvent du soulagement dans ceux que l'on regarde comme tout-à-fait contraires. On doit avant que de prendre des bains, & de boire du vin, se faire raser la tête ; se la bien bassiner après de même que les yeux, avec de l'eau tiéde, & se les essuyer ensuite avec une compresse ; puis on se fait parfumer la tête avec de la pommade d'iris ; on se tient au lit, jusqu'à ce que la chaleur occasionnée par le bain, soit passée, & que la sueur qui s'est nécessairement amassée dans les environs de la tête, soit dissipée. On fait usage des mêmes espéces d'alimens & de vin que nous avons prescrites plus haut ; mais on boit son vin pur. On doit avoir soin de se bien couvrir la tête, & de se tenir en repos. Il survient souvent un profond sommeil, ou une sueur, ou un dévoyement qui met fin à l'écoulement de pituite. Si le mal diminue, ce qui n'arrive souvent qu'après bien du tems, il

faut continuer de vivre de la même façon pendant plufieurs jours, jufqu'à ce
que la fanté foit entiérement rétablie.
Si pendant ce tems, on ne va point à la
felle, il faut prendre des lavemens pour
débaraffer davantage les parties fupé-
rieures. L'inflammation eft quelquefois
fi confidérable, & elle fe jette avec tant
de furie fur les yeux, qu'elle les pouffe
hors de leur orbite. Le Grecs appellent ce mal *Proptofe*, parce que le globe de l'œil eft déplacé. Il eft abfolument
néceffaire de faigner, fi les forces le
permettent ; & fi elles ne le permettent
point, il faut donner des lavemens, &
faire faire une longue abftinence ; les
médicamens qu'on emploie, doivent être
très-adouciffans ; c'eft pourquoi quelques-uns font d'avis qu'on faffe ufage
du collyre de Cleon, qui fe prépare de
deux façons différentes, ainfi que nous
l'avons dit plus haut ; mais de l'aveu de
tous les Médecins, il n'en eft point qui
convienne mieux que celui de Nilée.

9. *Collyre de Nilée, qui eft le meilleur de tous.*

Prenez de nard d'Inde, d'opium, de
chacun p. * ; de gomme, p. I. * ; de fafran, p. II. * ; de feuilles de rofes fraî-

ches, p. IV. * ; mêlez le tout dans de
l'eau de pluie, ou dans du vin doux un
peu auſtère. Il n'y aura point de mal
de faire bouillir dans du vin, de l'écorce de grenade, ou des fleurs de mélilot,
& enſuite de les broyer ; ou de mêler
de la myrrhe noire avec des feuilles de
roſes ; ou de faire bouillir des feuilles
de juſquiame, avec un jaune d'œuf, ou
de la farine, avec du ſuc d'acacia, ou
du *paſſum*, ou du *mulſum* ; le reméde
n'en ſera encore que meilleur, ſi on y
ajoûte les feuilles de pavots. On baſſine
les yeux avec l'un ou l'autre de ces collyres; & on ſe ſert pour cela, d'une com-
preſſe qu'on a trempée auparavant dans
de l'eau chaude, où on a fait bouillir
des feuilles de myrthe ou de roſes ; on
applique enſuite ſur les yeux, quelques-
unes des compoſitions précédentes : de
plus, il faut appliquer à la nuque, des
ventouſes avec ſcarification. Si l'œil ne
rentre point en ſa place par le moyen
de ces remédes, & s'il eſt toujours égal-
lement ſaillant hors de l'orbite, on peut
être ſûr que cet œil eſt perdu, & qu'il
ſe durcira, ou qu'il ſuppurera. Si la ſuppuration ſe déclare par l'angle qui eſt
le plus proche de la tempe, il faut faire
une inciſion dans l'œil, afin que le pus

L iiij

étant évacué , la douleur & l'inflammation ceffent ; que les tuniques rentrent en-dedans , & que le vifage foit moins défiguré. Il faut fe fervir de collyres de lait , ou d'œuf , ou de fafran mêlé avec un blanc d'œuf. Mais fi l'œil fe durcit , & s'il n'y refte point affez de vie pour le faire fuppurer ; s'il eft faillant , de maniére qu'il y ait difformité , il faut l'extirper. Pour cela , on enfoncera un crochet dans la tunique externe , & on coupera l'œil en-deffous avec un fcapel. On fera enfuite des injections avec les mêmes remédes que nous avons rapportés ci-deffus , & l'on continuera jufqu'à ce que la douleur foit paffée. On doit employer auffi les mêmes médicamens , fi l'œil qui étoit d'abord faillant hors de l'orbite , fe créve en plufieurs endroits.

10. *Du Charbon des yeux.*

Il fe forme quelquefois à la fuite de l'inflammation , des charbons qui tantôt attaquent le globe de l'œil même , & tantôt la partie externe ou interne des paupiéres ; dans ce cas , il faut prendre des lavemens ; diminuer la nourriture , & fe mettre au lait , pour adoucir l'â-

creté du sang, qui est la cause du mal.
A l'égard des collyres, & des cataplaî-
mes qu'il est à propos d'employer, ils
sont les mêmes que ceux que nous avons
prescrits contre l'inflammation. On doit
préférer le collyre de Nilée à tous les
autres ; cependant si le charbon est situé
à la partie extérieure de la paupiére, on
ne peut rien appliquer de mieux, qu'un
cataplasme fait avec la graine de lin
bouillie dans du *mulsum*, ou au défaut
de graine de lin, fait avec la farine de
froment bouillie dans la même liqueur.

11. *Des Pustules des yeux.*

L'inflammation fait aussi quelquefois
naître des pustules sur les yeux ; si ces
pustules paroissent dès le commencement, c'est une raison de plus pour saigner le malade, & lui faire garder un
parfait repos. Si lorsqu'elles paroissent,
il n'est plus tems de saigner, il faut du
moins donner des lavemens, & s'il y a
quelque obstacle à en donner, on doit
observer exactement le régime de vivre
que nous avons préscrit plus haut. On
se servira de collyres adoucissans, tels
que sont ceux de Nilée & de Cléon.

12. *Collyre de Philéte, contre les Pustules des yeux.*

Le collyre de Philéte convient aussi dans les pustules des yeux. Il est fait avec de myrrhe, d'opium, de chaque p. I. * ; de plomb lavé, de terre de Samos, qu'on appelle *After* (*a*), de gomme adragant, de chaque p. IV. * ; d'antimoine cuit, d'amidon, de chacun p. VI. * ; de tutie lavée, de ceruse lavée, de chacune p. VIII. *. On dissout le tout dans de l'eau de pluie, & lorsqu'on veut se servir du collyre, on y ajoute du blanc d'œuf, ou du lait.

13. *Des ulcères des yeux, & du Collyre* Dialiban (*b*).

Les pustules des yeux se changent quelquefois en ulcères ; on les panse, lorsqu'ils font récens, avec des médicamens adoucissans, & qui font pour ainsi dire, les mêmes que ceux dont on se sert contre les pustules. Il est aussi un collyre qui est spécifique pour ces ulcères ; on l'appelle *Dialiban.* Ce col-

---

(*a*) Etoile.
(*b*) Dans lequel il entre de l'encens.

lyre se prépare avec de cuivre brûlé &
lavé, d'opium frit, de chacun p. I. *;
de tutie lavée, d'encens, d'antimoine
brûlé & lavé, de myrrhe, de gomme,
de chaque p. II. *.

14. *Du retrécissement des yeux.*

Il arrive aussi quelquefois qu'un œil
ou tous les deux deviennent plus petits
qu'ils ne doivent être naturellement.
Ce mal vient ordinairement ou à la
suite d'une lippitude, où il y aura eu
un écoulement de pituite opiniâtre, ou
bien, parce qu'on aura pleuré pendant
long-tems, ou parce qu'on aura reçu
dans l'œil, quelque coup dont on aura
été mal guéri. Dans le retrécissement
des yeux, les collyres doivent être aussi
fort adoucissans; on y fait entrer à cet
effet le lait de femme; il faut user d'a-
limens nourrissans, & qui remplissent
beaucoup; éviter tout ce qui pourroit
faire couler les larmes; ne songer à
aucune affaire domestique; & s'il en
survient quelques-unes, ne point s'y
livrer. Tous les alimens, & les médicamens âcres sont fort contraires, en
ce qu'ils peuvent exciter les larmes.

15. *Des Poux des Paupiéres.*

Il eſt auſſi une eſpéce de maladie dans laquelle il vient des poux dans les paupiéres. Les Grecs appellent ce mal *Phthiriaſis ;* il naît ordinairement d'une mauvaiſe diſpoſition du corps, ainſi il peut avoir de facheuſes ſuites ; il arrive preſque toujours qu'au bout d'un certain tems, il eſt ſuivi d'un écoulement de pituite des plus opiniâtres ; les yeux mêmes s'ulcérent, & la vûe s'altére.

Il faut prendre des lavemens, ſe faire raſer la tête & ſe la faire frotter ſouvent à jeun. On doit ſe promener & s'exercer beaucoup ; uſer de gargariſmes faits avec le *mulſum,* dans lequel on ait fait bouillir du calament, & des figues graſſes ; ſe faire ſouvent dans le bain, des fomentations ſur la tête avec beaucoup d'eau chaude ; éviter les alimens âcres ; prendre de bon lait, & de bon vin ; boire plus qu'on ne mange ; uſer intérieurement de médicamens adouciſſans, qui puiſſent modérer le cours de la pituite ; appliquer ſur les paupiéres, des remédes qui ſoient propres à tuer les poux, & à empêcher qu'il ne s'en forme de nouveaux. Telle eſt la compoſition ſuivante.

Prenez d'écume de nître p. I. * ; de
sandaraque p. I. * ; de raisins de bois,
p. I. *. Broyez le tout ensemble , &
ajoutez-y parties égales de vieille huile
& de vinaigre, pour lui donner la consistence de miel.

16. *Des maladies des yeux , qui sont
plus graves ; qui viennent à la suite
de l'inflammation , & qui ont besoin
de médicamens plus actifs ; du Collyre d'Andrée , & du* Diacera.

Jusqu'ici nous avons parlé des maladies des yeux qui se guérissent par
des médicamens adoucissans; il en est
d'une autre espéce, qui exigent un traitement différent ; ces maladies viennent presque toujours à la suite de l'inflammation, mais elles subsistent, après
que celle-ci est finie ; il reste assez ordinairement un écoulement de pituite
fort ténue ; il est nécessaire dans ce cas,
de donner des lavemens, & de retrancher quelque chose de la nourriture. Il
est aussi à propos de faire des onctions
sur le front avec le collyre d'Andrée.
Ce collyre se prépare avec de gomme,
p. I. * ; de ceruse , d'antimoine , de
chaque p. II. * ; de litharge d'argent
bouillie & lavée p. IV. *. On fait bouil-

lir la litharge dans de l'eau de pluie ;
& on broye les autres médicamens fecs
dans du fuc de myrthe. Après qu'on a
fait des onctions fur le front avec ce
mélange, on applique deffus, un cataplafme de farine détrempée dans de
l'eau froide & à laquelle on a ajouté le
fuc d'acacia, ou de cyprès. On fe trouve bien auffi d'appliquer fur le fommet
de la tête, des ventoufes avec fcarifica-
tion ; ou de tirer du fang aux tempes.
On fait des onctions fur le fommet de
la tête, avec un mêlange d'écaille de cuivre, d'opium, de chaque p. * ; de corne
de cerf brûléc & lavée, de plomb lavé,
de gomme, de chaque p. IV. * ; d'encens p. XII. *. On appelle ce collyre
Diacera, parce qu'il entre de la corne
dans fa compofition. Toutes les fois que
je ne dénomme point fpécialement la
liqueur qu'il faut ajouter au collyre,
j'entends parler de l'eau.

17. *Collyre d'Evelpide, appellé* Memigmenon (*a*).

Le collyre d'Evelpide, qu'il appelloit *Memigmenon*, convient auffi dans
la lippitude. Il eft fait avec une once

(*a*) Mélangé.

d'opium, autant de poivre blanc, une livre de gomme; & de cuivre brûlé, p. I. *. Durant le traitement, il est à propos de suspendre pendant quelque tems, l'usage de ces remédes, pour se mettre à celui du bain, & du vin. S'il est nécessaire d'éviter tous les alimens attenuans, dans les différentes sortes de lippitude, c'est sur-tout dans celle où la pituite est fort ténue, & coule depuis long-tems. Si le malade vient à se dégouter des alimens incrassans, comme cela est assez ordinaire, il doit passer à ceux qui par la raison qu'ils resserrent le ventre, resserrent en même-tems tout le corps.

18. *Des ulcères des yeux, fongueux, sordides, creux, & invétérés.*

Si les ulcères ne se terminent point en même-tems que l'inflammation, ils ont coutume de devenir fongueux ou sordides, ou du moins de durer très-long-tems. Il n'y a rien de mieux pour réprimer les ulcères fongueux, que le collyre appellé *Memigmenon*; il convient aussi de même que celui qu'on appelle *Smilion*, pour déterger les ulcères sordides.

19. *Collyre* Smilion.

Le Collyre *Smilion* est fait avec de verdet p. VI. * ; de gomme autant, d'ammoniac, de vermillon fort rouge, de chacun p. XVI. *. Quelques-uns font dissoudre ces ingrédiens dans de l'eau ; & d'autres dans du vinaigre, pour les rendre plus actifs.

20. *Collyre d'Evelpide, appellé* Phynon.

On employe aussi avec succès dans ces ulcères, le collyre d'Evelpide, qu'il appelloit *Phynon* ; ce collyre se prépare avec de safran p. I. * ; d'opium, de gomme, de chaque p. II. * ; de cuivre brûlé & lavé, de myrrhe, de chaque p. IV. * ; de poivre blanc p. VI. *. Avant que de s'en servir, il faut avoir soin de munir les ulcères d'un liniment convenable.

21. *Collyre d'Evelpide, appellé* Sphærion.

Le Collyre appellé *Sphærion*, & qui est du même Oculiste, a les mêmes propriétés. Il entre dans sa composition, de pierre hæmatite lavée p. II. * ; de poivre six grains, de cadmie lavée,

de

de myrrhe , d'opium , de chaque p.
III. *; de fafran p. IV. * ; de gomme
p. VIII. *. On broye le tout dans du
vin d'Aminée.

22. *Collyre liquide d'Evelpide.*

Evelpide fe fervoit auffi contre les
mêmes maux , d'un Collyre liquide,
qu'il compofoit avec de verdet , p. * ;
de vermillon brûlé , de vitriol , de
canelle , de chaque p. III. * ; de fafran , de nard d'Inde , d'opium , de
chaque p. I. *; de myrrhe p. II. *; de
cuivre brûlé p. III. *; de cendres de
fubftances odoriférantes p. IV. *; de
de poivre, grains XV. *. Il broyoit tous
ces ingrédiens dans du vin auftère, &
les faifoit enfuite bouillir dans trois
chopines de *Paffum*, jufqu'à ce que le
tout ne formât plus qu'un corps. Plus ce
collyre eft vieux , & plus il eft efficace.

23. *Des ulcères creux des yeux.*

Le collyre de Philete , & celui qu'on
appelle *Sphœrion*, dont nous avons rapporté plus haut la compofition , font très-
propres pour incarner les ulcères creux.
Le collyre *Sphœrion* convient auffi parfaitement dans les ulcères invétérés , &
qui font difficiles à cicatrifer.

Tome II.   M

24. *Collyre d'Hermon.*

Le collyre d'Hermon convient dans quantité de maux, mais principalement dans les ulcères des yeux ; il eſt fait avec de poivre long p. I. *. Z. de poivre blanc p. * ; de canelle, de coq, de chaque p. I. * ; de vitriol, de nard, de caſſe, de caſtoreum, de chaque p. II.* ; de noix de galle p. V. * ; de myrrhe, de ſafran, d'encens, de lycium, de ceruſe, de chaque p. VIII. * ; d'opium p. XII. * ; d'aloës, de cuivre brûlé, de cadmie, de chaque p. XVI. * ; d'acacia, d'anti-moine, de gomme, de chaque p. XXV.*.

25. *Des cicatrices des yeux, qui ſe forment à la ſuite des ulcères, & des Collyres Aſclepias, Canopite, & Pixin.*

Les cicatrices qui ſe forment à la ſuite des ulcères des yeux, ſont ſujettes à deux inconvéniens ; elles peuvent être creuſes ou trop épaiſſes. Si les cicatrices ſont creuſes, on peut les incarner avec le Collyre appellé *Sphærion*, ou avec celui qu'on appelle *A'clepias*, & dans la compoſition duquel il entre d'opium, p. II. * ; de ſagapenum, d'opoponax,

de chacun p. III. *; de verdet p. IV.*;
de gomme, p. VIII. *; de poivre,
p. XII. *; de cadmie lavée, de ceruse,
de chaque p. XVI. *; si les cicatrices
sont trop épaisses, on les rend plus
minces, avec le Collyre *Smilion*, ou
le Collyre *Canopite*, qui se prépare
avec de canelle, d'acacia, de chaque
p. I. *; de cadmie lavée, de safran,
de myrrhe, d'opium, de gomme, de
chaque p. II. *; de poivre blanc, d'encens, de chaque p. III. *; de cuivre
brûlé, p. IX. *, mêlés avec de l'eau
de pluie. On peut aussi se servir du
Collyre d'Evelpide, que cet Auteur
appelloit Pixin, & qui est fait avec de
sel fossile, p. IV. *; d'ammoniac,
p. VIII.*; d'opium, p. XII. *; de
ceruse, p. XV.*; de poivre blanc,
de safran de Cilicie, de chacun p. LII. *;
de gomme, p. XIII. *; de cadmie lavée, p. IX. *. Cependant un des meilleurs Collyres, pour diminuer la cicatrice, est celui dans la composition
duquel il entre de gomme, p. III. *;
de verdet, p. I. *; de récrément de
baume de safran, p. IV. *.

26. *D'une autre espéce d'inflammation des yeux.*

Il est encore une espéce d'inflammation dans laquelle, si les paupiéres sont gonflées, & tendues avec douleur, il est nécessaire de tirer du sang à la veine frontale ; de se fomenter toute la tête, & de se bassiner les paupiéres avec beaucoup d'eau tiéde ; d'user de gargarismes, faits avec une décoction de feuilles de lentille, ou le lait de figue ; de se frotter les paupiéres avec les collyres âcres dont nous avons rapporté ci-dessus la composition, & d'user principalement de celui qu'on appelle *Sphœrion*, dans lequel entre la pierre hématite. On peut aussi employer les médicamens qui sont propres à corriger l'âpreté de l'angle des paupiéres, & de laquelle nous parlerons incessamment.

Cette âpreté vient presque toujours à la suite de l'inflammation des yeux ; elle est tantôt plus ou moins considérable. Elle donne aussi quelquefois lieu à une lippitude, qui contribue encore à l'augmenter au bout d'un certain tems. Ce mal dure moins chez les uns, plus chez les autres : quelquefois même il est presque impossible de le guérir. Quelques-uns se frottent les paupiéres qui sont dures & épaissies, avec une feuille de figue, ou une sonde crenellée, & même quelquefois se les ratissent avec le scalpel, & après les avoir renversées, ils frottent tous les jours légèrement le dedans avec des médicamens. On ne doit employer ces moyens, que lorsque l'âpreté est fort considérable, & dure depuis long-tems ; encore ne faut-il point les répeter souvent ; on parviendra mieux au but qu'on se propose, en usant de régime & de remédes convenables ; il faut s'exercer beaucoup, se baigner souvent, se bassiner les paupiéres à différentes reprises avec de l'eau tiéde, & user d'alimens, âcres & atténuans.

27. *Collyre Cæsarien.*

Le Collyre Cæsarien est fait avec de vitriol, p. I. * ; de misy, p. * ; de poivre blanc, p. V.* ; d'opium, de gomme, de chaque p. II. * ; de cadmie lavée, p. III. * ; d'antimoine, p. VI. *. On convient assez unanimement que ce Collyre est bon dans toutes les maladies des yeux, excepté dans

celles où il faut des remédes adoucissans.

28. *Collyre d'Hierace.*

Le Collyre d'Hierace est bon aussi
contre l'âpreté des paupiéres. On le
prépare avec de myrrhe, p. I. * ; d'ammoniac, p. II. * ; de verdet ratissé,
p. IV. *, & l'eau de pluie. Les Collyres *Canopite, Smilion, Pixin & Sphœrion* conviennent pareillement dans
cette espéce de maladie. Si on n'a point
de Collyres composés, on guérit fort
bien l'âpreté des paupiéres, avec du
fiel de chévre, ou avec d'excellent
miel.

29. *De l'Ophtalmie séche.*

Il est aussi une espéce d'Ophtalmie
séche, que les Grecs appellent *Xeroph-
talmie ;* dans cette espéce d'Ophtalmie,
il n'y a ni tumeur, ni écoulement de
pituite ; les yeux sont seulement rouges ; on y éprouve un sentiment de
pesanteur, qui est accompagné de démangeaison, & d'une douleur, qui
pour l'ordinaire, est fort légère. Les
paupiéres, sans qu'il y ait aucune dureté, se collent l'une à l'autre pendant
la nuit, par l'écoulement d'une chassie

fort épaisse. En général ce mal dure d'autant plus long-tems, qu'il est plus léger.

Dans l'Ophtalmie séche, on doit se promener, & s'exercer beaucoup : se baigner souvent, & suer dans le bain. Il est nécessaire d'user de frictions répetées ; les alimens dont on fait usage, ne doivent être ni fort nourrissans, ni fort âcres ; mais tenir le milieu entre ceux de ces deux espéces. Le matin, lorsque la digestion est faite, il est bon de gargariser avec une décoction de moutarde, & de s'en frotter ensuite la bouche & la tête pendant long-tems,

30. *Collyre Rhinion.*

Le meilleur Collyre qu'on puisse employer dans ce cas, est celui qu'on appelle *Rhinion* ; il entre dans sa composition, de myrrhe, p. I. * ; d'opium, de suc d'acacia, de poivre, de gomme, de chaque p. I. * ; de pierre hæmatite, de pierre Phrygienne, de *lycicum*, de pierre scissile, de chaque p. II. * ; de cuivre brûlé, p. IV.* ; le Collyre Pyxin convient aussi dans l'Ophtalmie séche.

31. *De la gratelle des paupiéres.*

Si les paupiéres font couvertes de gratelle, ce qui arrive principalement aux angles, on peut fe fervir du Collyre *Rhinion*, dont nous avons rapporté ci-deffus la compofition : le fuivant eft également bon. Prenez de verdet ratiffé, de poivre long, d'opium, de chaque p. I I. * ; de poivre blanc, de gomme, de chaque p. I V. * ; de cadmie lavée, de cerufe, de chaque p. V I. *. Cependant celui qui convient le mieux, eft le Collyre d'Evelpide, appellé *Bafilicon* ; il entre dans fa compofition, d'opium, de cerufe, de pierre d'Affos, de chaque p. I I. * ; de gomme, p. X I I I. * ; de poivre blanc, p. I V. * ; de fafran, p. V I. * ; de *pforicum*, p. X I I I. *. Il n'eft point de fubftance qui par elle-même, s'appelle *pforicum* ; mais on donne ce nom à un mélange de chalcitis & de cadmie qu'on broye enfemble dans le double de vinaigre ; on met le tout dans un vafe de terre, qu'on recouvre de feuilles de figuier, & qu'on laiffe pendant vingt jours fous la terre ; enfuite on le retire, & on le broye de nouveau.

Le

Le Collyre *Basilicon* convient dans toutes les maladies des yeux, excepté dans celles où il faut des adoucissans. Dans la gratelle des paupiéres, lorsqu'on n'a point de Collyres composés, on se sert avec succès du miel & du vin. On se trouve bien aussi dans cette maladie, de même que dans l'Ophtalmie séche, d'appliquer sur les yeux, un cataplasme de mie de pain trempée dans du vin ; car comme dans ces deux cas, c'est presque toujours une humeur âcre qui picotte, & qui irrite tantôt les yeux, tantôt leurs angles ou les paupiéres, on absorbe par le moyen de ce cataplasme, l'humeur qui suinte, & on répercute celle qui pourroit s'être amassée dans les vaisseaux.

32. *De l'obscurcissement de la vûe.*

La vûe s'obscurcit quelquefois à la suite d'une Ophtalmie : quelquefois aussi cet obscurcissement est l'effet de la vieillesse, ou de quelque autre infirmité. Dans le premier cas, on se trouve bien du Collyre appellé *Ascleplias*, ou de celui qui se prépare avec le récrément de baume de safran.

33. *Collyre Diacrocon.*

Il est aussi un Collyre qui est spécifique pour cette maladie ; on l'appelle *Diacrocon* ; il est composé de poivre, p. I. * ; de safran de Cilicie, d'opium, de ceruse, de chaque p. II. * ; de *Psoricum*, de gomme, de chaque p. IV. *.

34. *De l'obscurcissement de la vûe, provenant de la vieillesse, ou de quelque autre infirmité.*

Si l'obscurcissement de la vûe provient de la vieillesse, ou de quelque autre infirmité, on peut frotter les yeux avec un mélange d'excellent miel, de cérat de Chypre, & de vieille huile. Le meilleur reméde que l'on puisse faire, est de prendre une partie de baume, deux de vieille huile ou de cérat de Chypre, & trois de miel fort âcre. Les Collyres que nous avons conseillés dans la premiére espéce d'obscurcissement de la vûe, conviennent pareillement dans celle-ci, de même que ceux qui sont propres à diminuer les cicatrices.

En général, ceux qui sont attaqués de ce mal, doivent se promener, s'exercer beaucoup, se baigner fréquemment, se faire frotter tout le corps dans le bain, & principalement la tête, avec de l'huile d'iris, jusqu'à ce qu'ils suent; ensuite se tenir bien couverts, jusqu'à ce qu'ils soient rentrés chez eux, & que la chaleur & la sueur soient passées.

Les alimens dont on fait usage, doivent être âcres, & atténuans. Il faut au bout de quelques jours, user de gargarismes faits avec la moutarde.

35. *De la Cataracte.*

La Cataracte que les Grecs appellent *Upochusis* *, bouche quelquefois l'ouverture de la prunelle, & empêche de voir. Si la Cataracte est ancienne, elle demande l'opération de la main; si elle est récente, il est constant par des expériences certaines, qu'on peut la résoudre. Pour cela, il faut tirer du sang au front ou aux narines; brûler les veines des tempes; faire couler la pituite par des gargarismes convenables; employer les fumigations; bassiner les yeux avec des Collyres âcres; user surtout d'alimens propres à atténuer la pituite.

---

* Suffusion.

36. *De la Paralysie des yeux.*

La Paralysie des yeux ne demande point d'autre régime, ni d'autres médicamens, que ceux que nous venons de rapporter à l'article précédent ; ainsi il nous suffira de donner une description de cette maladie. La Paralysie n'attaque tantôt qu'un œil ; tantôt elle les attaque tous les deux à la fois : elle est produite ou par quelque coup, ou par l'Epilepsie, ou par des convulsions qui se communiquent avec violence, jusqu'à l'iris même, & qui l'empêchent de se dilater. Le globe de l'œil n'est cependant pas pour cela immobile ; mais il se porte çà & là d'une maniére déréglée , & ne transmet plus l'impression des objets.

37. *De la Mydriase des yeux.*

La *Mydriase* des yeux différe peu de la Paralysie ; la prunelle se relâche , & se dilate considérablement ; la vûe est affoiblie , & presque entiérement obscurcie : il est très-difficile de guérir cette espéce de mal. On doit employer dans la paralysie & la mydriase des yeux , les mêmes remédes que dans l'obfcurciffement de la vûe , à peu de chofe près : car on ajoute tantôt le vinaigre, tantôt le nitre à l'huile d'iris qu'on employe pour frotter la tête ; mais pour les yeux , il fuffit d'appliquer deffus du miel. Quelques-uns dans la mydriafe , ont fait ufage des eaux thermales chaudes , & ont été guéris. Il en eft qui ont perdu fubitement la vûe , fans aucune caufe manifefte ; d'autres qui,après avoir été pendant un certain tems aveugles , ont recouvré la vûe par un dévoiement qui leur eft furvenu tout-à-coup : ce qui fait voir que dès le commencement même de ce mal , il eft bon de purger de tems en tems, pour faire couler par bas , toutes les humeurs nuifibles qui peuvent s'être jettées fur les yeux.

38. *De la foibleffe des yeux.*

Dans la foibleffe des yeux, on diftingue fuffifamment les objets pendant le jour ; mais on ne peut rien voir dans la nuit. Les femmes qui font bien réglées, ne font point fujettes à ce mal , dans lequel il faut fe frotter les yeux avec le fang d'un foye de bouc ou de chevreau , rôti , & manger enfuite ce foye. On peut auffi employer avec avantage,

les Collyres qui font propres à diminuer les cicatrices, & à corriger l'âpreté des paupiéres. Quelques-uns fe fervent de la femence de pourpier écrafée,
à laquelle ils ajoutent un peu de miel,
pour empêcher qu'elle ne tombe de
deffus la fonde, & en frottent les yeux.
Il faut faire beaucoup d'exercice, avoir
recours aux bains & aux frictions.

39. *Des Maladies des yeux qui font produites par des caufes extérieu-res ; du fang extravafé fur l'œil.*

Les maladies dont nous venons de
parler, reconnoiffent pour caufe, un
vice interne ; mais l'œil peut encore
être bleffé à l'extérieur, de façon qu'il y
ait deffus, du fang extravafé. Dans ce
cas, on ne peut rien faire de mieux,
que d'appliquer fur l'œil, ou du fang
de pigeon, ou de ramier, ou d'hirondelle. Ce n'eft point fans raifon qu'on
fe fert de ce reméde ; car lorfque les
oifeaux dont je viens de parler, ont
été bleffés à l'œil par quelque caufe
extérieure, leur œil fe remet bien-tôt
dans fon premier état, fur-tout celui
de l'hirondelle. C'eft ce qui a donné
lieu à la fable qui dit, que ces oi-

feaux, lorfque leurs petits ont été bleffés à l'œil, les guériffent par le moyen d'une herbe; quoique la bleffure fe guériffe d'elle-même. Nous pouvons donc trouver dans le fang de ces animaux, un excellent reméde contre les bleffures de l'œil; mais il faut fçavoir que le fang d'hirondelle eft meilleur que celui de ramier; celui de ramier meilleur que celui de pigeon, non feulement pour eux, mais encore pour nous.

Lorfqu'on a reçû un coup dans l'œil, il eft bon d'appliquer deffus, des cataplafmes, pour appaifer l'inflammation; mais ces cataplafmes doivent être faits avec le fel ammoniac, ou tout autre bien broyé: on y ajoute un peu d'huile, pour donner à cette préparation la confiftence convenable: on mêle enfuite le tout avec de la farine d'orge qu'on fait bouillir dans du *mulfum*. Il eft facile de juger par ce que nous venons de dire, & par tout ce que les Médecins ont écrit fur les maladies de l'œil, qu'il n'en eft prefque aucune de celles dont nous avons fait mention, qu'on ne puiffe guérir par des remédes fimples, & qui fe trouvent, pour ainfi dire, fous la main.

CHAPITRE VII.

Des Maladies de l'oreille.

NOus venons de parler des maladies de l'œil, qui se guérissent principalement par le secours des médicamens ; nous allons à présent parler des maladies de l'oreille, dont les fonctions, après celles des yeux, sont les plus nécessaires à l'usage de la vie. Les maladies de l'oreille sont plus dangereuses que celles des yeux ; car le dérangement que celles-ci occasionnent, se bornent presque toujours à l'œil ; mais il n'en est pas de même des inflammations & des douleurs d'oreilles ; elles entraînent quelquefois après elles, la folie & la mort. On doit donc s'y opposer avec soin dès le commencement, pour prévenir des suites qui pourroient devenir plus fâcheuses. Dès qu'on ressent de la douleur à l'oreille, il faut se tranquilliser, & faire abstinence ; le lendemain, si le mal est considérable, il est à propos de se faire raser la tête ; de se la faire frotter ensuite avec de l'onguent d'Iris chaud, & de la tenir bien couverte. Si la douleur est violente, accompagnée de fiévre & d’insomnie, il est néceffaire de faigner ; fi quelque chofe s’oppofe à la faignée, il faut donner des lavemens ; appliquer des cataplafmes chauds qu’on renouvelle de tems en tems : ces cataplafmes fe font avec la farine de femence de fenu-grec, ou de lin, ou quelque autre bouillie dans du *mulfum*. On fe trouve bien auffi d’appliquer fur l’oreille, des éponges trempées dans de l’eau chaude. Lorfque la douleur eft appaifée, il faut oindre le contour de l’oreille avec du cérat d’Iris, ou de Chypre. L’huile rofat fait mieux néanmoins dans certains cas. Si l’inflammation eft portée au dernier dégré, & empéche totalement le fommeil, on ajoute aux cataplafmes, la moitié d’une tête de pavot, froiffée & pilée ; & on fait bouillir le tout enfemble dans du *paffum* ou du *mulfum*: il faut injecter quelque liqueur tiéde dans l’oreille : le ftrigil eft très-commode pour cela. Lorfque la cavité de l’oreille eft remplie, on applique pardeffus, de la laine molle, pour empêcher la liqueur injectée de s’échapper. Voilà la méthode générale qu’il eft à propos de fuivre.

Les médicamens simples qu'on employe, font le suc de rofes, celui de racines de rofeaux, l'huile dans laquelle on a fait bouillir des vers, le suc d'amandes améres, ou de noyaux de pêches. Les remédes compofés dont on fe fert, pour adoucir la violence de l'inflammation & de la douleur, font les fuivans. On fait un mélange de parties égales de caftoreum & d'opium, auxquels on ajoute le *Paffum* ; ou bien une préparation d'opium, de fafran, & de myrrhe broyés & mêlés enfemble en égale quantité, & fur lefquels on verfe alternativement de l'huile rofat, & du *Paffum* ; ou bien une compofition avec la partie amére de la féve d'Egypte, que l'on broye, & à laquelle on ajoute l'huile rofat. Quelques-uns y mêlent un peu de myrrhe, ou d'opium, ou l'encens avec le lait de femme, ou l'huile d'amandes améres, avec l'huile rofat. On peut auffi fe fervir d'une préparation faite avec portion égale de caftoreum, de myrrhe, d'opium mêlés avec du *Paffum* ; ou avec de fafran p. I. * ; d'alun de plume, de myrrhe, de chaque p. III. *. En broyant ces drogues, on verfe petit à petit deffus, trois verres de *Paffum*, & un peu moins d'un verre de miel. C'eſt un des meilleurs remédes qu'on puiſſe employer. L'opium délayé dans du vinaigre, produit auſſi un bon effet. On peut encore mettre en uſage la compoſition de Themiſon, dans laquelle il entre de caſtoreum, d'opoponax, d'opium diſſouts dans du vinaigre, de chaque p. II. *; d'écume de nître, p. IV.*. On broye tous ces ingrédiens dans du *Paſſum*, juſqu'à ce qu'ils ayent acquis la conſiſtence de cérat; enſuite on laiſſe repoſer le tout. Lorſqu'on veut s'en ſervir, on broye de nouveau cette compoſition avec un piſtille, en y ajoutant du *Paſſum*. C'eſt une régle conſtante que toutes les fois qu'une compoſition eſt trop épaiſſe, pour qu'on puiſſe l'injecter dans l'oreille, il faut, pour la rendre ſuffiſamment liquide, y ajouter la même liqueur qui eſt déja entrée dans cette compoſition.

2. *Du pus & de la mauvaiſe odeur des oreilles.*

S'il s'eſt formé du pus dans l'oreille, on ſe trouvera bien de répandre dedans, du ſuc de *Lycium*, ou du baume d'iris, ou du ſuc de porreau mêlé avec du miel, ou du ſuc de centaurée avec du

Paſſum, ou du ſuc de grenade, qu'on fait tiédir dans l'écorce même de ce fruit, & auquel on ajoute un peu de myrrhe. On peut auſſi ſe ſervir d'un mélange fait avec de myrrhe ſtacté, p. I. *; autant de ſafran ; de vingt-cinq amandes améres, & d'un demi-goblet de miel : on broye toutes ces drogues enſemble, & lorſqu'on veut s'en ſervir, on fait tiédir le tout dans une écorce de grenade. On employe auſſi pour les ulcères des oreilles, les mêmes remédes que pour les ulcères de la bouche. Si ces ulcères ſont vieux, & s'il en ſort beaucoup de ſanie, on aura recours à une compoſition d'Era-ſiſtrate, dans laquelle il entre, de poivre, de ſafran, de chacun p. I. *; de myrrhe, de myſi cuit, de chaque p. II. *; de cuivre brûlé p. II. *. On broye ces ingrédiens dans du vin, & lorſqu'ils ſe ſont deſſéchés, on y ajoute trois chopines de *Paſſum*, & on fait bouillir le tout enſemble : lorſqu'on veut s'en ſervir, on y joint une doſe de vin & de miel. Le Chirurgien Ptolemée étoit auſſi l'auteur d'une compoſition qu'il préparoit avec de lentiſque, de noix de galle, de chaque p. I. *; de verjus p. I. *; & le ſuc de grenade. La composition de Menophile est des plus efficaces. Elle se fait avec de poivre long p. I. *; de castoreum p. II. *; de myrrhe, de safran, d'opium, de nard de Syrie, d'encens, d'écorce de grenade, de partie intérieure de féve d'E-gypte, d'amandes améres, d'excellent miel, de chaque p. IV. *. A mesure qu'on broye ces drogues, on verse dessus, du vinaigre fort àcre, jusqu'à ce que le tout ait acquis la consistence de *Passum*. Il est encore une composition de Craton, où il entre de canelle, de casse, de chaque p. I. *; de nard, de *Lycium*, de myrrhe, de chaque p. I. *; d'aloës p. II. *; de miel trois verres, & un sétier de vin: on fait bouillir le *Lycium* avec le miel & le vin, ensuite on y ajoute les autres drogues. Mais s'il y a beaucoup de pus, & qu'il sente mauvais, il faut avoir recours à une préparation faite avec de verdet ratissé, d'encens, de chaque p. II. *; deux verres de miel, & quatre de vinaigre: on fait bouillir le tout ensemble, & lorsqu'on veut s'en servir, on y ajoute du vin doux. Ou bien on méle ensemble parties égales d'alun de plume, d'opium, & de suc d'acacia. On y ajoute le suc de jusquiame, mais à une dose moitié moindre que celle des autres ingrédiens. On broye le tout ensemble, & on le délaye dans du vin. Le suc de jusquiame seul fait aussi beaucoup de bien.

3. *Compositions pour toutes les maladies de l'oreille.*

Asclepiade nous a laissé la composition d'un reméde universel & éprouvé pour les maladies de l'oreille. Ce reméde se prépare avec de canelle, de casse, de chaque p. I. * ; de fleurs de jonc rond, de castoreum, de poivre blanc & long, d'amome, de myrobolans, de chaque deux scrupules; d'encens mâle, de nard de Syrie, de myrrhe grasse, de safran, d'écume de nître, de chaque p. II. *. On broye toutes ces drogues séparément, & lorsqu'on les a mêlées, on les broye de nouveau dans du vinaigre. On conserve le tout de la sorte, & lorsqu'on veut s'en servir, on le délaye dans du vinaigre. Le *Sphragis* de Polybe, dont nous avons rapporté la composition dans le Livre précédent, est aussi un reméde universel pour les maladies de l'oreille ; on le liquéfie dans du vin doux, avant que d'en faire usage.

S'il y a tumeur , & s'il coule de la
fanie, il ne fera point hors de propos
de déterger cette fanie avec du vin mixtionné qu'on interjectera par le moyen
d'une feringue à oreille: on verfera enfuite dans le tuyau de l'oreille, du vin
auftère mêlé avec de l'huile rofat, à
laquelle on aura ajouté un peu de tutie : on pourra auffi fe fervir du fuc
de *Lycium* mêlé avec le lait de femme,
ou du fuc de centinode avec l'huile
rofat, ou du fuc de grenade avec un
peu de myrrhe.

4. *De l'ulcère fordide des oreilles.*

Si les ulcères font fordides, il vaut
mieux les déterger avec du *Mulfum ;*
enfuite on répand dans l'oreille, quelques-unes des drogues que nous avons
rapportées plus haut, & auxquelles il
faut ajouter du miel. Si le pus coule en
grande quantité, il faut rafer la tête ;
répandre deffus beaucoup d'eau chaude ; ufer de gargarifme ; fe promener
jufqu'à fe laffer ; & manger peu. S'il
coule auffi du fang des ulcères, il faut
verfer dans le tuyau de l'oreille, du fuc
de *Lycium* mêlé avec du lait ; ou de
l'eau dans laquelle on ait fait bouillir

des feuilles de roſes, & y ajouter le ſuc de centinode, ou d'acacia.

Si les ulcères ſont remplis de chairs fongueuſes qui ſentent mauvais, & qui laiſſent échapper du ſang, on nettoye l'oreille avec de l'eau tiéde, & on verſe enſuite dedans un mélange d'encens, de verdet, de vinaigre & de miel ; ou bien on ſe ſert ſimplement de miel bouilli avec le verdet. On peut auſſi ſouffler dans l'oreille, par le moyen d'un tuyau, de l'écaille de cuivre pilée avec de la ſandaraque.

6. *Des Vers de l'oreille.*

Lorſqu'il s'eſt formé des vers dans l'oreille, s'ils ſont ſur les bords, il faut les retirer avec un cure - oreille ; s'ils ſont enfoncés plus avant, il faut les tuer avec des remédes propres pour cela, & empêcher qu'il n'en revienne d'autres. L'hellebore blanc broyé dans du vinaigre, produit ces deux effets. Il faut enſuite nettoyer l'oreille avec du vin dans lequel on ait fait bouillir du marrube : lorſqu'on a fait ainſi mourir les vers, ils tombent dans la partie antérieure de l'oreille, d'où il eſt facile de les retirer.

6. *Ce*

6. *Ce qu'il faut faire, lorsque le tuyau de l'oreille est bouché.*

Si le tuyau de l'oreille est bouché & rempli d'une fanie épaisse, il faut répandre dans l'oreille, d'excellent miel. Si cela fait peu d'effet, il faut prendre un verre & demi de miel, de verdet, p. II. *; faire bouillir le tout ensemble, & s'en servir. L'iris mêlée avec le miel, est aussi fort bonne pour déboucher le tuyau de l'oreille: on peut encore se servir de miel & d'huile rosat à la dose de deux scrupules chacun; ou bien du mélange suivant : Prenez de galbanum, p. II. * ; de myrrhe avec du miel, de fiel de taureau, de chaque p. II. * ; de vin quantité suffisante pour délayer la myrrhe.

7. *De la Surdité.*

Lorsqu'on commence à avoir l'ouie dure (ce qui a coutume d'arriver principalement après les longues douleurs de tête) il faut d'abord bien examiner l'oreille : on appercevra ou une croute semblable à celle qui se forme sur les ulcères, ou un amas d'ordures.

Si c'est une croute, il faut répandre dans l'oreille, ou de l'huile chaude, ou

du verdet mêlé avec du miel, ou du *fuc*
de porreau, ou un peu de nître diffout
dans du *mulfum*. Lorfque la croute s'eft
détachée de l'oreille, il faut nettoyer
l'oreille avec de l'eau tiéde, afin de retirer plus facilement avec le cure-oreille,
cette croute qui s'eft détachée d'elle-
même. Si les ordures qui fe font amaffées dans le tuyau, font molles, il faut
les en tirer de la même maniére ; mais
fi elles font dures, il faut injecter du
vinaigre dans lequel on ait fait diffoudre un peu de nître ; & lorfque par-là
on aura ramolli ces ordures, on injectera, comme auparavant, de l'eau tiéde,
& on retirera les ordures avec le cure-
oreille. Si l'on continue d'avoir la tête
pefante, il faut fe la faire rafer, fe la
faire frotter légérement, mais long-
tems, avec l'huile d'iris, ou de laurier,
à laquelle on ajoûte un peu de vinaigre : il faut enfuite fe promener pendant
long-tems, & fe faire frotter légérement
la tête avec de l'eau tiéde, après fe l'ê-
tre fait oindre. Les alimens dont on fera
ufage, feront tirés de la claffe moyenne,
& on choifira les moins nouriffans. Les
potions feront fort délayées : il eft bon
de gargarifer de tems en tems. Il faut
verfer dans l'oreille, du caftoreum avec

du vinaigre, de l'huile de laurier, & du
fuc d'écorce de raifort ; ou bien du
fuc de concombre fauvage, dans lequel
on ait mêlé des feuilles de rofes pilées.
Le fuc de raifin qui n'eft point mûr, &
qu'on verfe dans le tuyau de l'oreille
avec l'huile rofat, fait un bon effet dans
la furdité.

8. *Du Tintement d'oreille.*

Il eft une autre maladie, dans laquelle
on éprouve au-dedans de l'oreille, un
tintement qui fait qu'on n'entend rien
au-dehors. Ce mal eft très-léger, lorfqu'il
eft occafionné par un enroûment ; il eft
plus férieux, lorfqu'il eft produit par
quelque maladie, ou par de longues
douleurs de tête : il eft très-dangereux,
lorfqu'il furvient au commencement de
quelque grande maladie, & principalement d'une attaque d'épilepfie. Si le tintement provient d'un enroûment, il
faut fe nettoyer l'oreille, & retenir fon
haleine, jufqu'à ce qu'il forte quelque
humeur. S'il eft produit par une maladie, ou par une douleur de tête, il faut
fuivre, quant aux exercices, aux frictions, aux fomentations, & aux gargarifmes, la même méthode que dans la
curation de l'ouie dure. On ne fait ufa-

ge que d'alimens atténuans ; on injecte
dans l'oreille, du fuc de raifort mêlé avec
l'huile rofat , ou avec le fuc de racine
de concombre fauvage, ou du caftoreum
mêlé avec le vinaigre & l'huile de laurier. On peut auffi broyer de l'hellébore
dans du vinaigre ; l'incorporer enfuite
dans du miel cuit , & former du tout
une tente qu'on introduit dans l'oreille.
Si le tintement eft furvenu, fans avoir
été précédé d'aucune des caufes que nous
avons rapportées plus haut, c'eft un nouveau fujet de craindre : il faut verfer
dans le tuyau de l'oreille, du caftoreum
avec du vinaigre, ou avec de l'huile d'i-
ris ou de laurier, ou bien du caftoreum
mêlé avec l'huile de laurier , ou celle
d'amandes amères, ou bien enfin de la
myrrhe mêlée avec du nître , du vinaigre & de l'huile rofat. Au refte , dans
cette efpéce de tintement d'oreille , le
régime de vivre fait plus que les remédes : il faut obferver , & même avec
encore plus d'exactitude, tout ce que
j'ai confeillé plus haut: de plus, il faut
entiérement retrancher l'ufage du vin ,
pendant tout le tems que ce tintement
durera.

S'il eft accompagné d'inflammation ,
il fuffit de verfer dans l'oreille, de l'huile

de laurier, ou de l'huile damandes amères. Quelques-uns ajoûtent cependant à
ces huiles, le caſtoreum ou la myrrhe.

9. *De la maniére dont on retire les corps étrangers qui ſont tombés dans l'oreille.*

Il arrive auſſi quelquefois qu'il tombe dans l'oreille, quelque corps étranger,
comme un petit cailloux, ou quelque
animal; ſi c'eſt une puce, on la retire
par le moyen d'un petit floccon de laine, qu'on introduit dans le tuyau. Si la
puce n'eſt point ſortie, ou ſi c'eſt un autre animal, il faut envelopper une ſonde
avec de la laine ; tremper enſuite cette
ſonde dans une réſine fort gluante,
principalement dans la réſine de térébenthine ; l'introduire dans le tuyau
de l'oreille, & l'y faire tourner à différentes repriſes ; on viendra ſurement
à bout par-là, de retirer l'animal. Si c'eſt
quelque choſe d'inanimé, il faut le retirer avec le cure-oreille, ou bien avec
un crochet obtus & recourbé. Si l'on
n'en vient point à bout avec ces inſtru-
mens, on ſe ſervira de la ſonde avec la
réſine, de la façon que nous venons de
rapporter ; ou bien on fera éternuer,
ou on injectera avec force, dans le tuyau

de l'oreille, de l'eau, par le moyen d'une
feringue : on peut auffi fe fervir d'une
table appuyée fur deux montans, & fur
laquelle on étend la perfonne, couchée
fur le côté de l'oreille dans laquelle il
eft entré quelque chofe ; enfuite on frappe avec un marteau, le montant qui
eft du côté des piés : il fe fait dans l'o-
reille, un ébranlement qui en fait fortir ce qui étoit tombé dedans.

CHAPITRE VIII.

Des Maladies des Narines.

LORSQUE les narines font ulcérées,
il faut les fomenter avec la vapeur
de l'eau tiéde ; ce qui fe fait par le moyen
d'une éponge trempée dans cette eau,
& appliquée fur les narines, ou par le
moyen d'un vafe d'une embouchure
étroite, que l'on remplit d'eau, & qu'on
tient au-deffous des narines : après cette
fomentation, il faut appliquer fur les ulcères, un liniment fait avec le recrement
de plomb, ou la cerufe, ou la litharge
d'argent. A mefure qu'on broye l'une
ou l'autre de ces drogues, on verfe deffus, alternativement du vin & de l'huile

de myrthe, jufqu'à ce que le liniment ait acquis la confiftence de miel. Mais fi ces ulcères font fitués dans les environs de la bouche; s'ils font recouverts de croutes, & répandent une mauvaife odeur; mal que les Grecs appellent *Ozene*, il eft prefqu'impoffible d'y remédier. On peut néanmoins tenter les remédes fuivans: il faut fe faire rafer la tête; fe la faire frotter fortement & fréquemment; répandre deffus beaucoup d'eau chaude; fe promener beaucoup; prendre peu d'alimens, qui ne foient ni âcres, ni fort nouriffans; porter enfuite dans les narines mêmes, du miel mêlé avec un peu de réfine de térébenthine: pour cela, on enveloppe de laine une fonde; on l'introduit dans les narines, après l'avoir trempée dans ce mélange qu'on fait renifler, jufqu'à ce qu'on en fente l'odeur dans la bouche. Par ce moyen, on détache les croutes des ulcères, & on les fait fortir du nez, en faifant éternuer le malade. Lorfque les ulcères font détergés, on fait refpirer la vapeur de l'eau chaude; enfuite on prend ou du fuc de *lycium* délayé dans du vin, ou de la lie d'huile d'olives, ou du verjus, ou du fuc de menthe, ou de marrube, ou du vitriol qu'on expofe d'abord au feu, & qu'on broye enſuite, ou la partie intérieure de la ſcillet. Soit que l'on employe l'un ou l'autre de ces ingrédiens, il faut toujours y ajoûter le miel, mais en petite quantité, excepté lorſqu'on ſe ſert du vitriol ; car alors il faut en mettre une doſe ſuffiſante, pour que le mélange ſoit liquide. Si l'on ſe ſert de la ſcille, il faut auſſi une doſe un peu plus forte de miel. On enveloppe enſuite de laine, une ſonde que l'on trempe dans cette compoſition, dont on remplit les ulcères : enſuite on fait une tente oblongue avec de la charpie ; on trempe cette tente dans le même mélange, & on l'enfoncedans les narines, après avoir attaché un fil à ſa partie inférieure. Il faut répéter deux fois par jour, la même choſe, en hiver & au printems; & trois fois, en été & en automne.

2. *Des Caroncules charnues des narines.*

Il ſe forme quelquefois dans les narines, des caroncules qui reſſemblent aux mammelons des femmes : ces caroncules s'attachent aux parties inférieures des narines, qui ſont cartilagineuſes. Il faut les conſumer entiérement avec des remédes cauſtiques, ſi on veut les guérir.

Le

Le polype eſt une caroncule tantôt blanche, tantôt rougeâtre, qui s'attache aux
os des narines : il ſe porte quelquefois
vers les lévres, & bouche totalement la
narine qu'il occupe ; d'autrefois il deſcend dans la bouche par les foſſes na-
ſales, & augmente au point qu'on l'apperçoit au-deſſous de la luette. Les perſonnes qui en ſont attaquées, périſſent
quelquefois de ſuffocation , ſur-tout
lorſqu'il regne un vent du Midi , ou
d'Eſt. Le polype eſt ordinairement mol,
rarement dur ; cette derniére eſpéce gêne
beaucoup plus la reſpiration , & dilate
davantage l'ouverture des narines :
elle eſt preſque toujours carcinomateu-
ſe ; ainſi il ne faut point y toucher. L'autre ſe guérit très-ſouvent par l'opération
de la main ; cependant on vient quelquefois à bout de la deſſécher , ſi l'on
introduit dans les narines, par le moyen
de la charpie ou d'une tente , la compoſition ſuivante. Prenez de minium
fort rouge, de chalcitis, de chaux, de
ſandaraque, de chaque p. I. * ; de vitriol, p. II. *.

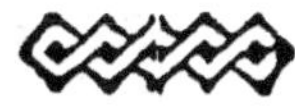

CHAPITRE IX.

De la Douleur des Dents.

DANS la douleur des dents, mal qu'on peut mettre au nombre des plus grands tourmens, il faut se retrancher absolument le vin : on ne doit point non plus faire usage indistinctement des premiers alimens qui se présentent ; mais il ne faut manger que de ceux qui sont tendres, & n'en prendre qu'en petite quantité, de crainte d'augmenter le mal, en mâchant. Il faut appliquer extérieurement sur les gencives, une éponge trempée dans de l'eau chaude, pour en recevoir la vapeur ; étendre sur de la laine, du cérat fait avec l'huile d'iris ou de Chypre ; tenir cette laine appliquée sur la mâchoire, & se bien couvrir la tête. Si la douleur est fort vive, on se trouve bien de prendre des lavemens ; d'appliquer des cataplasmes chauds sur la mâchoire ; de tenir dans la bouche, quelque liqueur chaude qu'on renouvelle souvent, & dans laquelle on a fait bouillir des médicamens convenables. Pour cet effet, on fait bouillir

la racine de quinte-feuille dans du vin
mixtionné ; celle de jusquiame dans de
l’oxicrat, ou dans le même vin ; on y
ajoûte un peu de sel ; on fait bouillir de
la même façon de l’écorce de pavot, qui
ne soit point trop desséchée , & de la
racine de mandragore ; mais il faut prendre garde de ne point avaler la liqueur
qu’on a dans la bouche , si l’on a fait
bouillir dedans, quelqu’une des trois derniéres plantes dont nous venons de parler. On peut aussi se servir de l’écorce
de la racine de peuplier blanc , qu’on
fait bouillir dans du vin mixtionné ; de
la raclure de corne de cerf qu’on fait
bouillir dans du vinaigre , avec le calament, le bois de vieux pin, & la figue
grasse ; de la figue grasse seule qu’on
fait bouillir dans du *mulsum* , ou du
miel & du vinaigre : lorsque la figue a
suffisamment bouilli, on passe la liqueur
à travers un linge. Il en est qui trem-
pent un stilet recouvert de laine, dans de
l’huile chaude, & qui le portent ensuite
sur la dent qui fait mal. D’autres appliquent comme des espéces de cataplasmes sur la dent même. Pour cela,
ils se servent ou de la partie intérieure
de l’écorce d’une grenade aigre & desséchée, qu’ils broyent avec parties éga-

les de noix de galle, d'écorce de pin,
de minium, & qu'on lie ensemble avec de
l'eau de pluye; oubien ils broyent ensemble parties égales d'opoponax, d'opium,
de pain de pourceau, de raisins des bois
dépouillés de leur semence; ou ils mêlent
trois parties de galbanum sur une d'o-
pium. Quelque chose qu'on puisse mettre sur les dents, on ne doit pas moins
tenir appliquée sur la mâchoire, de la
laine sur laquelle on ait étendu l'un ou
l'autre des cérats dont j'ai parlé plus
haut. Quelques Médecins se servent de
la préparation suivante : ils prennent
de myrrhe, de cardamome, de chaque
p. I. *; de safran, de pyréthre, de figues, de poivre, de chaque p. IV. *;
de graine de moutarde, p. VIII. *; ils
broyent toutes ces drogues, & les en-
ferment dans un sachet qu'ils appliquent
sur le bras, du côté de la dent qui fait
mal : si ç'en est une de la mâchoire
supérieure, on place ce sachet à la partie postérieure du bras, vers l'épaule ;
si ç'en est une de la mâchoire inférieure,
on le met à la partie antérieure, vers
la poitrine. Ce reméde appaise ordinairement la douleur ; il faut l'ôter dès
qu'il a produit son effet.

Quand même la dent seroit cariée,

il ne faut point se presser de l'arracher,
à moins qu'on n'y soit absolument forcé; mais il faut, pour appaiser la douleur, tenter des remédes encore plus efficaces que les premiers que nous avons
indiqués. Dans cette vûe, on se servira
d'une préparation faite avec d'opium,
p. I. *; de poivre, p. II. *, de sory,
p. X. *. On broye ces drogues ensemble; on les incorpore dans du galbanum, & on en applique sur la dent. La
composition de Menemachus procure
aussi beaucoup de soulagement, sur-tout
dans la douleur des dents molaires. Il
entre dans cette composition, de safran,
p. I. *; de cardamome, de suie d'encens, de figues, de poivre, de pyréthre, de chaque p. IV. *; de graine de
moutarde, p. VIII. *. D'autres employent un mélange fait avec de pyréthre, de poivre, d'élaterium, de chaque p. I. *; d'alun de plume, d'opium,
de raisins des bois, de soufre qui n'a
point passé par le feu, de bitume, de
bayes de laurier, de graine de moutarde, de chaque p. II. *. Si la douleur
est telle qu'on ne puisse garder la dent,
il faut se servir de semence de poivre
séparée de son écorce, ou bien de bayes
de lierre qu'on introduit dans le trou

de la dent. Ces médicamens ont la propriété de la fendre, & de la faire tomber par esquilles. Le dard de la pastanaque, qui est un poisson plat que les Grecs appellent *Trugon*, étant torrefié, & ensuite pulverisé & mêlé avec de la résine, fait aussi tomber la dent sur laquelle on l'applique; il en est de même de l'alun de plume qui, introduit dans la dent cariée, en accélére la chute. Cependant il vaut mieux étendre ce dernier médicament sur un petit flocon de laine qu'on enfonce dans le trou de la dent; par ce moyen, on la conserve & on appaise la douleur. Tels sont les remédes que les Médecins mettent en usage. En voici un autre dont les gens de campagne se servent dans leurs maux de dents : ils arrachent avec ses racines, la plante appellée Menthe; ils la mettent dans un bassin qu'ils remplissent d'eau, & qu'ils placent à côté du malade qui est bien couvert; ils jettent ensuite dans le bassin, des cailloux ardens, & le malade ouvre la bouche, pour recevoir la vapeur qu'on enferme de tous côtés avec des couvertures, pour qu'elle ne puisse s'échapper. Ce remède fait suer beaucoup, & fait couler de la bouche, une quantité considérable de pituite;

il garantit long-tems du mal de dent,
& souvent même pendant un an.

___

CHAPITRE X.

Des Amygdales.

SI les amygdales sont gonflées & en-
flammées, sans être ulcérées, il faut
se tenir la tête bien couverte ; diriger
extérieurement sur ces parties, quelque
vapeur chaude ; se promener beaucoup ;
avoir la tête élevée, lorsqu'on est au lit ;
employer des gargarismes astringens :
la reglisse écrasée & bouillie dans du
mulsum ou du *passum*, fait également
bien ; il est bon aussi d'oindre légérement les amygdales avec quelques linimens que l'on prépare de la façon suivante. On prend un sétier du suc de
grenade douce, qu'on fait bouillir à petit
feu, jusqu'à ce qu'il soit réduit en consistence de miel ; alors on broye de safran, de myrrhe, d'alun de plume, de
chaque p. II. * ; on verse lentement
dessus, en les remuant, deux verres de
vin doux, & un de miel. On mêle ensuite ces ingrédiens avec le suc de grenade épaissi, & on fait bouillir de nou-

veau, légérement le tout enfemble; ou bien on prend un fétier du même fuc préparé comme nous l'avons dit, & on y ajoûte de nard, p. * ; de verjus, p. I. * ; de canelle, de myrrhe, de caffe, de chaque p. I. *. Ces linimens conviennent auffi dans les ulcères des narines & des oreilles.

Si l'inflammation eft portée au point d'empêcher la refpiration, le malade doit garder le lit; s'abftenir de tout aliment folide; s'en tenir à l'eau chaude pour toute boiffon; prendre des lavemens; ufer de gargarifmes faits avec les figues & le *mulfum*, & de linimens préparés avec le miel & le verjus; fomenter, mais pendant plus longtems, les parties à l'extérieur, avec la vapeur de l'eau chaude; & continuer, jufqu'à ce que les amygdales fuppurent, & s'ouvrent d'elles-mêmes. Si, lorfque le pus eft formé, ces tumeurs ne s'ouvrent point, il faut les ouvrir, & gargarifer enfuite avec du *mulfum* chaud.

Si la tumeur eft peu confidérable, mais avec ulcération, on fera les gargarifmes avec une décoction de fon, à laquelle on ajoûtera un peu de miel, & on appliquera fur les ulcères, le liniment fuivant. Prenez de *paffum* très-doux trois chopines ; faites-les bouillir jufqu'à diminution des deux tiers ; ajoûtez - y d'encens, p. I. * ; de fafran, de myrrhe, de chaque p. *. Faites enfuite chauffer le tout de nouveau. Lorfque les ulcères font fuffifamment détergés, on recommence à gargarifer avec la décoction de fon ou de lait. Les alimens dont on fait ufage alors, doivent être fort adouciffans ; on peut même boire un peu de vin, mais il faut qu'il foit doux.

CHAPITRE XI.

Des Ulcères de la bouche.

SI les ulcères de la bouche font accompagnés d'inflammation ; s'ils font fordides, rouges, il n'y a rien de mieux pour les déterger, que les gargarifmes faits, comme je l'ai rapporté ci-deffus, avec le fuc de grenade. Il faut tenir fouvent dans la bouche, quelque décoction aftringente, à laquelle on ait ajoûté un peu de miel ; fe promener, & ufer d'alimens qui ne foient point âcres. Lorfque les ulcères commencent à fe déterger, on gargarife avec une liqueur douce : fouvent même de bonne eau suffit. On se trouve bien de boire du vin pur ; & d'augmenter sa nourriture, en évitant néanmoins toutes les choses âcres. On répand ensuite sur les ulcères, de l'alun de plume, auquel on ajoûte plus de moitié de noix de galle verte.

Si les ulcères sont couverts de croutes, comme il s'en forme sur les brûlures, il faut avoir recours aux compositions que les Grecs appellent *Antheres*. Elles se font avec de jonc quarré, de myrrhe, de sandaraque, d'alun, parties égales ; ou avec de safran, de myrrhe, de chaque p. II. * ; d'iris, d'alun de plume, de sandaraque, de chaque p. IV. * ; de jonc quarré, p. VIII. * ; ou avec de noix de galle, de myrrhe, de chaque p. II. * ; d'alun de plume, p. II. * ; de feuilles de roses, p. IV. *. Quelques-uns prennent de safran p. * ; d'alun de plume, de myrrhe, de chaque p. I. * ; de sandaraque, p. II. * ; de jonc quarré, p. IV. *. On employe les premieres compositions sous une forme séche ; on incorpore la derniére avec du miel, & on en touche non - seulement les ulcères, mais encore les amygdales.

Les ulcères que les Grecs appellent

Aphthes, font beaucoup plus dangereux, mais feulement dans les enfans qui en périffent fouvent. Il n'en eft pas de même des perfonnes de l'un & de l'autre fexe plus avancées en âge. Ces ulcères attaquent d'abord les gencives, enfuite le palais, puis toute la bouche ; ils s'étendent quelquefois jufqu'à la luette, & jufqu'à l'entrée du gofier. Il n'eft point facile, lorfque ce mal eft porté à ce point, de guérir les enfans qui en font attaqués ; fur-tout s'ils tettent encore, parce qu'il eft prefqu'impoffible de leur faire prendre aucun reméde. Il faut en ce cas, obliger la nourrice de fe promener beaucoup, & de fe livrer à un travail qui mette en action les parties fuperieures. On doit la faire baigner ; lui ordonner de fe répandre fur les mammelles, beaucoup d'eau tiéde ; la nourrir avec des alimens doux, & qui ne fe corrompent point facilement ; ne lui donner que de l'eau pour boiffon, fi l'enfant a de la fiévre; & s'il n'en a point, du vin trempé avec de l'eau ; lui faire prendre des lavemens, fi elle eft refferée du ventre ; & la faire vomir, fi elle crache beaucoup. On déterge les ulcères, avec du miel dans lequel on a pilé du fumach de Syrie, ou des amandes amères, ou bien on fait un mélange avec les feuilles de roses séches, les amandes de pin, & les feuilles de menthe hachées & incorporées dans du miel. On se sert aussi d'une composition faite avec les mûres ; on en prend le suc à la même dose que celui de grenade ; on le fait cuire de même, jusqu'à ce qu'il soit réduit en consistence de miel, & on y ajoûte pareillement, & à la même quantité, le safran, la myrrhe, l'alun, le vin & le miel. Il ne faut rien donner qui puisse faire couler la pituite. Si l'enfant est déja un peu grand, il doit se servir à peu près des mêmes gargarismes que j'ai rapportés à l'article précédent. Si les remédes adoucissans produisent peu d'effet, il faut employer les escarotiques. L'alun de plume, le chalcitis, le vitriol conviennent aussi parfaitement. Il faut garder la diéte la plus exacte qu'il est possible, & n'user que d'alimens adoucissans. Il n'y a point de danger néanmoins, pour déterger les ulcères, de donner de tems en tems, du fromage mêlé avec du miel.

CHAPITRE XII.

Des ulcères de la langue.

LES ulcères de la langue ne demandent point d'autres remédes que ceux que nous avons rapportés dans la premiére partie de l'article précédent ; ceux qui ſe forment ſur les côtés de la langue, durent ordinairement très-long-tems. Il faut examiner s'il n'y a point dans les environs, quelque dent aiguë qui empêche ſouvent l'ulcère de ſe guérir dans cet endroit ; auquel cas, il faut la limer.

CHAPITRE XIII.

Des parulies, & des ulcères des gencives.

IL ſe forme quelquefois ſur les gencives, aux environs des dents, certains tubercules douloureux que les Grecs appellent *parulies*. Il faut dans

le commencement, les frotter légérement
avec du fel écrafé ; ou bien avec du fel
gemme, du cuivre brûlé & du calament
mêlés enfemble. Enfuite, on fe fert d'une
décoction de lentille, avec laquelle on fe
nétoye la bouche qu'on laiffe ouverte,
jufqu'à ce qu'il fe foit écoulé une quantité fuffifante de pituite. Si l'inflammation
eft confidé rable, on ufe des remédes
que nous avons prefcrits pour les ulcères
de la bouche ; on met fur un peu de charpie molle, quelques-unes des compofitions appellées *Antheres* ; on place
cette charpie entre les dents & la gencive ; fi celle-ci eft trop dure, & empêche par-là, qu'on ne puiffe faire ufage
de ces remédes, il faut par le moyen
d'une éponge, la fomenter avec la vapeur de l'eau chaude, & appliquer
deffus du cérat. S'il paroît des fignes
de fuppuration, on continue pendant
plus long-tems, l'ufage de la vapeur de
l'eau chaude ; on tient dans fa bouche,
du *mulfum* chaud, dans lequel on a
fait bouillir des figues. On doit même
ouvrir ces abfcès, avant qu'ils foient
entiérement murs ; de crainte, que fi le
pus y féjourne long-tems, il ne carie
l'os. Si la tumeur eft un peu confidérable, on fera mieux de l'emporter

entiérement, pour dégager la dent de part & d'autre. Lorfqu'on a ôté le pus, s'il n'y a qu'une petite ouverture, il fuffit de tenir dans la bouche, de l'eau chaude, & de fomenter les gencives à l'extérieur, avec la même vapeur. Si l'incifion eft plus grande, il faut employer la décoction de lentille, & les mêmes remédes dont on fe fert, pour guérir les autres ulcères de la bouche.

Il eft encore une autre efpéce d'ulcère qui attaque d'ordinaire les gencives, mais qui ne demande point d'autres remédes que ceux qu'on emploie pour les ulcères mêmes de la bouche : il eft bon néanmoins, de mâcher du troëne, & de tenir pendant quelque tems, le fuc de cette plante dans la bouche. Il arrive quelquefois qu'à la fuite d'un ulcère des gencives, foit qu'il y ait eu parulie ou non, il furvient un écoulement de pus, qui dure très-long-tems ; parce qu'il y a quelque dent cariée ou caffée, ou parce que l'os de la mâchoire eft endommagé de quelque autre façon : cet écoulement provient prefque toujours d'une fiftule. Dans ce cas, il faut faire une incifion à l'endroit même d'où découle le pus ; arracher la dent ; emporter les efquil-

les de l'os de la mâchoire, s'il y en
a quelqu'une de séparée ; & limer
tout ce qu'il peut y avoir de vicié.
On panse le reste, comme les autres
ulcères. Si les gencives s'écartent des
dents, on fait usage des *Antheres* : il
est bon aussi de mâcher des poires,
ou des pommes vertes, & d'en garder
le suc dans la bouche : le vinaigre qui
n'est point trop âcre, produit à peu
près le même effet.

CHAPITRE XIV.

Des Maladies de la luette.

UNE violente inflammation de la
luette n'est point sans danger.
Dans cette maladie, l'abstinence & la
saignée sont absolument nécessaires ; &
si quelque chose empêche qu'on ne
saigne, il faut donner des lavemens.
On doit se tenir la tête bien couverte,
& l'avoir élevée, lorsqu'on est au lit :
il faut gargariser avec une décoction
de ronce & de lentille ; frotter la luette avec du verjus, ou avec de la
noix de galle, ou de l'alun de plume ;
&

& ajouter à l'une à & l'autre de ces drogues, un peu de miel. Il eſt un reméde
appellé *Andronien*, & qui eſt ſpécifi-
que dans cette maladie : il eſt compoſé
d'alun de plume, d'écaille de cuivre
rouge, de vitriol, de noix de galle, de
myrrhe & de miſy. On broye toutes
ces drogues ſéparément ; enſuite on les
mêle & on les broye de nouveau, en
verſant petit à petit, deſſus, du vin auſtère, juſqu'à ce que le tout ait acquis
la conſiſtence de miel. On peut prendre
auſſi une cuillerée de ſuc de chelidoine,
dans lequel on trempe la luette ; c'eſt un
très-bon reméde, & qui ne manque pas,
ainſi que les précédens, de faire couler une
très-grande quantité de pituite. On gar-
gariſe enſuite avec du vin chaud. Si l'inflammation eſt moins conſidérable,
l'eau froide dans laquelle on a mis du
laſer pilé, ſuffit. On met cette eau dans
une cuillere que l'on porte ſous la
luette. L'eau froide même ſuffit, lorſque la tumeur n'eſt que médiocre ; on
peut auſſi s'en ſervir pour gargariſer,
en y ajoutant le laſer, ou non. Nous
donnerons plus bas la méthode de remédier aux maladies de la luette, par
l'opération de la main.

CHAPITRE XV.

Du Chancre de la bouche.

SI les ulcères de la bouche se sont changés en chancres, il faut examiner d'abord si le malade n'est point cacochyme ; commencer par corriger cette mauvaise disposition, & en venir ensuite à la curation de ces chancres. S'ils sont superficiels & humides, on répand dessus, de la poudre d'*Anthere* ; s'ils sont secs, on mêle cette poudre avec un peu de miel, & on en fait un liniment dont on se sert. Pour peu qu'il soient profonds, on use d'un mélange fait avec deux parties de papier brûlé, & une d'orpiment : s'ils sont fort profonds, on prend trois parties de ce premier & une de ce dernier. On peut aussi mêler parties égales de sel & d'iris écrasés : le chalcitis, la chaux, l'orpiment mêlés en parties égales, conviennent pareillement. Il est nécessaire de tremper un plumaceau dans de l'huile rosat, & de l'appliquer sur ces médicamens caustiques, de crainte qu'ils ne rongent les parties

voisines qui sont saines. Il en est qui
versent dans une chopine de vinaigre
fort âcre, du sel écrasé, jusqu'à ce
qu'il cesse de se dissoudre ; ils font ensuite bouillir ce vinaigre jusqu'à sicci-
té ; ils réduisent alors le sel en poudre, & le répandent ainsi sur les chancres. Avant que de se servir, & après
qu'on s'est servi de l'un ou de l'autre de
ces médicamens, il faut se rincer la
bouche avec une décoction de lentille,
ou avec de l'eau dans laquelle on ait
fait bouillir ou de l'ers, ou des olives,
ou de la verveine ; & avoir soin d'y
ajouter toujours un peu de miel. Le
vinaigre scillitique gardé dans la bouche, produit un assez bon effet dans
ces sortes de chancres. On peut aussi
dissoudre dans du vinaigre, le sel préparé comme nous l'avons dit plus haut ;
mais de quelque façon qu'on s'en serve, il faut le garder long-tems dans la
bouche, & réitérer ce reméde deux ou
trois fois par jour, selon que le mal est
plus ou moins violent. Si c'est un enfant qui est attaqué de ces chancres, il
faut garnir de laine une sonde ; la tremper dans ces compositions, & la tenir
sur l'ulcère ; de crainte que l'enfant ne
vienne par imprudence à avaler ces

médicamens cauftiques. Si les gencives
font douloureufes, & s'il y a quelques
dents qui branlent, il faut arracher ces
dents; car rien ne s'oppofe tant à la guérifon de ces fortes de chancres. Si les médicamens n'y font rien, il faut les brûler,
à moins qu'ils ne foient fitués fur les lévres, auquel cas, il vaut mieux les extirper; au refte, foit qu'on les brûle ou
qu'on les extirpe, il eft impoffible de les in
carner, fans le fecours de la main. Les os
des gencives, lorfqu'une fois on a porté
le feu deffus, reftent pour toujours dé-
couverts; car alors les chairs ne renaiffent point. On doit cependant appliquer
deffus, des feuilles de lentille, jufqu'à
ce qu'ils fe trouvent en auffi bon état,
qu'il eft poffible qu'ils foient.

CHAPITRE XVI.

Des Parotides.

TÉLLES font les maladies qui attaquent prefque toujours la tête, &
qui ont befoin du fecours des médicamens; pour les Parotides, elles fe forment toujours au-deffous des oreilles:
elles paroiffent quelquefois, lorfqu'on

eſt en ſanté , parce qu'il s'eſt formé une inflammation dans ces parties ; d'autres fois elles viennent à la ſuite des longues fiévres, parce qu'il s'eſt fait dans ces glandes, un dépôt de la matiére morbifique. Ce ſont de vrais abſcès ; ainſi leur traitement n'a rien de particulier : il y a ſeulement une remarque à faire ; c'eſt que ſi elles paroiſſent, ſans avoir été précédées d'aucune maladie, il faut d'abord employer les répercuſſifs ; mais ſi elles viennent à la ſuite de quelque maladie , cette méthode ſeroit dangereuſe ; il vaut mieux les faire ſuppurer , & les ouvrir ſur le champ.

CHAPITRE XVII.

Des Hernies du Nombril.

DANS les Hernies du nombril , on doit, pour éviter qu'on n'en vienne à l'opération , commencer par faire abſtinence ; prendre des lavemens; appliquer ſur le nombril, un cataplaſme fait avec de ciguë & de ſuie, p. I. * ; de ceruſe lavée, p. IV. * ; de

plomb lavé, p. VIII. * ; deux œufs, &
le suc de solanum. On laisse pendant
long-tems, ce cataplasme sur le nombril ; on oblige le malade de garder le
lit ; on ne lui donne que fort peu de
nourriture, & on a soin d'éviter tous
les alimens qui peuvent produire des
vents.

CHAPITRE XVIII.

Des Maladies des parties honteuses.

J'AI présentement à parler des maladies des parties honteuses. Les mots
dont on se sert chez les Grecs, pour dé-
signer ces parties, sont moins cho-
quans ; il paroît même qu'ils ont passé
en usage, puisqu'on les trouve employés dans presque tous les écrits, &
les discours des Médecins ; mais il n'en
est pas de même parmi nous ; ces ex-
pressions ont toujours quelque chose
d'indécent ; & à peine est-il permis de
s'en servir, quoiqu'on le fasse avec
toute la circonspection & la retenue
possible : ce n'est donc point une en-
treprise facile de traiter de ces maladies, pour quiconque veut garder les

régles de la bienséance, fans s'écarter de celles de l'art. Cependant je n'ai point cru que ce motif dût m'arrêter; & cela pour deux raifons; la premiére, parce que je dois rapporter tout ce que j'ai appris touchant la Médecine; la feconde, parce qu'on ne peut trop faire connoître les moyens de guérir des maux qu'on ne découvre jamais aux autres, que malgré foi.

2. *Des Maladies de la Verge.*

Si la Verge eft gonflée & enflammée, de façon qu'on ne puiffe découvrir le gland, ou le recouvrir, il faut fomenter les parties avec beaucoup d'eau chaude : fi le gland eft recouvert, il faut injecter avec une feringue à oreille, de l'eau chaude entre le gland & le prépuce : fi par-là on vient à bout de ramollir celui-ci & de le faire obéir, le refte de la cure eft aifé. Si le gonflement fubfifte, il faut appliquer un cataplafme fait avec les feuilles de lentille, ou de marrube, ou d'olivier, bouillies dans du vin, & qu'on réduit enfuite en forme de cataplafme, en y ajoutant un peu de miel. Il faut redreffer la verge, & la tenir attachée au ventre;

c'eſt une précaution qu'il faut toujours prendre dans toutes les maladies
de cette partie. Le malade doit reſter
tranquille ; ne point prendre d'alimens
ſolides , & ne boire que de l'eau. Le
lendemain on réitére les fomentations
avec l'eau chaude , de la même façon
que le premier jour , & on eſſaye en
faiſant même quelque violence, de ren-
verſer ou de rabattre le prépuce. Si
on n'en peut venir à bout, il faut faire de légères ſcarifications avec la lancette : la ſanie qui découle de ces ſcarifications fait que l'engorgement di-
miuue, & que le prépuce obéit plus
facilement. Soit qu'on ait été obligé
ou non, d'employer ces moyens, pour
vaincre la réſiſtence du prépuce , on
apperçoit, lorſqu'il eſt renverſé, des
ulcères qui ſont ſitués ou à ſa partie
inférieure, ou au gland, ou à la verge, au-de-là du gland. Ces ulcères ſont
ou purs & ſecs, ou humides & purulens. S'ils ſont ſecs, il faut les fomenter d'abord avec de l'eau chaude ; appliquer enſuite deſſus, du ſuc de *lycium*
mêlé avec du vin, ou de la lie d'huile
d'olives bouillie dans du vin , ou de
l'huile roſat avec du beurre: s'ils ſont
remplis d'une humeur ſéreuſe, il faus

les

les déterger avec du vin, & les panſer
enſuite avec un liniment fait avec le
beurre, l'huile roſat, un peu de miel,
& un quart de réſine de térébenthine ;
s'il en ſort du pus, on les déterge avec
du *mulſum* chaud, & on ſe ſert enſuite d'un mêlange fait avec de poivre,
p. I. * ; de myrrhe p. I. * ; de ſafran,
de miſy cuit, de chaque p. II. *, qu'on
fait bouillir dans du vin auſtère, juſqu'à ce que le tout ſoit réduit en conſiſtence de miel. La même compoſition eſt bonne pour les maladies des
amygdales & de la luette ; pour les ulcères de la bouche & du nez. En
voici une autre qui produit les mêmes
effets, & dans laquelle il entre de
poivre, p. I. * ; de myrrhe, p. I. * ;
de ſafran, p. I I. * ; de miſy, p. I. * ;
de cuivre brûlé, p. I I. *. On broye
d'abord toutes ces drogues dans du
vin auſtère ; on les laiſſe enſuite ſé-
cher ; puis on les broye de nouveau, &
on les fait bouillir dans trois verres de
paſſum, juſqu'à ce qu'elles ſoient épaiſſes comme de la glu. Le verdet mêlé
avec du miel cuit, & les remédes propres pour les ulcères de la bouche,
conviennent auſſi pour ceux de la verge. Si ces ulcères ſont purulens, on

Tome I I.   R

se servira avec succès, de la composition d'Erasistrate, ou de celle de Craton. On fait aussi bouillir dans neuf
verres d'eau, des feuilles d'olivier ; on
y ajoute d'alun de plume, p. IV. * ;
de suc de *lycium*, p. VIII. * ; & un
demi-verre de miel. On délaye ce médicament avec du miel, s'il y a beaucoup
de pus ; & s'il y en a peu, avec du vin.
C'est une régle générale, que tant que
l'inflammation subsiste , il faut après le
pansement, qui doit être le même tous
les jours , appliquer sur la partie, le
cataplasme dont j'ai parlé plus haut.
Si ces ulcères fournissent beaucoup de
pus , & qui soit de mauvaise odeur, il
faut les déterger avec une décoction de
lentille , dans laquelle on ait délayé un
peu de miel. On peut aussi se servir
d'une décoction de feuilles d'olivier,
ou de lentisque, ou de marrube, mêlée
toujours avec un peu de miel : on
applique les mêmes remédes que nous
avons rapportés plus haut ; ou bien on
a recours au verjus avec le miel ; ou
à une préparation dont on se sert pour
les maladies d'oreilles , & qui se fait
avec le verdet & le miel. La composition d'Andron, *l'anthere* à laquelle on
a ajouté un peu de miel, conviennent

également. D’autres n’employent pour
la cure de tous ces ulcères, que le ſuc
de *lycium* délayé dans du vin.

Si l’ulcère eſt fort large & fort profond, il faut le déterger de la même façon, & appliquer deſſus, du verdet ou
du verjus mêlé avec du miel, ou la
compoſition d’Andron, ou bien un mélange fait avec de marrube, de myrrhe,
de ſafran, d’alun de plume bouilli, de
feuilles de roſes ſéches, de noix de
galle, de chaque p. I. *; de minium
fort rouge, p. II. *. On broye d’abord
toutes ces drogues ſéparement, puis on
les mêle, & on les broye de nouveau
en verſant du miel deſſus, juſqu’à conſiſtence de cérat ; on fait bouillir enſuite légérement le tout dans un vaſe
de cuivre, pour ôter la fluidité de la
matiére. Lorſque les gouttes qu’on laiſſe
tomber ſur un marbre, ſe durciſſent, on
retire le vaſe du feu. On délaye enſuite
cette compoſition avec du miel ou du
vin, ſelon le beſoin. On peut s’en ſervir dans les fiſtules.

Ces ulcères pénétrent quelquefois juſqu’aux nerfs ; il en ſort beaucoup d’humeur ſéreuſe, & une ſanie claire & de
mauvaiſe odeur, qui n’eſt point liée,
& qui reſſemble à de la lavure de chair ;

on y reffent de la douleur & des picotemens. Quoiqu'on doive ranger ces
ulcères dans la claffe des purulens, il
faut cependant les panfer avec des remédes adouciffans, comme l'emplâtre
tétrapharmaque malaxé avec l'huile rofat, & mêlé avec un peu d'encens : tel
eft encore le liniment dont j'ai parlé
plus haut, & qui fe fait avec le beurre,
l'huile rofat, la réfine & le miel. Il faut
fur - tout faire des fomentations avec
l'eau chaude fur ces fortes d'ulcères ;
les tenir bien couverts, & ne point s'expofer au froid.

La verge quelquefois, fous le prépuce
eft tellement rongée par ces ulcères,
que le gland tombe ; alors il faut emporter le prépuce. Toutes les fois qu'il
fe détache, ou qu'on coupe quelque
chofe du gland ou de la verge, il faut
toujours empêcher le prépuce de retomber, de crainte qu'il ne fe colle avec
l'ulcère, de façon qu'on ne puiffe plus
après le renverfer ; ou qu'il ne bouche
le conduit urinaire. Il fe forme auffi
quelquefois à la couronne du gland,
des tubercules que les Grecs appellent
Phyma ; on doit les brûler avec les cauftiques ou le fer, & répandre deffus,
lorfque les efcarres font tombées, de

l'écaille de cuivre en poudre, pour les empêcher de revenir.

3. *Du Chancre de la verge.*

Les ulcères dont nous venons de parler, n'ont rien de la nature du chancre qui peut survenir aux ulcères de toutes les parties du corps, mais principalement à ceux de la verge. Le chancre commence par une noirceur ; si elle se manifeste sur le prépuce, il faut aussitôt introduire une sonde entre le gland & le prépuce, & ouvrir ce dernier ; on saisit ensuite avec des pincettes, les bords de l'incision, & on emporte tout ce qu'il y a de vicié, en coupant même un peu dans le vif. Après quoi, on cautérise la playe, sur laquelle il faut toujours appliquer des feuilles de lentille : lorsque les escarres sont tombées, on panse ces sortes d'ulcères, comme les autres.

Si le chancre attaque la verge même, il faut répandre dessus quelque poudre caustique ; on doit sur-tout se servir d'un mélange fait avec la chaux, le chalcitis & l'orpiment. Si le mal résiste aux caustiques, il faut ici, de même que dans le chancre du prépuce, employer le scalpel, & emporter tout ce qu'il y a de vicié, de façon qu'on coupe même dans le vif. On doit aussi pareillement cautériser la playe. Si les escarres se durcissent, soit qu'on ait employé le fer ou le feu, il est très à craindre, lorsqu'elles viendront à se détacher, qu'il ne survienne une hémorragie ; il faut donc garder un long repos, & tenir le corps, pour ainsi dire, immobile, jusqu'à ce que les croutes parvenues à maturité, se détachent doucement & d'elles-mêmes. S'il arrive que par imprudence, ou autrement, on se presse trop tôt de marcher, & que ces croutes viennent à s'ouvrir, & à laisser échapper le sang, il faut appliquer dessus, de l'eau froide ; si cela fait peu d'effet, on aura recours aux styptiques ; s'ils sont insuffisans, on cautérisera de nouveau la playe avec soin, mais cependant avec retenue ; on prendra bien garde aussi de ne plus se donner aucun mouvement qui puisse exposer au même danger.

4. *De l'Ulcère* phagedenique *de la verge.*

Il se forme quelquefois sur la verge, une espéce d'ulcère que les Grecs ap-

pellent *Phagedenique*. Ce mal demande un prompt fecours , & veut être
traité de la même maniére que les ulcères précédens ; fi les médicamens n'y
font rien , il faut employer le cautère
actuel. Cet ulcère eft auffi accompagné
d'une noirceur qui ne caufe point de douleur , mais qui s'étend , & qui, lorfqu'on ne s'y oppofe point, gagne jufqu'à la veffie : alors il n'eft plus tems de
remédier au mal. Mais fi l'ulcère eft fitué à l'extrémité du gland , dans les environs du conduit urinaire , on introduit une fonde dans l'urétre, afin qu'il
ne fe bouche point ; enfuite on brûle
l'ulcère avec le cautère actuel. S'il pénétre fort avant , il faut emporter avec
le fer, tout l'endroit qu'il occupe : le
refte du panfement ne diffère point de
celui des autres ulcères malins.

5. *Du Charbon de la Verge.*

Il naît auffi quelquefois fur la verge,
un petit bouton dur qui eft prefque fans
fentiment , & qu'il faut pareillement
emporter. S'il y furvient un charbon,
il faut, dès qu'il commence à paroître,
le déterger, en injectant deffus avec une
feringue à oreille , quelque liqueur

convenable ; on le brûle enfuite avec
des cauftiques , principalement avec le
chalcitis incorporé dans du miel , ou
avec le verdet & le miel cuit, ou avec
la fiente de brebis frite, & broyée enfuite avec du miel. Lorfque le charbon
eft tombé, on panfe l'ulcère avec des
médicamens liquides qu'on applique
fur fes bords.

6. *Des Maladies des tefticules.*

Si les tefticules font enflammés, fans
qu'on y ait reçu aucun coup, il faut tirer
du fang au pié ; ne point prendre d'alimens folides ; appliquer deffus un cataplafme de farine de féve bouillie dans
du *mulfum* , & mêlée avec le cumin
broyé & le miel ; ou de cumin broyé
& mêlé dans du cérat préparé avec l'huile rofat, ou de femence de lin frite,
broyée & bouillie dans du *mulfum*; ou
de farine de froment cuite dans du *mulfum* avec du cyprès ; ou de racines de
lis écrafées. Si les tefticules font durcis,
on fe fervira de cataplafmes faits avec
la femence de lin , ou de fenu-grec,
bouillie dans du *mulfum* , ou du cérat
de Chypre , avec la farine de froment
ordinaire bouillie dans du vin, à la-

quelle on ajoûtera un peu de fafran. Si la dureté fubfifte depuis long-tems, il n'y a rien de mieux que la racine de concombre fauvage, qu'on fait cuire dans du *mulfum*, & qu'on réduit enfuite en forme de cataplafme.

Si le gonflement vient d'un coup, il faut abfolument faigner; fur-tout fi la couleur des tefticules eft livide : on applique deffus, l'un ou l'autre des cataplafmes dans lefquels entre le cumin, & dont j'ai parlé plus haut. On pourra auffi fe fervir du cataplafme fuivant.

Prenez de nître bouilli, p. I. *; de réfine de pin, de cumin, de chaque p. II. *; de raifins des bois dépouillés de leur femence, p. IV. *; de miel quantité fuffifante pour lier ces matiéres. Mais fi le coup a été tellement violent, que le fang ceffe de fe porter au tefticule, & qu'il foit rempli de pus, il ne refte d'autre parti à prendre, que d'ouvrir le fcrotum, d'évacuer le pus, & d'emporter le tefticule.

7. *Des Maladies de l'anus.*
Des Rhagades.

L'anus eft auffi fujet à beaucoup de maladies fâcheufes, que l'on guérit par

des méthodes qui ne font pas fort différentes entr'elles. La peau fe fend fouvent en plufieurs endroits. Les Grecs
appellent ce mal *Rhagades*. Si les rhagades font récentes, le malade doit fe
tranquillifer & fe tenir fur une chaife
percée, remplie d'eau chaude. Il faut
auffi faire cuire deux œufs de pigeon,
& lorfqu'ils font durcis, on en ôte l'é-
caille : on en laiffe un dans de l'eau
bien chaude, tandis qu'on frotte légérement avec l'autre qui eft chaud, les
crevaffes de l'anus ; & après qu'on a
fait alternativement ufage de l'un & de
l'autre pendant quelque tems, on applique fur ces crevaffes, un liniment fait
avec l'emplâtre *tetrapharmaque*, ou
rhypode, malaxé dans l'huile rofat,
ou bien avec l'œfipe nouvelle, à laquelle on ajoûte un cérat préparé avec
l'huile rofat, ou bien avec ce même
cérat liquide dans lequel on incorpore
du plomb lavé, ou bien avec la myrrhe & la réfine de térébenthine ; ou
bien enfin avec la litharge d'argent &
la vieille huile. Si les rhagades font
tout-à-fait extérieures, & ne pénétrent
point dans les chairs, il faut appliquer
deffus, de la charpie trempée dans le
même liniment, & recouvrir enfuite le

tout de cérat. Les alimens dont on fait
ufage, ne doivent être ni âcres, ni durs,
ni propres à refferrer le ventre ; les alimens même folides , à moins qu'on
n'en prenne que très-peu, ne font point
bons ; ceux qui font liquides, doux ,
gras , onctueux, conviennent mieux.
Rien n'empéche qu'on ne boive du vin ,
pourvû qu'il foit fort doux.

8. *Du Condylome.*

Le condylome eft un tubercule qui
vient à la fuite de l'inflammation. Le
traitement du condylome n'eft point
différent quant au repos, aux alimens
& à la boiffon, de celui des rhagades.
On frotte de même ce tubercule avec
des œufs de pigeon ; mais auparavant,
il faut avoir fait mettre le malade fur
une chaife percée , remplie d'eau dans
laquelle on ait fait bouillir des feuilles
de verveine, avec quelques plantes af-
tringentes. Alors on applique deffus, un
cataplafme fait avec la lentille & un peu
de miel, ou bien avec les fleurs de melilot bouillies dans du vin , les feuilles
de ronces mêlées avec du cérat, l'huile
rofat, le coing écrafé & trempé dans
le même cérat, la partie intérieure de

l'écorce de grenade bouillie dans du vin, le chalcitis cuit & broyé, incorporé avec l'œsipe, & mêlé avec l'huile rosat ; on peut aussi se servir de la composition suivante. Prenez d'encens, p. I. * ; d'alun de plume, p. II. * ; de céruse, p. III. * ; de litharge d'argent, p. V. *. On répand sur ces drogues, à mesure qu'on les broye, de l'huile rosat & du vin, alternativement. On maintient ces topiques sur le condylome, par le moyen d'un bandage fait avec un morceau de linge ou d'étoffe, quarré ; on fait d'un côté deux boutonniéres, & de l'autre, on attache deux cordons : on place ce bandage, les boutonniéres sur le ventre, & les cordons par derriére ; on fait passer ceux-ci dans les boutonniéres, & après les avoir serrés, on porte le cordon qui est à droite, à gauche, & celui qui est à gauche, à droite ; on les fait tourner autour du ventre, & on les noue. Si le condylome est ancien & fort dur, & qu'il ne céde point aux remédes que nous venons d'indiquer, on le consumera avec le caustique suivant.

Prenez de verdet, p. II. * ; de myrrhe, p. IV. * ; de gomme, p. VIII ; d'encens, p. XII. * ; d'antimoine, d'o-

pium, d'acacia, de chaque p. XVI. *.
Quelques-uns se servent de cette composition, pour rouvrir les ulcères dans les
rhagades. Si ce caustique ne détruit
point le condylome, il faut en employer
de plus violents; lorsque la tumeur est
consumée, on panse la playe avec des
médicamens adoucissans.

9. Des Hémorrhoïdes.

Il est une troisiéme maladie de l'anus,
dans laquelle les veines se gonflent, &
forment des rumeurs qui ressemblent
à de petites têtes, d'où il découle souvent du sang. Les Grecs appellent ce
mal *Hémorrhoïdes*. Les femmes sont
sujettes à un pareil écoulement par les
veines qui sont situées à l'orifice de la
matrice. Il y auroit du danger d'arrêter le flux hémorrhoïdal dans certaines
personnes qui n'en sont point affoi-
blies ; on doit le regarder comme une
évacuation salutaire, & non comme
une maladie. Aussi voit-on que si on
les en guérit, elles tombent tout-à-
coup dans des maladies très-graves ;
parce que l'humeur superflue qui avoit
coutume de s'évacuer par les vaisseaux
hémorrhoïdaux, se porte à l'intérieur,

& se jette sur quelque viscère : cependant si l'on s'en trouve incommodé , il est à propos de se mettre sur une chaise percée , remplie d'eau où on ait fait bouillir des feuilles de verveine ; d'appliquer sur les hémorrhoïdes mêmes , un cataplasme fait avec l'écorce de grenade pilée , & les feuilles de roses séches , ou quelques autres plantes astringentes. Les hémorrhoïdes s'enflamment quelquefois , sur - tout lorsque les vaisseaux se trouvent comprimés par des matiéres dures retenues dans le rectum. Il faut alors se tenir l'anus dans de l'eau douce , se le frotter avec des œufs , appliquer sur les hémorrhoïdes , un liniment fait avec des jaunes d'œufs , & des feuilles de roses hachées & bouillies dans du *passum.* Si les hémorrhoïdes sont internes , on porte ce liniment dessus avec le doigt ; si elles sont externes , on l'étend sur un linge qu'on applique sur le mal. Les remédes que nous avons conseillés pour les Rhagades récentes, conviennent ici. Les alimens doivent être aussi les mêmes. Si ces remédes procurent peu de soulagement, on aura recours aux caustiques qui consumeront les têtes des hémorrhoï-

des. Si elles font anciennes , Denis
veut qu'on répande d'abord deſſus ,
de la poudre de ſandaraque ; & qu'enſuite on ſe ſerve d'un mélange fait avec
d'écaille d'airain , d'orpiment , de chaque p. V. * ; de chaux de cailloux ,
p. VIII. * ; & que le lendemain on les
pique avec une aiguille. Lorſqu'on a
ainſi détruit les hémorrhoïdes , il ſe
forme deſſus , une cicatrice qui empêche le ſang de couler. Toutes les fois
qu'on a arrêté le flux hémorrhoïdal ,
on doit , pour éviter tous les inconvéniens qui peuvent en réſulter ,
faire beaucoup d'exercice , afin de diſſiper par-là , le ſuperflu des humeurs.
De plus , il faut de tems en tems , tirer
du ſang du bras , aux hommes chez
leſquels les hémorrhoïdes ſont ſuppri-
mées , & aux femmes qui n'ont point
leurs règles.

10. *De la chûte du fondement & de la matrice.*

Dans la chûte du fondement ou
de la matrice , car cet accident arrive
auſſi quelquefois , il faut d'abord examiner , ſi ce qui eſt tombé , eſt chargé
ou non , d'une humeur muqueuſe.
Dans le premier cas , il faut le laver

avec du vin auſtère , & appliquer
deſſus, de la lie de vin brûlée ; dans le
ſecond , il faut le tenir dans de l'eau
ſalée, ou dans laquelle on ait fait bouillir
des feuilles de verveine , ou de l'écorce
de grenade. Après qu'on a fait l'un
ou l'autre de ces remédes , on remet
les parties en place , & on applique
deſſus, du plantin écraſé , ou des feuilles de ſaule bouillies dans du vinaigre.
On recouvre le tout de linge & de
laine que l'on contient par le moyen
d'un bandage , en obſervant encore de
tenir les jambes croiſées l'une ſur l'autre.

11. *Du fungus de l'anus & de la matrice.*

Il ſurvient auſſi à l'anus & à la matrice , un ulcère qui reſſemble à un
champignon. Si c'eſt en hyver, il faut
faire des fomentations deſſus , avec de
l'eau tiéde ; & avec de l'eau froide, ſi c'eſt
en été ; répandre enſuite ſur le mal , de
l'écaille de cuivre en poudre , ſur laquelle on étend du cérat fait avec
l'huile de myrthe , un peu d'écaille de
cuivre , de ſuie , & de chaux. Si on
n'emporte point le fungus avec ce
reméde , & autres ſemblables , ou
même

même avec des cauſtiques plus forts ,
il faut le brûler avec un fer rouge.

CHAPITRE XIX.

Des ulcères des doigts.

ON guérit parfaitement les vieux
ulcères des doigts , avec le ſuc de
lycium , & la lie d'huile cuite , pourvû qu'on les mêle l'un & l'autre avec
du vin. Il ſe forme ſur les doigts ,
dans les environs des ongles , une
excroiſſance charnue qui eſt accompagnée de beaucoup de douleur , & que
les Grecs appellent *Pterygion*. Il faut
faire fondre dans de l'eau, de l'alun rond
de couleur d'ocre, juſqu'à ce que l'eau
ſoit épaiſſe comme du miel ; verſer
enſuite dedans, autant de miel qu'on y
a fait fondre d'alun ; mêler enſuite le
tout avec une ſpatule, & l'agiter , juſqu'à ce que la couleur ſoit comme du
ſafran. On frotte le *pterygion* avec ce
mélange. D'autres aiment mieux mêler
à doſe égale , l'alun en ſubſtance &
le miel qu'ils font bouillir enſemble. Si
l'excroiſſance n'eſt pas rongée par le
moyen de ces remédes, il faut la cou-

per. On trempe enfuite le doigt dans de l'eau où il y a de la verveine , & on applique deffus, une compofition faite avec le chalcitis, l'écorce de grenade , l'écaille d'airain qu'on incorpore avec des figues graffes qu'on a fait légérement bouillir, & avec du miel ; ou bien on prend parties égales de papier brûlé , d'orpiment , & de foufre qui n'a point paffé par le feu , qu'on mêle dans du cérat fait avec l'huile de myrthe ; ou de verdet ratiffé, p. I. * ; d'écaille de cuivre , p. II. * ; qu'on mêle avec un verre de miel. On fe fert auffi d'un mélange fait avec parties égales de chaux de cailloux , de chalcitis, & d'orpiment. Lorfqu'on a appliqué fur le doigt, l'une ou l'autre de ces compofitions , on l'enveloppe avec un linge trempé dans de l'eau. Le troifiéme jour, on développe le doigt ; on emporte de nouveau ce qu'il y a de defféché, & on réitère le même panfement. Si le mal réfifte à ces remédes , il faut emporter avec la lancette , toutes les craffes qui peuvent être autour ; brûler le *pterygion* avec des ferremens fort minces, & panfer enfuite l'ulcère comme une brûlure.

Si les ongles font inégaux , rabo-

teux , il faut les détacher de la peau ,
vers leurs racines , & appliquer deſſus ,
une doſe de la compoſition ſuivante.

Prenez de ſandaraque , de ſoufre , de
chaque , p. II. * ; de nître , d'orpiment , de chaque , p. IV. * ; de réſine
liquide , p. VIII. *. On ôte ce reméde
au bout de trois jours ; il fait ordinairement tomber les ongles , à la
place deſquels il en revient d'autres.

LIVRE SEPTIÉME.

PRÉFACE.

De la Chirurgie ; de ceux qui s'y font diftingués ; des qualités que doit avoir un Chirurgien , & des matiéres contenues dans ce Livre.

Tout le monde fçait, & je l'ai déja dit, que la troifiéme partie de la Médecine, eft celle qui guérit par le fecours de la main : ce n'eft pas qu'elle n'employe les médicamens, & le régime ; mais c'eft que l'opération de la main eft fon principal objet. Son effet eft le plus évident de toutes les parties de la Médecine ; car dans la cure des maladies où l'on fait furtout ufage du régime, comme le hazard y a très-grande part, & que les mêmes chofes font tantôt falutaires, & tantôt inutiles ; on peut douter fi c'eft au régime que l'on a fuivi, ou à la bonté de son tempérament, qu'on est redevable de la santé. On peut dire aussi la même chose des maladies où l'on employe particuliérement les médicamens ; car quoique l'effet de ceux-ci soit plus marqué que celui du régime, néanmoins il est évident que l'on tâche souvent en vain de rétablir la santé , par leur moyen , & qu'on la recouvre aussi, souvent sans eux : c'est ce qui arrive tous les jours dans les maladies des yeux, qui s'en vont souvent d'elles-mêmes, après que les Médecins ont essayé inutilement de les guérir. Mais dans les maladies qui demandent le secours de la main, il est clair, que si les autres choses dont nous venons de parler, contribuent à la guérison, l'opération de la main y a cependant la plus grande part. Cette partie est la plus ancienne de toutes ; & Hypocrate, le pere de la Médecine, l'a cultivée avec plus de soin que ses prédécesseurs. Après que la Chirurgie eut été séparée des autres parties de la Médecine, elle commença à avoir ses Maîtres particuliers ; elle fit des progrès en Egypte , du tems de Philoxène qui en a donné un Traité des plus complets. Gorgias , Sostrate , les

Hierons, les deux Appollonius, Ammonius d'Alexandrie, & plusieurs autres
Hommes célébres ont aussi écrit sur
la Chirurgie, qu'ils ont enrichie, chacun de leurs découvertes. Il y a eu pareillement à Rome, sur-tout dans ces
derniers tems, des Chirurgiens habiles
& distingués dans leur profession ; tels
ont été Triphon le pere, Evelpiste fils
de Phlegès, & Megès, plus sçavant
qu'eux tous, ainsi qu'on peut en juger
par ses Ecrits. La Chirurgie est redevable de ses progrès aux changemens
heureux qu'y ont introduit ces grands
Hommes.

Un Chirurgien doit être jeune, ou
du moins peu avancé en âge. Il faut
qu'il ait la main ferme, adroite &
jamais tremblante ; qu'il se serve de
la gauche, comme de la droite ;
qu'il ait la vûe claire, perçante ;
qu'il soit intrépide, impitoyable ; de
façon qu'il vueille guérir celui qui se
met entre ses mains, & que sans être
touché de ses cris, il ne se presse point
trop, & ne coupe pas moins qu'il ne
faut ; mais qu'il fasse son opération sans
s'émouvoir, & comme si les plaintes
du patient ne faisoient aucune impression sur lui.

On peut demander ici, quelles sont les maladies qui sont proprement du reſſort de la Chirurgie, parce que les Chirurgiens revendiquent le traitement de quantité de playes & d'ulcères dont j'ai parlé ailleurs. Pour moi, je crois qu'un même homme peut faire les trois profeſſions, & puiſqu'on les a diviſées, je fais ſur-tout cas de celui qui ſçait le plus. J'ai laiſſé à la Chirurgie les cures où le Chirurgien fait lui-même la playe, & non pas celles où il la trouve toute faite; j'ai auſſi abandonné à cet art, les playes & les ulcères que j'ai crû avoir plus beſoin du ſecours de la main, que de celui des médicamens; & tout ce qui concerne les os. Je trai-terai de ces différentes maladies dans ce Livre, & je parlerai des os dans le ſuivant. Je commencerai par les mala-dies qui naiſſent indiſtinctement par toute l'habitude du corps, & je vien-drai enſuite à celles qui ſont propres à chaque partie.

CHAPITRE PREMIER.

Des Contufions.

SUR quelque partie que ſoit la contuſion, il faut ſur le champ faire des mouchetures avec la pointe du ſcalpel, à l'endroit où l'on ſent de la douleur, & emporter avec le dos de l'inſtrument, le ſang qui découle de ces mouchetures. Si on eſt appellé un peu trop tard, & s'il y a déja rougeur avec tumeur, ces mouchetures faites ſur la tumeur même, ſont un excellent reméde. On applique enſuite deſſus, des aſtringens ; on ſe ſert ſur - tout de la laine trempée dans l'huile & le vinaigre : ſi la contuſion eſt légère, il ſuffit d'appliquer deſſus, les remédes que nous venons d'indiquer ; & ſi l'on n'a rien autre choſe, on peut ſe ſervir de la cendre, & ſur-tout de celle de ſarment ; au défaut de celle-ci, on ſe ſert de toute autre, liée avec du vinaigre & de l'eau.

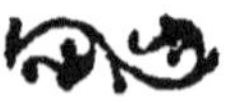

CHAPITRE

CHAPITRE II.

Des tumeurs qui viennent d'elles-mêmes ; de la maniére de les ouvrir & de les traiter.

IL est aisé, comme l'on voit, de remédier aux contusions ; mais il n'en est pas de même des tumeurs qui font produites par un vice interne, & qui tendent ordinairement à suppuration ; il est plus difficile de les guérir. J'ai dit ailleurs, que ces tumeurs étoient autant d'espéces d'abscès ; & j'ai indiqué les remédes qu'il étoit à propos d'y apporter. Il ne me reste à présent à parler que de ce qui concerne l'opération de la main, dans ces fortes de tumeurs. On doit, avant qu'elles se durcissent, appliquer dessus, des ventouses avec scarification, pour en faire sortir toute l'humeur viciée & corrompuë qui s'y est amassée. Il est bon de réitérer deux ou trois fois cette opération, jusqu'à ce que l'inflammation paroisse entiérement dissipée. Rien n'empêche néanmoins, après qu'on s'est servi des ventouses, qu'on ne fasse

uſage d'autres remédes. Il arrive quelquefois, mais rarement, que ces abſcès
ſont renfermés dans un Kiſte. Les anciens croyoient que ce Kiſte n'étoit
rien autre choſe qu'une membrane.
Mégès a prétendu, que comme toute
membrane eſt nerveuſe, ce n'en pouvoit être une qui ſervît d'enveloppe à
ces abſcès qui détruiſent la texture des
chairs; mais que le pus qui y ſéjourne
pendant long-tems, forme une eſpéce
de cal. Cette obſervation de Mégès
n'eſt d'aucune utilité pour le traitement qui eſt abſolument le même,
ſoit que ce ſoit une membrane, ou un
cal; d'ailleurs, rien n'empêche, quand
bien même ce ſeroit un cal, qu'on ne
l'appelle membrane, puiſqu'il ſert d'enveloppe; & l'on ne peut diſconvenir
que ce ne ſoit quelquefois une membrane, lorſque le pus eſt parvenu à un
certain dégré de maturité. Dans les
tumeurs enkiſtées, on ne peut diſſiper
les humeurs par le moyen des ventouſes. Au reſte, il eſt aiſé de s'aſſurer ſi
elles ſont enkiſtées ou non; car dans
ce dernier cas, en appliquant deſſus,
des ventouſes, on n'y remarque aucun
changement; ainſi donc, ſoit qu'on ait
fait cette épreuve, ſoit que la tumeur

foit déja dure, il ne faut attendre aucun fecours des ventoufes, & il ne refte, comme je l'ai dit ailleurs, d'autre parti à prendre, que de détourner le cours des humeurs, ou de les réfoudre, ou de les faire fuppurer : fi les humeurs ont été détournées ou réfoutes, il ne refte rien à faire. On ne doit que rarement, fe fervir de la lancette, dans les abfcès confidérables qui font fitués aux aines & aux aiffelles ; il en eft de même des petits abfcès, de ceux qui n'occupent que les tégumens, ou qui pénétrent peu avant dans les chairs ; on ne doit point les ouvrir, à-moins que la foibleffe du malade n'oblige que l'on preffe le traitement. Il fuffit d'appliquer deffus, des cataplafmes capables de murir le pus, & de faire ouvrir l'abfcès ; car il ne paroît prefque aucune marque de cicatrice à la fuite d'un abfcès qui n'a point été ouvert avec le fer. S'il eft fort profond, il faut examiner fi l'endroit où il eft fitué, eft nerveux ou non ; s'il ne l'eft point, il faut l'ouvrir avec un fer rouge, afin que l'ouverture médiocre qu'on aura faite, reftant long-tems ouverte, le pus puiffe s'évacuer totalement ; & que la cicatrice qui fe for-

mera, foit fort petite. Si l'endroit eft nerveux, il feroit dangereux de l'ouvrir avec
un fer rouge ; il pourroit furvenir des
convulfions ; il feroit même à craindre
que la partie ne reftat foible toute la
vie : ainfi, il faut avoir recours à la
lancette. On peut auffi fe difpenfer d'attendre que le pus foit tout-à-fait mur,
pour ouvrir les abfcès qui ne font point
fitués dans des parties nerveufes ; mais
pour ceux qui occupent ces parties,
il ne faut point les ouvrir, qu'ils ne
foient en parfaite maturité, & que les tégumens ne foient prefque entiérement
confumés, afin de n'être point obligé
d'enfoncer la lancette bien avant, pour
rencontrer le pus. Il eft des abfcès qu'il
faut ouvrir en ligne directe, comme
ceux qui font fitués dans les chairs ; il
en eft d'autres dans lefquels les tégumens font fi minces, qu'il faut emporter toute la peau qui les recouvre. Toutes les fois qu'on fe fert de la lancette,
il faut faire enforte que les incifions que
l'on fait, foient auffi petites, & en auffi
petit nombre qu'il eft poffible ; ayant
néanmoins égard, tant pour la grandeur, que pour le nombre des incifions,
à la nature de l'abfcès : car il eft néceffaire de faire de plus grandes incifions,

& d'en faire même deux ou trois, fi les
abſcès ſont fort confidérables. L'ouverture doit ſe faire à la partie la plus
déclive de l'abſcès, afin qu'il ne reſte
point de pus en-dedans, qui puiſſe ronger les parties ſaines & voiſines, &
donner lieu à des ſinus. Il eſt des cas
même où il faut emporter les tégumens,
comme lorſqu'à la ſuite de longues
maladies, toute l'habitude du corps eſt
viciée ; que l'abſcès occupe un eſpace
confidérable, & que la couleur des tégumens qui le recouvrent, eſt pâle :
dans ce cas, il eſt manifeſte que les
tégumens n'ont plus de vie, & qu'ils
ne feroient qu'embarraſſer ; ainſi il
vaut mieux les emporter, ſur-tout ſi
l'abſcès eſt ſitué dans les environs d'une
articulation confidérable ; ſi le malade
eſt attaqué de dévoyement, & ſi la
nourriture qu'il prend, ne lui profite
point. On doit couper en forme de
feuilles de myrthe, le morceau de tégumens qu'on emporte, afin que la
playe ſe guériſſe plus facilement. C'eſt-
là une régle conſtante, & dont le Chirurgien ne doit jamais s'écarter, toutes les fois qu'il eſt obligé, pour quelque raiſon & en quelqu'endroit que ce
puiſſe être, d'emporter un morceau des

tégumens. Lorſque le pus eſt évacué, ſi l'abſcès eſt ſitué aux aiſſelles ou aux aînes, il ne faut point de charpie ; mais on applique deſſus, une éponge trempée dans du vin. Dans les abſcès des autres parties, où la charpie eſt inutile, on verſe dans ces abſcès, un peu de miel pour les déterger ; & on applique par-deſſus des glutinatifs. Si l'on a beſoin de charpie, on doit toujours également appliquer par-deſſus, une éponge trempée dans du vin. Nous avons rapporté ailleurs, les cas où il faut de la charpie, & ceux où il n'en faut point. Le reſte du panſement de l'abſcès ouvert avec le biſtouri, eſt le même que celui de l'abſcès qui s'ouvre par le moyen des médicamens.

CHAPITRE III.

Des bons ou des mauvais ſignes qui accompagnent la ſuppuration.

IL eſt des ſignes qui font connoître, dès que la ſuppuration eſt établie, ce que l'on doit attendre du traitement, ce que l'on a à eſpérer ou à craindre. Ces ſignes ſont à peu près les mêmes que ceux que nous avons rapportés à l'article des blessures. Car dans les abscès, comme dans les playes, c'est une bonne marque, si le malade repose ; s'il respire aisément ; s'il n'est point fort altéré ; s'il n'est point dégoûté ; si la fiévre qui subsistoit auparavant, cesse ; si le pus est blanc, lisse, & ne sent point mauvais. C'en est une mauvaise au contraire, s'il y a insomnie ; si la respiration est difficile ; si la soif est considérable ; s'il y a dégoût, fiévre ; si le pus est noir ou bourbeux, & de mauvaise odeur. C'est aussi un signe pernicieux, s'il survient une hémorragie pendant le traitement ; si les bords de l'abscès deviennent calleux, avant que les chairs soient entiérement régénérées, & si celles qui repoussent ne sont point fermes, & ne paroissent pas bien vives. Le signe le plus dangereux de tous, c'est lorsque le malade tombe en syncope, dans le tems même de l'opération, ou immédiatement après. On a raison aussi de s'allarmer, si la maladie disparoît tout à coup, après que la suppuration est établie, ou si elle subsiste lorsque le pus est entiérement évacué : enfin c'est encore un sujet de crainte, si les caustiques qu'on applique sur les tégumens,

pour les ouvrir, n'excitent aucun sentiment de douleur. Au reste, soit que
les signes paroissent bons ou mauvais,
il est du devoir du Chirurgien, de faire
tous ses efforts, pour rendre la santé à
son malade. Il doit donc toutes les fois
qu'il aura ouvert un abscès, le nétoyer
avec du vin & de l'eau de pluie mêlés ensemble, ou de l'eau dans laquelle
on ait fait bouillir des feuilles de lentilles, s'il est nécessaire de s'opposer à
la trop abondante formation du pus ;
avec du *mulsum* d'abord, & ensuite
avec les remédes que nous venons de
dire, s'il faut déterger l'abscès. Dès
qu'on aura arrêté la formation du pus,
que l'abscès n'en fournira plus, & qu'il
sera suffisamment détergé, il faudra songer à la régénération des chairs. Pour
cela, on remplira l'ulcère, de vin & de
miel mêlés en quantité égale, & on appliquera par dessus, une éponge trempée
dans du vin & de l'huile rosat. On doit
néanmoins plus attendre d'un bon régime de vivre, pour incarner les ulcères, que de tous les médicamens. Voici
celui qu'il est à propos de suivre. On
se baignera, mais rarement, après que la
fiévre sera passée, & que l'appétit sera
revenu ; on usera tous les jours d'une

douce geſtation ; les alimens tant ſolides
que liquides feront fort nourriſſans, &
propres à réparer les pertes que le corps
aura faites. Ce régime convient pareillement dans la cure des abſcès qui s'ouvrent par le moyen des médicamens ;
& ſi nous avons attendu juſqu'à préſent
à en parler, c'eſt qu'il eſt peu d'abſcès
conſidérables qu'on puiſſe guérir ſans
le ſecours du fer.

CHAPITRE IV.

Des Fiſtules.

SI les fiſtules pénétrent ſi avant, qu'il
ſoit impoſſible de porter une tente
juſqu'au fond ; ſi elles ſont tortueuſes ;
ſi elles ont différens ſinus, il y a plus
de ſecours à attendre de l'opération, que
des médicamens. L'opération eſt moins
difficile à faire, lorſque les fiſtules s'é-
tendent tranſverſalement ſous la peau,
que lorſqu'elles s'enfoncent perpendiculairement dans les chairs. Ainſi donc,
ſi la fiſtule eſt tranſverſe, on introduira
une ſonde dedans, & on ouvrira la fiſtule, en coupant la peau & la chair qui
ſont ſur la ſonde. Si elle a des ſinus ,

on les ouvrira de la même façon, ainfi
que les différens clapiers qu'on pourra
rencontrer : lorfqu'on fera parvenu au
fond, on emportera tout ce qu'il y a
de calleux autour de la fiftule ; on en
réunira enfuite les bords, par le moyen
de la boucle & des médicamens glutinatifs. Si elle defcend perpendiculairement, on enfoncera une fonde jufqu'au
fond ; on l'ouvrira enfuite comme nous
venons de le dire, & l'on fe fervira pareillement de la boucle & des remédes
glutinatifs, pour en réunir les bords. Si
le fond de l'ucère eft fordide (ce qui
arrive quelquefois) s'il aboutit à un os
qui foit carié, on commence par guérir
la carie de l'os ; après quoi on emploie
les fuppuratifs.

2. *Des Fiftules de la poitrine.*

Il fe forme quelquefois des fiftules
entre les côtes. Dans ce cas, il faut couper, & emporter l'endroit de la côte,
auquel répond la fiftule, afin de ne rien
laiffer de vicié en-dedans. Il arrive
auffi que ces fiftules percent entiérement les côtes, & qu'elles pénétrent
jufqu'au diaphragme qu'elles endom-
magent. On reconnoît que les fiftules

pénétrent jusqu'au diaphragme, par l'endroit des côtes qu'elles occupent, par la violence de la douleur dont elles sont accompagnées, par l'humeur mousseuse dont l'air qui sort de la poitrine, est quelquefois chargé, sur-tout lorsque le malade retient son haleine. Ces sortes de fistules sont absolument incurables. Dans lesfistules des côtes, qui sont guérissables, on ne doit employer aucuns médicamens gras ; ils sont absolumens contraires ; il faut se servir des autres remédes que nous avons indiqués pour la cure des playes. On ne peut rien appliquer de mieux, que de la charpie séche ; ou trempée dans du miel, s'il y a quelque chose à déterger.

3. *Des Fistules du ventre.*

Quoiqu'il n'y ait point d'os sous les tégumens du ventre, il n'y a cependant point d'endroit où les fistules soient si pernicieuses. Sostrate a même prétendu qu'elles étoient incurables. L'expérience a fait voir que cela n'étoit point toujours vrai. Une chose qui peut paroître fort surprenante, c'est que les fistules qui aboutissent au foie, à la rate,

à l'eſtomac , ſont moins dangereuſes
que celles qui répondent aux inteſtins ;
non que ces derniéres ſoient d'un plus
mauvais caractère , mais parce qu'elles
donnent lieu à un autre danger. Quelques Auteurs frappés de la grande ré-
putation de Soſtrate , ont cru , comme
lui , que toutes les fiſtules du bas-ventre étoient incurables ; mais ce ſentiment eſt outré ; car il arrive ſouvent
que le bas-ventre eſt percé par un trait ,
& que les inteſtins ſortent par l'ouverture de la playe; cependant on remet
en place les inteſtins ; on réunit les
bords de la bleſſure par des ſutures , &
le malade guérit. J'expliquerai plus bas
comment tout cela ſe fait. On doit donc
tenter l'opération dans les fiſtules du
bas-ventre , qui ſont peu conſidérables,
& en réunir les bords, par le moyen de
la ſuture. Mais ſi cette fiſtule a une grande ouverture en-dedans , il reſte après
l'opération, un trou fort large, qu'on ne
peut coudre qu'avec bien de la peine,
ſur-tout du côté du péritoine qui eſt
une membrane qui revêt la capacité de
l'abdomen ; d'où il peut arriver que,
lorſqu'on commencera à marcher & à
ſe mouvoir, la ſuture qu'on aura em-
ployée, pour réunir les bords de la fiſ-

tule, se rompe ; que les intestins sortent, & que par-là, on courre risque de la vie ; cependant cet accident n'est point absolument sans ressource ; ainsi ce n'est point une raison suffisante, pour se dispenser d'en venir à l'opération, dans les fistules peu considérables du bas-ventre.

4. *Des fistules de l'anus.*

La cure des fistules de l'anus, a quelque chose de particulier. Il faut premiérement introduire une sonde jusqu'au fond, faire en cet endroit, une incision par laquelle on puisse tirer la sonde par sa pointe, & faire passer par la même ouverture, un fil de deux ou trois doubles, qu'on aura attaché à l'autre extrémité de la sonde, qui est percée exprès pour cela. On reprend ensuite les deux bouts du fil, & on les lie de façon qu'il soit lâche, & qu'il ne serre point la peau qui est en dessus de la fistule. Ce fil doit être crud, & bien retors. Cependant le malade pourra vacquer à ses affaires, se promener, se baigner, manger comme s'il étoit en parfaite santé. Il suffira de délier ce fil, deux fois par jour ; de le tirer, de façon que la partie qui

étoit en dehors, entre dans la fiftule :
il faut avoir foin que ce fil ne fe pour-
rifle point : pour éviter cet inconvénient , on attachera de trois jours en
trois jours, du nouveau fil au bout du
vieux qu'on ôtera , & à la place duquel on laiffera le nouveau. Par ce
moyen, la chair & la peau qui font
entre les deux bouts de ce fil , fe confument peu-à-peu ; & le côté qui eft
touché par le fil , fe ronge , tandis que
l'autre fur lequel le fil ne porte plus ,
fe guérit. Cette cure eft longue à la
vérité , mais elle eft fans douleur.

Ceux qui font plus preffés de guérir ,
ferrent le fil plus fort , & introduifent
même pendant la nuit , une petite tente
dans la fiftule , afin que les tégumens
qui la recouvrent , fe trouvant plus dif-
tendus , fe tranchent plus promptement.
Mais cela ne peut fe faire , fans caufer
de la douleur. On abrégera encore la
cure , mais on augmentera en même
tems la douleur , fi l'on enduit le fil &
la tente qu'on introduit dans la fiftule,
de quelque médicament rongeant ,
propre à confumer les callofités.

Il eft des cas néanmoins, où il eft
indifpenfable de fe fervir du fcapel ;
comme lorfque la fiftule s'ouvre en

dedans, ou qu'elle a différens finus. Voici de quelle façon il eft à propos de s'y prendre. On commence par introduire une fonde jufqu'au fond de la fiftule ; enfuite on fait fur la peau, deux incifions paralleles, proche l'une de l'autre, afin qu'on puiffe mettre entre deux, une petite bride qui empêche les bords de fe réunir tout de fuite, & qui donne lieu d'introduire un peu de charpie dans la playe : ce qui refte à faire, eft le même que dans la cure des abfcès. Mais s'il y a plufieurs finus qui viennent aboutir à la même ouverture, il faut ouvrir avec le fcapel, la première fiftule qui va en ligne droite, & introduire enfuite un fil de lin dans les autres finus. Si la fiftule étoit fituée dans des parties où il feroit dangereux de porter le fer, on y introduira une tente.

Dans la cure des fiftules, opérée par la main ou les médicamens, on doit ufer d'alimens humectans & rafraîchiffans, & boire abondamment. Il eft néceffaire de s'en tenir long-tems à l'eau. Lorfque les fiftules commenceront à s'incarner, on pourra fe baigner de tems en tems, & prendre des alimens fort nourriffans.

CHAPITRE V.

De la méthode de retirer les traits du corps.

ON a souvent bien de la peine à retirer les traits qui sont restés dans le corps. Il est des difficultés qui naissent de l'espece des traits mêmes ; il en est d'autres qui viennent de la nature des parties où ils ont pénétré. Tous les traits en général, se retirent ou par le côté par lequel ils sont entrés, ou par celui vers lequel ils tendent. Dans le premier cas, le trait s'est fait lui-même la route par laquelle on doit le retirer ; dans le second, il faut en pratiquer une avec le scalpel, en coupant la chair, vis-à-vis la pointe du trait. S'il n'est point entré fort avant, & s'il est resté au bord des chairs, ou du moins, s'il ne passe pas par des endroits où il y ait des nerfs ou de gros vaisseaux, il n'y a rien de mieux à faire, que de le retirer par le côté par lequel il est entré. Mais s'il y avoit plus de trajet à faire, pour le retirer par ce côté, que par celui où il faudroit lui pratiquer une issue,

iſſue, & qu'il eût pénétré au-delà de
quelque nerf, ou de quelque gros vaiſſeau, il vaudroit mieux ouvrir ce qui
reſte à percer, & le retirer par cette
ouverture. C'eſt la voie la plus courte
& la plus ſûre. Si la partie dans laquelle
le trait eſt reſté, eſt conſidérable, & ſi
elle eſt percée plus d'à moitié, on doit
l'ouvrir entiérement. Les médicamens
que l'on pourra appliquer alors tout le
long de la playe, feront qu'elle guérira
plus aiſément. Si l'on ſe détermine à
retirer le trait par le côté par lequel il
eſt entré, il faut auparavant dilater la
playe, afin que le trait vienne plus facilement, & que l'inflammation qui ſur-
viendra, ſoit moins conſidérable ; car on
l'augmenteroit ſûrement, ſi le trait,
lorſqu'on le retire, venoit à déchirer
les chairs. Il en eſt de même de la con-
tre-ouverture qu'on doit faire, ſi l'on
retire le trait par le côté oppoſé à celui
par lequel il eſt entré ; elle doit être
aſſez large, pour que le trait puiſſe y
paſſer aiſément. Dans l'une & l'autre
maniére de retirer les traits, on doit
bien prendre garde de ne couper ni
nerf, ni veine, ni artère conſidérable ;
& s'il s'en rencontre, on les ſaiſira avec
un crochet obtus, & on les détournera

du scalpel. Après qu'on a coupé & dilaté suffisamment, on retire le trait, en prenant les mêmes mesures & les mêmes précautions, pour ne point offenser aucune des parties dont je viens de parler.

2. *De la maniére de retirer les fléches.*

Nous n'avons parlé jusqu'ici, que de l'extraction des traits en général ; il en est certaines espéces qu'on ne peut retirer que par des méthodes particuliéres : nous allons les donner. Rien ne pénétre si aisément, & si avant dans le corps, que la fléche, tant parce qu'elle est lancée avec force ; que parce qu'elle est longue & grêle. De-là vient qu'on est plus souvent obligé de la retirer par le côté opposé à celui par lequel elle est entrée ; d'autant plus que les aîles dont elle est armée pour l'ordinaire, déchireroient plus les chairs en reculant, qu'en allant en avant. Lors donc qu'on veut arracher une fléche, il faut, après avoir fait une incision à la partie, écarter les chairs avec un instrument de fer, fait en forme d'un y Grec ; & lorsqu'on a découvert la pointe, examiner si le bois y tient encore, & en

ce cas, le repouſſer, juſqu'à ce qu'on
puiſſe le ſaiſir par le gros bout, & l'arracher. Si le bois n'y eſt plus, & ſi le
fer eſt reſté ſeul dans la playe, il faut
le prendre par la pointe avec les doigts,
ou avec des pincettes, & l'emporter de
cette ſorte. La méthode eſt la même,
ſi on trouve plus convenable de retirer
la fléche par le côté par lequel elle eſt
entrée; car, après avoir dilaté la plaie,
on arrache le bois, s'il y en a, ou le
fer ſeul, de la maniére qu'on vient de
dire. Si on apperçoit quelques pointes
ou barbes courtes & minces, on les
briſera avec les pincettes, & on retirera enſuite la fléche toute ſeule; ſi ces
barbes ſont longues & épaiſſes, on les
recouvrira avec un tuyau de plume à
écrire, fendu en deux, & on les emportera de cette façon, pour ne point déchirer les chairs. Voilà ce qui concerne
l'extraction des fléches.

3. *De la maniére d'extraire les traits dont le fer eſt large.*

Si un trait dont le fer eſt large, eſt
reſté dans les chairs, il n'eſt point à
propos de le retirer par le côté oppoſé
à ſon entrée; car ce ſeroit accumuler

playe fur playe. Il faut donc l'arracher avec un inftrument de fer, appellé des Grecs, le *Graphifque de Diocles* un des plus fçavans & des plus célébres Médecins de l'Antiquité. Cet inftrument eft compofé d'une plaque de fer ou de cuivre, dont un bout eft armé de chaque côté, d'un crochet recourbé & replié par les côtés, & légérement incliné à la partie où il y a une échancrure, & à celle où il y a un trou. On enfonce cet inftrument tranfverfalement, le long du trait, jufqu'à fa pointe; & lorfqu'on y eft parvenu, on le fait un peu tourner, afin que le trait entre dans l'ouverture : lorfqu'il y eft entré, le Chirurgien faifit à l'inftant, avec deux doigts, l'autre extémité par fes crochets, & retire l'inftrument avec le trait.

4. *De la maniére d'extraire quelques autres efpéces de traits ou armes.*

On eft encore quelquefois obligé d'extraire des balles de plomb, des pierres, & d'autres corps femblables qui font entiérement enfevelis dans les chairs. Il faut dans tous ces cas, dilater la playe, & retirer avec des pincettes, le corps étranger, par l'endroit par lequel il eft entré. L'opération est plus difficile, si le corps étranger s'est enfoncé dans un os, ou s'il s'est logé dans une jointure. Dans le premier cas, il faut l'agiter doucement, jusqu'à ce qu'il soit ébranlé, ainsi qu'on le fait lorsqu'on veut arracher une dent; on l'emporte ensuite avec les doigts, ou avec des pincettes. Il est rare qu'il ne vienne pas, lorsqu'on s'y prend de cette façon; s'il résiste, on se servira de quelque instrument, pour le déloger. Le dernier moyen qu'on doit mettre en usage, lorsque tous les autres ont été inutiles, c'est de faire une incision dans les chairs, du côté opposé; de percer ensuite l'os avec une tariere, & lorsqu'on l'a percé, de le couper en forme du y des Grecs; de façon que deux lignes que l'on tire, portent vers le corps étranger; par ce moyen, on ne manque pas de l'ébranler, & on l'emporte facilement.

Si le dard s'est logé entre les deux os d'une articulation, il faut attacher aux deux membres, dans les environs de la playe, des cordons ou des courroyes, & tirer par ce moyen, chaque membre en sens contraire; ces deux os alors laisseront un plus grand espace entr'eux, & l'on retirera le corps étranger sans aucune difficulté. On doit obferver, en retirant ces fortes de dards, ce que nous avons dit plus haut, pour ne point offenfer les nerfs, les veines, ni les artères.

5. De *la maniére d'extraire les dards empoifonnés.*

On doit faire les mêmes chofes, mais avec plus de promptitude encore, s'il eft poffible, pour retirer les dards empoifonnés. Il faut de plus, fe fervir des remédes que nous avons confeillés contre le poifon & la morfure des animaux venimeux. Lorfqu'une fois le dard eft retiré, le panfement dans ce cas & dans tous les autres, eft le même que celui des bleffures fimples. Nous en avons parlé fuffifamment ailleurs.

CHAPITRE VI.

Des Ganglions, du Meliceris, de l'Athérome & du Steatome de la tête.

LES maladies dont nous venons de parler, peuvent fe rencontrer dans quelque partie du corps, que ce foit ; nous allons parler de celles qui font propres à chaque partie ; nous commencerons par celles de la tête, où il se forme différentes tumeurs qu'on appelle Ganglions, Mélicéris , Athéromes ; & quelques autres auxquelles certains Auteurs donnent encore des noms différens : pour moi, je me contenterai d'ajoûter à celles que je viens de nommer, le steatome. Quoique ces tumeurs attaquent aussi le cou , les aisselles & les côtés, je n'ai point cru devoir en parler ailleurs, parce qu'elles différent fort peu entr'elles ; qu'elles ne sont point dangereuses , & que leur traitement est à peu près le même. Ces différentes espéces de tumeurs sont d'abord fort petites ; elles augmentent ensuite peu à peu , & pendant long-temps. Elles ont chacune leur kiste. Il en est qui sont dures & renitentes ; d'autres qui sont molles, & qui cédent lorsqu'on appuye dessus ; quelques-unes où les cheveux tombent ; d'autres où ils ne tombent point : elles sont ordinairement sans douleur. On peut bien conjecturer , avant que de les ouvrir, quelle est l'espéce de matiére qu'elles renferment ; mais on n'en est entiérement sûr, que lorsqu'on les a ouvertes. Il est très-ordinaire de trouver dans celles qui sont dures & renitentes, une espéce de petit gravier, ou des cheveux unis & entre-laſſés les uns dans les autres. On rencontre dans celles qui ſont molles, une matiére ſemblable à du miel, ou à de la bouillie, ou à des raclures de cartilages, ou à des chairs mortes & enſanglantées. Ces matiéres ſont de différentes couleurs. Les ganglions ſont preſque toujours durs. L'athérome contient une matiére ſemblable à de la bouillie. Le melicéris renferme une humeur plus liquide; c'eſt pourquoi il céde lorſqu'on le preſſe. On trouve dans le ſteatome, une matiére ſemblable à de la graiſſe; il occupe ordinairement un volume très-conſidérable; il relâche de telle ſorte la peau qui le recouvre, qu'elle eſt flaſque, tandis qu'elle eſt fort ſerrée dans les autres eſpéces de tumeurs dont nous venons de parler. Pour extirper ces tumeurs, on commence par raſer les cheveux qui les recouvrent, s'ils ne ſont point tombés : enſuite on ouvre par le milieu, pour évacuer toute la matiére qui s'y eſt amaſſée. Dans le ſteatome, il faut emporter le kiſte, parce qu'il ſe détache difficilement de la peau, & des chairs qui ſont en-deſſous : dans les autres, il ne faut point

y

y toucher. Ainſi donc dans l'opération
du ſteatome, lorſqu'on a ouvert les tégumens, & qu'on apperçoit le kiſte
qui eſt blanc & tendu, on le ſépare de
la peau & des chairs, avec le manche
du ſcalpel, & on l'emporte avec tout
ce qu'il contient. Cependant s'il étoit
attaché en-deſſous, à quelque muſcle,
il faudroit, pour ne point endommager celui - ci, couper la partie ſupérieure du kiſte, & laiſſer l'autre.
Lorſqu'on a emporté tout le kiſte, il
faut rapprocher les bords de la playe ;
les tenir réunis par le moyen de la boucle, & appliquer deſſus, des remédes
glutinatifs : mais lorſqu'on a été obligé
de laiſſer ou tout le kiſte, ou ſeulement
une partie, il faut appliquer deſſus, des
médicamens ſuppuratifs.

CHAPITRE VII.

Des Maladies des yeux, qui ſe gué-
riſſent par l'opération.

LES maladies dont nous venons de
parler, ne différent guères entr'elles, ni par leur nature, ni par la ma-

niére de les traiter. Il n'en est pas de
même des maladies des yeux, qui exigent l'opération ; elles sont fort différentes les unes des autres, & ont chacune,
leur traitement particulier. Il se forme
quelquefois sur les paupiéres supérieures, des vessies grasses & pesantes, qui
permettent à peine de lever les yeux,
& attirent dessus, un écoulement de pituite, léger à la vérité, mais qui ne
discontinue point. Il n'y a presque que
les enfans qui soient sujets à ce mal ; il
faut, pour les guérir, appuyer deux doigts
sur l'œil, & après qu'on a ainsi tendu
la peau des paupiéres, la couper transversalement avec le bistouri, en n'appuyant que très-légérement, de crainte
d'offenser la vessie : après cette incision,
on la saisit avec les doigts par sa partie
saillante, & on l'arrache aisément. On
applique ensuite sur la paupiére, quelques-uns des collyres dont on se sert
dans la chassie des yeux ; & il se forme
une petite cicatrice au bout de quelques
jours. On a plus de peine, si dans le
tems de l'opération, on a ouvert la
vessie ; car alors l'humeur qu'elle contient, s'échappe ; & comme sa tunique
est fort mince, on ne peut plus la saisir. Lorsque cela arrive, il faut appli-

quer fur la paupiére, des remédes fuppuratifs.

2. *De l'Orgeolet des paupiéres.*

Il fe forme fur les paupiéres, un peu
au-deffus des cils, un petit tubercule
que les Grecs ont appellé *Crithe*, à
caufe de fa reffemblance avec un grain
d'orge. Il contient une matiére qu'on
a beaucoup de peine à faire fuppurer.
Il faut appliquer deffus, ou du pain
chaud, ou de la cire qu'on a fait chauffer. On doit avoir attention néanmoins,
que la chaleur ne foit point trop forte,
& que la partie puiffe la fupporter aifément. Par ce moyen, on vient quelquefois à bout de réfoudre, ou de faire
fuppurer l'Orgeolet. S'il fuppure, dès que
le pus eft formé, il faut l'ouvrir avec
la lancette, & en exprimer toute l'humeur qu'il renferme ; on applique enfuite deffus, ou du pain chaud, ou de
la cire chaude, jufqu'à ce qu'il foit
guéri.

3. *De la Grêle des paupiéres.*

Il furvient encore aux paupiéres, de

petits tubercules qui different peu du
précédent, mais qui ne font point de
la même figure, & qui font mobiles.
Les Grecs les appellent *Chalazies*, parce qu'ils reffemblent à la grêle. S'ils font
fous la peau, on les ouvre en-dehors,
& en-dedans, s'ils font fous le cartilage :
on les détache enfuite des parties faines,
avec le manche du fcalpel : on fe fert d'a-
bord d'un liniment adouciffant, enfuite d'un autre un peu plus âcre, lorfqu'on a fait l'incifion en-dedans ; fi on
l'a faite en-dehors, on applique deffus,
un emplâtre glutinatif.

4. *De l'Ongle de l'œil.*

L'ongle que les Grecs appellent *Pte-*
rygion, eft une petite membrane nerveufe, qui fe forme au grand angle de
l'œil, fe porte quelquefois jufqu'à l'ouverture de la prunelle, & empêche de
voir. Elle prend auffi fouvent naiffance du côté des narines, & quelquefois
du côté des tempes. Lorfque l'ongle
eft récent, il n'eft point difficile de le
réfoudre par le moyen des médicamens
propres à atténuer les cicatrices des
yeux ; mais s'il eft invétéré, & s'il a

déja acquis une certaine consistence, il faut l'emporter par l'opération qui se fait de la maniére suivante. Après avoir fait faire abstinence au malade pendant un jour, on le place sur un siége vis-à-vis l'Opérateur ; ou bien on le couche sur le dos, la tête appuyée sur la poitrine du Chirurgien qui est derriére. Quelques-uns veulent que le malade soit placé de la premiére façon, si l'ongle est situé à l'œil gauche ; & de la seconde, s'il est à l'œil droit. Dans le premier cas, l'aide tient la paupiére supérieure ouverte, & le Chirurgien l'inférieure : dans le second, c'est tout le contraire. Ensuite le Chirurgien porte un crochet aigu dont la pointe est un peu recourbée, sur l'extrémité de l'ongle dans lequel il l'enfonce. Alors faisant tenir par l'aide, les deux paupiéres, il saisit le crochet ; éléve l'ongle, & après avoir fait passer en-dessous, une aiguille enfilée, il ôte cette aiguille, prend les deux bouts du fil, avec lesquels il tient l'ongle élevé, pour pouvoir détacher avec le manche du scalpel, les différentes attaches qu'il peut y avoir avec l'œil : il continue d'élever & de baisser alternativement le fil, jusqu'à ce qu'il soit

X iij

arrivé à l'origine de l'ongle, & à la fin
de l'angle. Il y a ici deux inconvé-
viens à éviter : le premier, de ne rien
laiffer de l'ongle ; parce qu'alors ce qui
en refte, s'ulcère, & ne peut prefque
point fe guérir ; le fecond, de ne point
emporter la caroncule qui eft fituée
dans l'angle de l'œil, & que l'on courroit rifque de détacher, fi l'on tiroit
l'ongle trop rudement. Si on a emporté la caroncule, il refte une ouverture,
par laquelle il fe fait un fuïntement de
larmes qui dure toute la vie, & que
les Grecs appellent *Ryade*. On doit
donc bien connoître le véritable endroit où l'angle fe termine ; & lorfqu'on eft fûr d'y être arrivé, il faut
fans trop tirer l'ongle, le couper avec
le fcalpel, prenant bien garde, de ne
rien emporter de l'angle. L'opération
faite, on applique fur la playe, de la
charpie trempée dans du miel, & on
met par-deffus, un petit linge, ou bien
une éponge, ou de la laine graffe. On
doit faire ouvrir l'œil tous les jours,
pendant tout le tems que dure le traitement, de crainte que les paupiéres
ne fe collent enfemble ; car c'eft un
troifiéme inconvénient qu'il faut éviter. On continue de panfer la playe

avec la charpie, ainſi que nous venons de dire. Sur la fin, on ſe ſert d'un collyre propre à cicatriſer les ulcères. Cette opération doit ſe faire au Printems, ou du moins avant l'Hyver : c'eſt une attention qu'il faut avoir dans pluſieurs cas, & dont il ſuffit de parler une fois ; car en général, il eſt deux ſortes d'opérations. Dans les unes, on n'eſt point maitre de choiſir le tems ; mais il faut travailler ſur le champ, comme dans les bleſſures & les fiſtules. Dans les autres, rien ne preſſe, & il eſt aiſé & plus ſûr d'attendre, comme dans les maladies qui croiſſent lentement, & qui ſont ſans douleur. On doit alors remettre l'opération au Printems, ou ſi l'on ne peut différer juſqu'à cette ſaiſon, il vaut mieux la faire en Automne, qu'en Hyver, ou en Eté. On doit même attendre le milieu de l'Automne, lorſque les grandes chaleurs ſont paſſées, & que les grands froids ne ſont point encore venus. L'opération eſt d'autant plus dangereuſe, que la partie ſur laquelle on opere, eſt plus eſſentielle à la vie ; & il eſt ſouvent d'autant plus néceſſaire d'obſerver ce que nous avons dit par rapport à la ſaiſon, que l'opé ration qu'on doit faire, eſt plus conſidérable.

5. *De l'Encanthis.*

L'opération de l'ongle, lorſqu'on ne la fait pas avec toutes les précautions poſſibles, eſt quelquefois ſuivie comme je l'ai dit, de certains accidens qui peuvent auſſi naître d'autres cauſes. Quelquefois, ou parce qu'on n'a pas ſuffiſamment coupé l'ongle, ou pour toute autre raiſon, il ſe forme, à l'angle de l'œil, un tubercule qui empêche d'ouvrir les paupiéres. Les Grecs appellent cette tumeur, *Encanthis*. Il faut la ſaiſir avec un crochet, & l'emporter en coupant tout au tour, avec précaution néanmoins, pour ne point endommager l'angle. On répand enſuite ſur un peu de charpie, de la poudre de cadmie ou de vitriol, qu'on introduit dans l'angle de l'œil, en écartant les paupiéres : on maintient cette charpie par le moyen d'un bandage. Les jours ſuivans, on panſe la playe comme le premier ; & on ſe contente de la baſſiner avec de l'eau tiéde ou froide.

6. *De l'*Anchyloblépharon.

Les paupiéres s'uniffent quelquefois l'une à l'autre, de façon qu'on ne peut ouvrir l'œil : à ce premier mal, il en furvient fouvent un fecond ; c'eft lorf-que les paupiéres fe collent au blanc de l'œil. Ces deux maux font caufés par des ulcères des paupiéres, ou de la con-jonctive , qui ont été négligés & mal traités ; car comme on n'a point eu la précaution de tenir féparées , des parties qui pouvoient & qui devoient l'être , elles fe font collées l'une à l'autre dans le tems de la guérifon des ulcères : les Grecs appellent l'un & l'autre de ces maux *Anchyloblépharon.* Lorfqu'il n'y a que les paupiéres qui font unies l'une à l'autre , il n'eft point difficile de les féparer ; mais c'eft quelquefois en vain, car elles fe réuniffent de nouveau : cependant il faut effayer , parce que l'opération réuffit fouvent. Voici com-me elle fe fait : on introduit entre les paupiéres, une fonde cannelée par le moyen de laquelle on les fépare. On applique enfuite entre elles, de petits plumaffeaux , jufqu'à ce que l'ulcéra-tion foit finie. Mais fi la paupiére eft unie avec le blanc de l'œil, Héraclide de Tarente conseille d'en faire la séparation avec le tranchant du scalpel, en usant de tout le ménagement possible, pour ne rien couper ni du globe de l'œil, ni de la paupiére. Mais si cela est nécessaire, il vaut mieux que ce soit de la paupiére. On oint ensuite l'œil avec les collyres que j'ai indiqués dans la cure de l'âpreté des paupiéres : il faut avoir soin de renverser tous les jours la paupiere, non seulement afin que le collyre s'introduise sur l'ulcère, mais aussi afin d'empêcher qu'elle ne se colle de nouveau : on doit pareillement recommander au malade, de la soulever souvent avec les doigts. Pour moi, je n'ai jamais vu personne guérir par cette méthode. Mèges avoue aussi avoir tenté plusieurs moyens pour guérir ce mal, sans avoir jamais pû y réussir, parce que la paupiére se réunit toujours avec le globe de l'œil.

7. *De de l'Œgilops, ou Fistule Lacrymale.*

Il se forme aussi dans le grand angle de l'œil, une petite Fistule qui est produite par différentes causes, & de laquelle il découle continuellement une humeur pituiteuse. Les Grecs appellent

cet ulcère *Œgilops.* Tant qu'il dure,
l'œil est dans un état de souffrance ; il
ronge quelquefois l'os unguis, & pénétre jusqu'aux narines ; il approche
aussi quelquefois de la nature du carcinome ; ses veines alors sont gonflées
& renversées ; la peau est dure, pâle,
& on ne peut la toucher sans l'irriter :
les parties voisines sont rouges & en-
flammées. Il seroit dangereux de toucher à l'espéce d'œgilops qui tient de la
nature du carcinome ; on courroit risque d'accélérer la mort du malade. On
ne doit rien faire à ce mal, lorsqu'il
pénétre jusque dans les narines, car
alors il est incurrable ; mais lorsqu'il
n'attaque que le grand angle, on peut entreprendre de le guérir ; on ne doit point
ignorer néanmoins qu'il n'est pas aisé
d'y réussir. Plus l'ulcère est proche du
grand angle, plus l'opération est difficile , parce qu'on a moins de place
pour y porter la main. Si le mal ne
fait que commencer , on le guérit assez
aisément. Il faut saisir avec un crochet,
la partie supérieure de l'ulcère ; emporter ensuite jusqu'à l'os, comme je l'ai
dit à l'article des fistules, tout ce qui
est renfermé dans sa cavité ; brûler l'os
avec le cautere actuel , après avoir

bien recouvert l'œil , & toutes les parties voisines. Quelques - uns , lorsque l'os est carié , pour qu'il se fasse une plus grande exfoliation , appliquent dessus , des médicamens caustiques , comme le vitriol , le chalcitis , & le verdet ratissé. Mais ce remede n'est point aussi propre que le premier , & ne produit pas le même effet. Le reste du pansement est le même que celui des autres brûlures.

8. *Du dérangement des cils qui picotent les yeux.*

Les cils peuvent se déranger de deux façons, & picoter les yeux. La premiere, c'est lorsque la peau extérieure des paupiéres se relâche & s'affaisse , sans que le cartilage change de situation ; ce qui fait que la pointe des cils se tourne vers le globe de l'œil. La seconde , c'est lorsque sous le premier rang de cils, il s'en forme un second , dont la pointe se tourne pareillement vers le globe de l'œil. S'il s'est formé un second rang de cils , il faut faire chauffer au feu , une aiguille de fer , platte , en forme de spatule ; & lorsqu'elle est chaude , renverser la paupiére , de façon que les cils qui sont mal disposés , soient en face

de l'Opérateur ; alors on fait paſſer l'aiguille par un angle de la paupiére, juſqu'aux trois quarts de ſon étendue, tout
le long de la racine de ces cils. On l'y
fait repaſſer une ſeconde, & même une
troiſiéme fois, juſqu'à l'autre angle. On
brûle par ce moyen, la racine des cils
qui tombent. Cette opération faite, on
oint la paupiére avec un liniment propre à empêcher l'inflammation. Lorſque l'eſcarre eſt tombée, la cicatrice ne
tarde guères à ſe former ; car cette ſorte
de brûlure ſe guérit facilement. Quelques-uns conſeillent de percer de part
en part, la partie extérieure de la paupiére, à l'endroit des cils, avec une aiguille enfilée d'un cheveu de femme,
qu'on paſſe ſous le cil dont la pointe eſt
mal tournée ; on ôte enſuite l'aiguille ;
après quoi, on replie le cheveu qu'on
prend par les deux bouts ; & par ce
moyen, on renverſe le cil ſur la partie
ſupérieure de la paupiére, où on le
colle. On cicatriſe avec des médicamens
convenables, le trou fait à la paupiére.
La pointe du cil qu'on a ainſi redreſſé,
ſe porte après cela en-dehors. Mais premiérement cette opération ne peut avoir
lieu, qu'autant que les cils ſont fort
longs ; & ordinairement ils ſont fort

courts. D'ailleurs , s'il y a plufieurs cils
dont la pointe foit tournée en-dedans,
il faut s'attendre à fouffrir long-tems ,
parce que ce font autant de nouvelles piquûres qu'il faut faire , & dont chacune occafionne une inflammation confidérable ; enfin , c'eft que l'œil qui a
été irrité par le picotement des cils , &
qui l'eft encore par les trous qu'on à
faits à la paupiére , étant abreuvé de férofité , il eft prefqu'impoffible que les
remédes glutinatifs qu'on a employés ,
pour tenir les cils collés à la paupiére ,
ne fe délayent , & que la pointe des cils
qu'on a redreffés avec tant de peine , ne
fe tourne de nouveau en-dedans. Il n'en
eft pas de même de l'opération que l'on
pratique , lorfque le dérangement des
cils provient du relâchement de la paupiére ; le fuccès en eft certain , lorfqu'elle eft bien faite. Voici comme il
faut s'y prendre : après avoir recouvert l'œil avec la paupiére , foit que ce
foit la fupérieure ou l'inférieure, on la
faifit par le milieu avec les doigts , &
on l'éleve , pour examiner combien il
faut en ôter , afin de la remettre dans
fon état naturel. On a deux inconve-
niens à éviter dans cette opération ; le
premier , de ne point trop couper, de

crainte que la paupiére ne puisse plus recouvrir entiérement l’œil; le second, de ne point couper assez, & d’être obligé de recommencer l’opération. On marque avec de l’encre, entre deux lignes, ce qu’on doit couper. On doit laisser entre les bords des cils, & la ligne qui en est le plus proche, un peu de distance, afin de pouvoir y faire les points d’aiguille nécessaires. Les choses étant ainsi disposées, on coupe avec le scalpel, ce qui est renfermé entre ces deux lignes; si c’est la paupiére supérieure qui est affectée, on fait l’incision un peu au-dessus des cils; si c’est l’inférieure, on la fait en-dessous plus près des cils; on commence à couper par le petit angle, si c’est à l’œil gauche; & par le grand, si c’est à l’œil droit qu’on fait l’opération. On réunit ensuite les bords de la playe avec une simple suture, & on fait fermer l’œil; si la paupiére ne descend point assez, on la tient un peu plus lâche; si elle descend trop, on la tient plus serrée, ou bien on coupe encore une petite bandelette au bord qui est en-dessus. Lorsqu’on a coupé tout ce qui convient, on ajoute de nouveaux points de suture; il ne faut point en faire plus de trois. Outre ce que nous venons de dire, ſi le mal eſt à la paupiére ſupérieure, on doit encore faire une inciſion tout le long des cils, afin qu'étant dégagés du côté de leur racine, leur pointe ſe porte en-dehors; ſouvent même, ſi la paupiére n'eſt pas fort renverſée en-dedans, cette ſeule inciſion ſuffit; elle n'eſt point néceſſaire à la paupiére inférieure. Ces choſes étant faites, on applique ſur l'œil, une éponge trempée dans de l'eau froide, qu'on maintient en place, par le moyen d'un bandage. Le lendemain, on met un emplâtre glutinatif; le quatriéme jour, on emporte les points de ſuture, & on oint les paupiéres avec un liniment propre à calmer l'inflammation.

9. *De la* Lagophthalmie.

Il arrive quelquefois qu'après l'opération dont nous venons de parler, lorſqu'on a trop coupé de la paupiére, elle ne peut plus recouvrir l'œil. Les Grecs donnent le nom de *Lagophthpalmie* à ce mal, qui peut encore être produit par d'autres cauſes: il eſt ſans ſans reméde, s'il manque beaucoup de la paupiére; s'il n'en manque que peu, on peut y remédier. Il faut pour cela faire, un

peu

peu au-deſſous du ſourcil, une inciſion
en forme de croiſſant, dont les pointes
ſoient tournées par en bas. L'inciſion
doit pénétrer juſqu'au cartilage, qu'il
faut bien prendre garde de ne point endommager, parce qu'alors la paupiére
s'abbaiſſeroit, de façon qu'il ſeroit impoſſible de la relever. On doit donc ſe
contenter de couper ſeulement la peau,
afin que la playe qu'on a faite, reſtant
ouverte, la paupiére deſcende davantage vers le bord inférieur de l'œil. On
introduit enſuite de la charpie entre les
bords de l'inciſion, pour empêcher la
peau qu'on a ſéparée, de ſe reprendre,
& pour qu'il ſe forme entre deux, des
chairs qui rempliſſant le vuide qu'on
a fait, donnent la facilité à la paupiére,
de recouvrir entiérement l'œil.

10. *De l'Ectropion.*

Dans l'éraillement de la paupiére ſupérieure, cette paupiére ne deſcend
point aſſez, & ne recouvre point l'œil :
dans celui de la paupiére inférieure,
cette paupiére ne monte point aſſez
haut ; elle ſe renverſe au contraire en-
dehors, & reſte baillante, ſans pouvoir
s'unir avec la ſupérieure. Cet éraille-

ment vient aussi quelquefois de ce qu'on a trop coupé de cette paupiére ; quelquefois aussi il est occasionné par la vieillesse. Les Grecs l'appellent *Ectropion*. Dans le premier cas, la cure est la même que celle de l'éraillement de la paupiére supérieure ; on doit seulement observer de tourner les pointes de l'incision vers les mâchoires, & non pas vers l'œil. Dans le second cas, il faut brûler avec un cautere actuel, toute la partie extérieure de la paupiere, à l'endroit de l'éraillement ; au bout de quatre jours, on l'oint avec du miel ; on la fomente avec la vapeur de l'eau chaude, & on employe ensuite les cicatrisans.

11. *Du* Staphylome.

Les maux dont nous venons de parler, n'attaquent ordinairement que les parties extérieures de l'œil, comme les angles, & les paupiéres. Mais il paroît quelquefois sur le globe de l'œil même, une petite pellicule en forme de grain de raisin, d'où les Grecs lui ont donné le nom de *Staphylome*. Cette tumeur ne vient jamais qu'en conséquence de la rupture ou du relâchement de quelques membranes intérieures de l'œil. On

guérit cette maladie de deux maniéres :
la premiére c'eſt de percer en deſſous, le
Staphylome, par ſon milieu, avec une
aiguille enfilée de deux fils de lin; enſuite
de lier enſemble les deux bouts d'un
fil vers le haut, & les deux bouts de
l'autre, vers le bas du Staphylome. Par
ce moien, on le ronge petit-à-petit, &
on le conſume entiérement. La ſeconde,
c'eſt d'emporter, environ la groſſeur
d'une lentille, de ſa partie la plus élevée, & d'appliquer enſuite deſſus, de la
tutie ou de la cadmie. Après qu'on a
fait l'une ou l'autre de ces opérations,
on doit recouvrir le globe de l'œil avec
de la laine imbibée dans un blanc d'œuf;
le fomenter enſuite avec la vapeur de
l'eau chaude, & l'oindre avec des linimens adouciſſans.

12. *Des cloux de l'œil.*

On appelle cloux, des tubercules calleux qui ſe forment ſur le blanc de l'œil.
Ils tirent leur nom de leur figure. Il
faut les percer avec une aiguille, à l'extrémité de leur racine que l'on coupe.
Onpanſe enſuite la playe avec des médicamens adouciſſans.

13. *De la nature de l'œil.*

J'ai déja fait mention ailleurs de la cataracte. Lorsqu'elle est récente, on peut souvent la résoudre par le secours des médicamens ; mais lorsqu'elle est ancienne, elle exige le secours de la main. Cette opération est une des plus délicates de la Chirurgie ; mais avant que d'en parler, je crois devoir donner en peu de mots, la description de l'œil, qu'il est nécessaire de connoître, pour quantité d'opérations, mais principalement pour celle-ci. L'œil a deux membranes principales. Les Grecs appellent la premiére qui est extérieure, *Cératoïde* ; elle est assez épaisse dans sa partie blanche, mais plus mince à l'endroit de la prunelle. A celle-ci est jointe la membrane intérieure qui est percée dans son centre. C'est cette ouverture qu'on appelle prunelle ; elle est assez mince dans cet endroit, mais plus épaisse dans sa partie postérieure. Les Grecs l'appellent *Choroïde*. Ces deux membranes tapissent tout l'intérieur de l'œil, & viennent se réunir en dessous, où après s'être confondues l'une dans l'autre, elles passent par la fosse orbitaire, & vont gagnerla membrane du cerveau, à laquelle elles s'attachent : elles laissent un vuide dans leur partie intérieure, à l'endroit de la prunelle. En dessous de ces membranes, il en est une troisiéme, qui part du fond de l'orbite ; elle est très-mince, & ne s'étend pas jusqu'au milieu de l'œil. Herophile l'a appellée *Aracnoïde* ; elle renferme une matiére que les Grecs appellent *Hyalode*, à cause de sa ressemblance avec le verre : cette matiére n'est ni liquide, ni solide ; mais forme comme une espece d'humeur congelée. C'est de la couleur de cette humeur, que dépend celle de la prunelle, qui est noire ou bleue, tandis que celle de la membrane extérieure est blanche.

Derriére la *Ceratoïde* & la *Choroïde*, & en dessus de l'*Aracnoïde* qui recouvre l'humeur vitrée, est une seconde humeur qui ressemble à du blanc d'œuf, & qui a une figure ronde : les Grecs l'appellent *Crystalloïde*. Elle est le principal organe de la vision. *

14. *De la Cataracte.*

L'humeur qui est placée en dessous

---

* Les expériences des Modernes prouvent qu'on peut voir sans le crystallin.

de la *Ceratoïde* & de la *Choroïde*, à
l'endroit où j'ai dit qu'il y avoit un
vuide, s'épaissit quelquefois à la suite
de quelque maladie ou de quelque coup,
se durcit & s'oppose à la vision : c'est
ce qu'on appelle *Cataracte*. Il y en a
de plusieurs especes ; les unes sont guérissables, les autres ne le sont point. Si
la cataracte est peu considérable ; si elle
est immobile ; si elle est de couleur d'eau
de mer, ou de fer luisant ; si elle laisse
passer encore quelques rayons de lumiére
sur ses côtés, l'opération peut réussir.
Au contraire, si elle est considérable ;
si la figure naturelle de la prunelle est
changée ; si la cataracte est d'une couleur verdatre ou jaune ; si elle est bran-
lante, il est presqu'impossible d'y remédier. Le succès de l'opération est
encore fort douteux, si la cataracte est
venue à la suite d'une maladie considérable, ou de grandes douleurs de tête, ou
de quelque coup violent dans l'œil. La
vieillesse n'est point un âge propre pour
l'opération de la cataracte, parce qu'a-
lors, indépendamment de tout autre dérangement, la vûe est fort affoiblie.

L'enfance ne convient point non plus ;
l'âge moien est le plus propre de tous.
Un œil petit ou creux, n'est point

non plus avantagenx pour cette opération. Enfin la cataracte doit encore avoir
un certain degré de maturité. Il faut
donc attendre que l'humeur qui la forme, ne soit plus coulante, mais ait acquis un certain degré de consistence.

On doit disposer le malade à l'opération, en le faisant peu manger, en
ne lui laissant boire que de l'eau pendant trois jours, & en l'empêchant de
rien prendre la veille : le malade ainsi
préparé, on le fait asseoir sur un siége
dans un endroit bien éclairé, la face
tournée du côté de la lumiére ; l'Opérateur se place vis-à-vis, sur un siége
un peu plus élevé ; on fait mettre un
aide derriére le malade, pour lui tenir
la tête, & l'empêcher de remuer ; car
le moindre mouvement qu'il pourroit
faire, le mettroit en danger de perdre
la vûe pour toujours. Il fera même à
propos, pour affermir davantage l'œil
sur lequel on doit opérer, d'appliquer
sur l'autre, de la laine qu'on tiendra
attachée par le moien d'un bandage. Si
la cataracte est sur l'œil gauche, on
l'abbaissera avec la main droite ; & avec
la gauche, si elle est sur le droit. Les
choses étant ainsi disposées, le Chirurgien prend son aiguille qui doit être

platte & tranchante : il l'enfonce perpendiculairement dans le blanc de l'œil,
à travers les deux principales membranes, entre l'uvée & le petit angle, environ vers le milieu de la hauteur de la
cataracte , pour ne point offenser de
vaisseaux : il doit l'enfoncer hardiment
jusqu'à ce qu'il soit parvenu à l'endroit où
il y a un vuide : lorsqu'il est sûr d'y être
arrivé (& le moins habile ne peut s'y
tromper, car on n'éprouve plus de ré-
sistence) il baisse tant soit peu son aiguille , & l'enfonce dans la cataracte
même ; il l'agite doucement , la détache petit-à-petit , & l'abbaisse insensiblement au-dessous de la prunelle. Il
appuie alors plus fort sur la cataracte,
afin qu'elle reste dans l'endroit où il l'a
abbaissée. Il releve ensuite son aiguille,
& si la cataracte ne remonte point,
l'opération est faite. Mais si elle remonte , il faut la couper en plusieurs
parties avec le tranchant de l'aiguille.
Ces parcelles ainsi divisées restent plus
facilement en place, ou si elles remon-
tent, elles offusquent moins la vûe. Cela
fait, le Chirurgien retire son aiguille
en droite ligne : il applique sur l'œil, de
la laine fort douce, enduite de blanc
d'œuf, & par dessus cette laine , des

médicamens

médicamens propres à empêcher l'inflammation. On maintient le tout en place, par le moyen d'un bandage. Le malade doit enfuite fe repofer , faire abftinence ; on ne lui donne d'abord que des alimens liquides , afin de ne point fatiguer la machoire : il fuffit de commencer à lui en donner le lendemain de l'opération ; on lui applique fur les yeux , des médicamens adouciffans ; & lorfque l'inflammation eft paffée, on le met au régime de vivre que nous avons prefcrit pour les bleffures : il eft néceffaire quil foit pendant long-tems, à ne boire que de l'eau.

15 *De la Lippitude.*

J'ai déja parlé des différentes efpéces de lippitudes, qui attaquent les yeux , & qui peuvent fe guérir par le fecours des médicamens ; il me refte à parler, à préfent , de celles qui demandent l'opération. On voit des perfonnes qui n'ont jamais les yeux fecs , mais continuellement abreuvés d'une liqueur âcre & tenuë ; ce qui entretient l'ulcération des paupiéres ; excite des inflammations & des ophthalmies pour la caufe la plus légere. Ce mal dure

quelquefois autant que la vie même ;
il eſt des cas où il eſt incurable ; il en
eſt d'autres où l'on peut y remédier. On
doit s'attacher ſur-tout à bien diſcerner
ces ſortes de cas, afin de donner du ſecours dans les uns, & de ne rien faire
dans les autres. Premiérement, il eſt
inutile de faire l'opération à ceux qui
ont ce mal dès l'enfance, parce qu'il
dure abſolument juſqu'à la mort. L'o-
pération ne ſert de rien non plus, lorſque la pituite qui découle des yeux, n'eſt
point abondante, mais âcre : les médicamens, & un régime de vivre, propre
à adoucir & à épaiſſir la pituite, guériſſent ordinairement. Il eſt auſſi très-
difficile de guérir de ce mal, les perſonnes qui ont la tête large. Il eſt fort
important d'éxaminer par quelles veines eſt apportée l'humeur qui ſe répand ſur les yeux, & de ſçavoir ſi
c'eſt par celles qui ſont entre le crâne
& les tégumens, ou bien par celles qui
ſont entre le crâne & la membrane du
cerveau. Les premiéres viennent du
côté des tempes, & vont ſe répandre
dans les parties extérieures de l'œil ; les
derniéres accompagnent les membranes
qui ſe portent des parties intérieures de
l'œil, au cerveau. On guérit dans le

premier cas ; on ne peut guérir dans
le second. Il n'eſt pas non plus poſſible
de guérir, ſi l'humeur eſt apportée par
les deux côtés tout à la fois : car quand
on viendroit à bout de tarir le cours de
la pituite par un endroit, elle conti-
nueroit de couler par l'autre. Voici comment on peut connoître ce qui en eſt.
Il faut raſer la tête, & appliquer deſſus,
depuis les ſourcils, juſqu'au ſommet,
des cataplaſmes tels qu'on a coutume
d'en employer, pour ſupprimer l'écoulement de pituite. Si les yeux ſe ſéchent,
c'eſt une preuve que l'humeur y eſt
apportée par les veines qui ſont ſous
les tégumens ; mais s'ils continuent d'ê-
tre humides, il eſt clair que ce ſont les
vaiſſeaux ſitués en-dedans du crâne,
qui occaſionnent le mal. Si la fluxion
eſt diminuée, ſans être totalement paſſée, le mal provient de l'une & de
l'autre cauſe. La plus grande partie
néanmoins des fluxions rébelles & opiniâtres ſur les yeux, provenant des veines du déhors, le plus grand nombre de
ceux qui en ſont attaqués, guérit ordinairement. Les différentes opérations
dont nous allons parler, & qu'on pratique pour guérir ce mal, ſont en vogue, non ſeulement chez les Grecs,

mais encore chez les autres nations : &
l'on peut dire qu'il n'eſt point de partie
de la Médecine, qui ait été cultivée avec
plus de ſoin que celle-ci, par les différens peuples de la terre.

Quelques-uns dans la Grece, faiſoient
neuf inciſions ſur les tégumens de la
tête ; ſçavoir, deux paralleles ſur l'occiput , & une autre tranſverſale au-
deſſus de celle-ci : deux au-deſſus des
oreilles, & une autre tranſverſale entre
ces derniéres ; & trois autres enfin, auſſi
paralleles entre le ſommet de la tête
& le front. D'autres faiſoient ces inciſions en ligne droite, depuis le ſommet,
juſqu'aux tempes : ils faiſoient auparavant remuer les machoires, pour reconnoître l'origine des muſcles qui les font
mouvoir, & ne coupoient que légerement la peau dans ces endroits. Ils ſé-
paroient enſuite avec des crochets obtus, les bords des inciſions qu'ils avoient
faites, & les rempliſſoient de charpie,
afin que les premiéres extrémités de la
peau ne puſſent point ſe reprendre, mais
qu'il ſe format entre deux, des chairs
qui comprimaſſent les vaiſſeaux qui apportoient l'humeur pituiteuſe ſur les
yeux. Quelques autres marquoient avec
de l'encre , deux lignes qu'ils tiroient

depuis la moitié d'une oreille, jufqu'à la moitié de l'autre ; & après avoir pareillement tracé une autre ligne depuis le nez, jufqu'au fommet de la tête, ils faifoient une incifion à l'endroit où ces lignes fe coupoient. L'incifion faite, ils laiffoient couler le fang pendant quelque tems, & brûloient enfuite l'os du crâne, dans ce même endroit : ils brûloient femblablement avec un fer rouge, les veines qui étoient apparentes fur les tempes, le front, & le fommet de la tête.

La méthode la plus commune, eft de brûler les veines des tempes, qui font ordinairement gonflées dans ces fortes de fluxions. Cependant afin de les faire gonfler encore d'avantage, & de les rendre plus apparentes, il eft bon de paffer une ligature autour du cou, qu'on ferre médiocrement ; on brûle enfuite les veines avec des ferremens minces & obtus, jufqu'à ce qu'il ne coule plus rien des yeux ; car lorfque l'écoulement de la pituite eft arrêté, c'eft une preuve que les conduits qui l'apportoient, font bouchés.

On viendra plus fûrement à bout de ce qu'on fe propofe, fi lorfque les veines font fi petites & fi enfoncées, qu'on ne peut les découvrir, on paſſe une ligature autour du cou , ainſi que je viens de le dire , en obligeant le malade de retenir ſon haleine , pour faire gonfler ces veines , & les rendre plus apparentes ; on marque enſuite avec de l'encre , celles qui ſe montrent ſur les tempes , le ſommet , & le front ; & après avoir ôté la ligature , on ouvre ces veines , & on en laiſſe couler le ſang ; lorſqu'il en eſt ſorti ſuffiſamment , on les brûle avec de petits ferremens. La brûlure ne doit être que ſuperficielle à l'endroit des tempes , afin de ne point offenſer les muſcles qui en partent , & qui vont s'inſinuer dans la machoire ; mais elle doit être aſſez profonde entre le front & le ſommet , pour qu'il ſe détache une eſquille de l'os.

La méthode des Africains , qui brûlent le ſommet de la tête , depuis les tégumens juſqu'à l'os , de façon qu'il s'en ſépare une eſquille , eſt encore plus efficace. Mais il n'y a rien de mieux , que ce qui ſe pratique dans la Gaule chevelue , * où l'on fait un choix des

---

* La Gaule compriſe entre les Alpes , la Méditerranée , les Pyrénées , l'Océan , & le Rhin.

veines situées sur les tempes, & le sommet de la tête. J'ai parlé ailleurs de la maniére de traiter les brûlures ; j'ajouterai seulement ici, qu'on ne doit point après ces sortes de brûlures, se presser de faire détacher les escarres, & d'incarner les ulcéres, de crainte d'attirer une hémorragie, ou de supprimer trop tôt l'écoulement de la matiére ; car le but qu'on se propose, est de dessécher seulement ces parties par les ulcéres artificiels qu'on y fait, & non pas de les priver totalement de sang, par une hémorrhagie : s'il en survenoit une néanmoins, il faudroit appliquer sur les vaisseaux ouverts, des médicamens qui arrêtent le sang, sans produire d'escarre. On trouvera à l'article des veines des jambes, la maniére de faire le choix des veines, & la méthode d'opérer après qu'on a fait ce choix.

CHAPITRE VIII.

Des maladies de l'oreille, qui demandent l'opération.

LEs maladies de l'oreille, qui exigent l'opération, sont en très-petit nombre, en comparaison de celles des yeux,

où le secours de la main est nécessaire.
Il arrive quelquefois néanmoins que
l'oreille se trouve bouchée de façon
qu'on n'entend point, soit qu'on ait
apporté ce mal en naissant, soit qu'à
la suite de quelque ulcère, il se soit
formée dans l'oreille, une cicatrice qui
en remplisse entiérement la cavité. La
première chose qu'on doit faire, est de
voir avec un stilet, si le tuyau est rempli
presque dans toute son étendue, ou s'il
ne l'est qu'à l'entrée. S'il l'est dans
presque toute son étendue, on ne peut
y enfoncer le stilet ; s'il ne l'est qu'à
l'entrée, on l'y enfonce aisément. Dans
le premier cas, il n'y a rien à faire ; on
courroit risque de jetter le malade dans
des convulsions, & de le faire mourir,
sans le moindre espoir de réussite. Dans
le second, le reméde est aisé. On introduit quelque cautere potentiel dans
le tuyau de l'oreille ; ou bien on l'ouvre avec le cautere actuel même, ou
enfin, on le perce avec le scalpel. Lorsp-
qu'il est bien ouvert, & que l'ulcère est
suffisamment détergé, on enduit la cavité, de quelque médicament propre à
cicatriser : on enfonce ensuite dedans,
une tente chargée des mêmes médicamens, afin que la playe se cicatrise dans

toute son étendue ; après quoi, on retire
la tente, & on entend.

Si le tuyau de l'oreille est percé,
mais que les parois se touchent en quelque endroit, il suffit d'y faire passer
rapidement une aiguille qu'on a fait
rougir, afin d'en ulcérer légérement les
bords ; on peut aussi les ulcérer avec
un cautére potentiel. On déterge ensuite
l'ulcère ; on l'incarne , & on le cicatrise. Si l'ouverture de l'oreille est trop
grande, comme cela se rencontre ordinairement dans ceux qui portent de gros
fardeaux sur la tête, il faut faire une
incision à la partie supérieure du conduit
auditif ; ratisser avec le scalpel, les bords
de l'incision ; les recoudre , & appliquer dessus, un emplatre glutinatif. Il
y a encore une troisiéme opération
que l'on fait, pour rajuster l'oreille,
lorsqu'elle est trop courte ; mais comme
cette opération a lieu aussi pour les lévres & le nez, nous n'en ferons qu'un
seul article pour ces trois parties.

CHAPITRE IX.

Maniére de rajuſter les oreilles, les lévres & le nez, lorſqu'ils ſont trop courts.

ON peut rajuſter les oreilles, les lé-vres & le nez, lorſqu'ils ſont trop courts, pourvû qu'ils ne le ſoient pas de beaucoup ; car autrement, la cure ſeroit impoſſible, ou du moins augmenteroit la difformité, au lieu de la corriger. Les oreilles & le nez mutilés n'ont d'au-tre inconvénient que la difformité ; mais il n'en eſt pas de même des lévres ; ſi elles ſont beaucoup trop courtes, elles ne peuvent plus être d'aucun uſage ; la maſtication ſe fait plus difficilement, & l'on ne peut s'énoncer diſtinctement. Au reſte, ce n'eſt point un nouveau corps qu'on crée ici ; c'eſt une portion d'une partie voiſine qu'on amene ſur celle qui eſt trop courte. Si la mutila-tion eſt peu conſiderable, on peut y remédier de façon qu'il ne paroiſſe point qu'on ait rien enlevé, ni rien ajouté ; ce qui ne ſe peut, lorſque la mutila-tion eſt grande. On ne doit point faire

cette opération fur les perfonnes âgées ,
ou cacochymes, ou chez lefquelles les
playes fe guériffent difficilement ; parce
qu'il n'eft point de cas où le cancer
furvienne plus promptement, & où il
foit plus difficile de le guérir. Voici la
maniére dont il faut s'y prendre. On
commence par emporter & égaler les
bords de l'endroit mutilé. Après quoi ,
on fait des incifions paralleles aux angles intérieurs de la playe , pour féparer la chair & la peau d'en bas , de
celle d'en haut. On prend enfuite le
morceau qu'on a ainfi détaché, & on
l'amene fur la partie qu'on veut rajufter. Si les bords ne fe rapprochent point
affez , il faut faire en forme de croif-
fant , deux autres incifions dont les
pointes foient tournées vers la playe ,
& qui ne pénétrent point plus avant
que la peau. Par ce moyen, on prolonge
plus aifément , & autant qu'il en eft
befoin, le morceau détaché , qu'on ne
doit point forcer , mais tirer doucement, & de façon qu'il s'adapte avec
la partie qu'on veut rajufter. Il arrive
quelquefois néanmoins que la peau
qu'on n'a point affez abbaiffée d'un côté,
laiffe une difformité à l'endroit qu'elle
ne recouvre point. Pour remédier à cet

inconvénient, on fera une incision du côté où la peau aura été moins tirée, & on ne touchera point à l'autre. Ce n'est ni de la partie inférieure de l'oreille, ni du milieu, ni de l'extrémité du nez, ni des angles des lévres, qu'on doit rien enlever, mais des côtés, lorsqu'il manque quelque chose à ces parties ; elles sont quelquefois mutilées dans deux endroits, mais l'opération est la même dans l'un & dans l'autre. Si dans le morceau qu'on a détaché, il se trouve un peu de cartilage, il faut l'emporter ; car il empêcheroit les chairs de se reprendre ; & d'ailleurs, il seroit dangereux de le percer avec l'aiguille. Il ne faut cependant point faire l'incision fort profonde, de crainte qu'il ne se forme un amas de pus, dans deux endroits différens, entre les bords de la peau qui est intacte. Lorsqu'on a fait tout ce que je viens de dire, on approche les bords l'un de l'autre, & on les coût ensemble, en perçant la peau de part & d'autre. On doit faire aussi des sutures du côté des premiéres incisions. Il suffira d'appliquer sur les parties séches, telles que les narines, un liniment fait avec la litharge d'argent ; on mettra de la charpie entre les

bords des incisions intérieures & faites
en forme de croissant , pour les tenir
séparés , & afin qu'il pousse entre deux,
des chairs qui les remplissent. On prendra toutes les précautions possibles ,
pour empêcher qu'il ne se forme quelque cancer à l'endroit des sutures ; on
aura soin de fomenter la partie, de trois
jours en trois jours , avec la vapeur
de l'eau chaude ; & on appliquera par
dessus, le même liniment de litharge
d'argent. La réunion est ordinairement
faite au bout de sept jours ; on ôte alors
les sutures , & on incarne & cicatrise
l'ulcère.

CHAPITRE X.

De l'extraction du Polype.

J'AI déja dit ailleurs que le meilleur
remède qu'on pût employer contre
le Polype, étoit l'opération. Il faut donc
le séparer de l'os , avec un instrument
tranchant, fait en forme de *Sphata*, *
prenant bien garde de ne point offen-

* Espèce de bistouri dont se servoient les
Anciens.

ser le cartilage qui est en dessous ; car
on auroit beaucoup de peine à le guérir : lorsqu'on l'aura séparé , on fera
l'extraction avec un crochet d'acier ; on
arrêtera ensuite l'hémorragie , en intro-
duisant dans les narines , une tente , ou
un plumasseau fait avec de la charpie ,
& trempé dans une liqueur convenable. L'hémorragie arrêtée , on nétoiera
la playe avec de la charpie ; & lorsqu'elle sera suffisamment détergée , on
introduira de nouveau , dans les narines ,
ainsi que nous avons dit plus haut , qu'il
falloit le faire dans les maladies de l'o-
reille , une tente chargée de quelque
médicament propre à cicatriser , & on
l'y laissera jusqu'à ce que la cure soit
parfaite.

CHAPITRE XI.

De l'Ozene.

JE n'ai point trouvé dans les Ouvra-
ges des grands Chirurgiens, la maniére de guérir l'Ozene par l'opération ,
s'il ne céde point aux médicamens. Je
crois qu'ils n'en ont point parlé , parce
qu'il est rare qu'elle réussisse , & qu'elle

ne laiſſe pas que d'être fort douloureuſe.
Quelques - uns conſeillent cependant
d'introduire dans les narines, une petite
ſonde creuſe, ou bien une plume à écrire
bien unie, & de l'enfoncer juſqu'à l'os.
On fait paſſer enſuite à travers la cavité
de la ſonde ou de la plume, un fer
ardent qu'on porte ſur l'os. On déterge
la brûlure avec du verdet & du miel,
& lorſqu'elle eſt détergée, on la panſe
avec le *lycium* juſqu'à parfaite guériſon.
Ces mêmes Auteurs diſent auſſi qu'on
peut fendre la narine depuis ſon extrémité inférieure, juſqu'à l'os, afin que
l'on puiſſe mieux découvrir le lieu affecté, & appliquer deſſus, un fer ardent.
On recoût enſuite la narine ; on panſe
la brûlure de la maniére précédente ;
& on applique ſur la ſuture, ou la litharge d'argent, ou quelque autre reméde glutinatif.

CHAPITRE XII.

Des maladies de la bouche, qui demandent l'opération, & premiére des Dents.

IL eſt auſſi certaines maladies de la bouche, dans leſquelles le ſecours de la main eſt néceſſaire ; nous parlerons d'abord de celles des dents.

Les dents branlent quelquefois, ſoit parce que leurs racines ſont mauvaiſes, ſoit parce que les gencives ſont flaſques & gâtées. Dans l'un & l'autre cas, il faut toucher légérement les gencives avec un fer ardent, ſans le laiſſer appuyer deſſus. On oint enſuite la brûlure avec du miel, & on la déterge avec du *mulſum* ; lorſque les ulcères ſont bien détergées, on applique deſſus, quelque poudre aſtringente.

Si la dent cauſe de la douleur, & ſi l'on juge à propos de la tirer, parce que les médicamens n'y font rien, il faut auparavant la déchauſſer, & l'ébranler, & continuer, juſqu'à ce qu'elle vacille bien ; car il y a un danger extrême à arracher une dent qui eſt ferme dans ſon alvéole, & on ébran-
le

le quelquefois toute la machoire. Le danger est encore plus grand, si c'est une dent de la machoire supérieure, qu'on doit arracher; il est à craindre que l'ébranlement ne se porte jusqu'aux tempes, & aux yeux. Lorsque la dent vacille suffisamment, il faut l'arracher, s'il est possible, avec les doigts; ou avec le davier, si on ne peut en venir à bout autrement.

Si la dent est cariée, on doit auparavant remplir le trou, de charpie ou de plomb accommodé pour cela, de crainte que la dent ne se brise sous le davier. Il faut tirer le davier perpendiculairement, de peur que les racines de la dent, venant à se courber, n'emportent une esquille de l'os spongieux de la machoire, dans lequel la dent est implantée. Cet accident est fort à craindre sur-tout dans les dents courtes, qui ont des racines ordinairement plus longues que les autres. Souvent, lorsqu'on ne peut pas bien saisir la dent avec le davier, ou lorsqu'on la manque, après l'avoir saisie, le davier attrape la machoire & en emporte une esquille.

Si le sang coule en grande quantité, on peut être sûr qu'il y a quelque partie de l'os de la machoire, brisée. Il faut donc chercher avec une sonde l'esquille qui est détachée, & l'emporter avec des tenailles ; si on ne peut la tirer, il faut faire une incision à la gencive, pour découvrir l'esquille & l'emporter. Si l'on ne peut en venir à bout sur le champ, * parce qu'il survient à la machoire, un gonflement considérable qui empêche d'ouvrir la bouche, il faut appliquer sur la joue, un cataplasme chaud, fait avec la farine & les figues ; & continuer l'usage de ce cataplasme, jusqu'à ce que la gencive suppure, & ensuite l'ouvrir. S'il s'écoule beaucoup de pus, c'est aussi une marque qu'il y a fracture à l'os de la machoire, & il est à propos de retirer l'esquille qui est détachée ; quelquefois il n'y a qu'une simple fissure à l'os, alors il suffit de le gratter dans cet endroit.

Si les dents sont noires & couvertes de tartre, il faut emporter ce tartre & ces noirceurs avec un instrument convenable, & frotter ensuite les dents avec un opiat composé de fueilles de roses hachées, d'un quart de noix de gale, & d'autant de myrrhe ; il faut aussi se rincer souvent la bouche avec

---

* Nous avons suivi ici le texte du manuscrit de la Bibliothéque du Roi.

du vin pur ; se tenir la tête bien couverte ; se promener beaucoup ; se faire faire des frictions sur la tête, & éviter tous les alimens âcres.

Si à la suite d'un coup, ou d'une chûte, il y a quelques dents qui branlent, il faut les raffermir, en les attachant par le moyen d'un fil d'or, avec celles qui tiennent bien. On doit tenir souvent dans la bouche quelque liqueur astringente, comme du vin dans lequel on ait fait bouillir de l'écorce de grenade, ou jetté une noix de galle brûlante. Dans les enfans, si une dent pousse avant que la premiére soit tombée, il faut arracher celle-ci, & frotter tous les jours avec le doigt, celle qui pousse, jusqu'à ce qu'elle ait acquis une certaine grandeur. Lorsque la racine d'une dent qu'on a arrachée, est restée dans l'alvéole, il faut la tirer sur le champ, avec un davier fait exprès pour cela, que les Grecs appellent *Rhizagra.*

2. *Du schirre des Amygdales.*

Si les Amygdales que les Grecs appellent *Antiades*, sont restées schirreuses à la suite d'une inflammation ; comme elles ne sont recouvertes que d'une tunique fort mince, il faut les détacher tout

autour, avec les doigts, & les emporter;
si on n'en peut venir à bout de cette
forte, il faut les faisir avec un crochet,
& les couper avec le biftouri. On déterge enfuite la playe avec du vinaigre,
& on l'oint de médicamens propres à
arrêter l'hémorragie.

3. *De la Luette.*

Si la Luette eft douloureufe, gonflée
& enflammée, il y auroit du danger de
la couper avec le fcalpel ; il pourroit
furvenir une hémorragie confidérable ;
ainfi il vaut mieux avoir recours aux
remédes que nous avons indiqués ailleurs. Mais fi fans être enflammée, elle
defcend plus bas qu'elle ne devroit,
parce qu'elle eft gorgée de pituite ; fi
elle eft grêle, pointue, & d'une couleur blanche, il faut la couper. On doit
auffi en faire autant, fi elle eft livide,
épaiffe par en bas, & grêle par en haut.
Pour cela, il n'y a rien de mieux, que
de la faifir avec des pincettes, & de
couper en deffus, ce qu'on juge à propos d'emporter. On n'eft point expofé
de cette forte à couper plus ou moins
qu'il ne faut, puifqu'on eft le maître
de ne laiffer en deffous des pincettes,
que ce qu'il y a de trop, & par-là, de

n'emporter que ce qui excéde sa longueur ordinaire. L'amputation faite, on se conduit pour le reste, comme dans l'extirpation des amygdales.

4. *De la Langue.*

La Langue dans certains sujets, se trouve dès la naissance, tellement attachée aux parties d'en dessous, qu'il est impossible de parler. Dans ce cas, il faut saisir l'extrémité de la langue avec des pincettes, & couper la membrane qui est en dessous, prenant bien garde de ne point oûvrir les veines qui sont à côté ; car il surviendroit une hémorragie qui pourroit avoir des suites fâcheuses. Le reste du pansement est le même, que celui des articles précédens. On en voit plusieurs parler, aussi-tôt qu'ils sont guéris de cette opération. J'ai cependant connu une personne à laquelle on l'avoit faite, & qui ne pouvoit parler, quoiqu'elle portât sa langue bien au-delà des dents. Tant il est vrai qu'en Médecine, l'effet ne répond point toujours à ce qu'on a lieu d'attendre, lors même qu'on a fait généralement tout ce qu'il convenoit de faire.

5. *De l'abſcès qui ſe forme ſous la Langue.*

Il ſe forme quelquefois ſous la langue , un abſcès qui eſt ordinairement enkiſté , & qui cauſe beaucoup de douleur. Si cet abſcès eſt petit , il ſuffit d'y donner un coup de lancette ; mais s'il eſt conſiderable , il faut ouvrir tous les tégumens , juſqu'au kiſte ; ſaiſir enſuite de part & d'autre , avec des crochets , les bords de l'inciſion , & ſéparer le kiſte , qui eſt adhérent de tous côtés. On doit bien prendre garde , dans cette opération , de ne point ouvrir quelque gros vaiſſeau.

6. *Des Lévres.*

Les lévres ſe fendent ſouvent , & outre la douleur dont ce mal eſt accompagné , il a encore cette incommodité , qu'il empêche de parler ; car lorſqu'on veut proférer quelques paroles , la douleur augmente , les lévres ſe fendent encore d'avantage , & il en découle du ſang. Si ces fentes ſont ſuperficielles , il eſt aiſé de les guérir , avec les linimens convenables dans les ulcères de la bouche ; mais ſi elles ſont profondes , il eſt néceſſaire de les brûler, avec un inſtrument de fer, mince, & fait en forme de ſphata, qu'on fait chauffer, & qu'on fait gliſſer tout le long des lévres, ſans appuyer deſſus ; on les panſe enſuite, comme les brûlures des narines.

CHAPITRE XIII.

Des maladies de la Gorge.

DU BRONCOCELE.

IL croît à la Gorge, entre la peau & la trachée artére, une tumeur que les Grecs appellent *Broncocele*, & qui renferme tantôt une chair indolente, tantôt une humeur ſemblable à du miel, ou à de l'eau, & d'autrefois des poils mêlés avec de petits os. Quelle que ſoit la matiére contenue dans les tuniques de cette tumeur, on peut la guérir avec des remédes cauſtiques, qui après avoir rongé les tégumens extérieurs, & l'enveloppe de la tumeur, donnent une iſſue à la matiére qui s'écoule d'elle-mê-me, ſi c'eſt une humeur ; ou qu'on peut retirer avec les doigts, ſi elle eſt d'une

ſubſtance plus ferme. On panſe enſuite
la playe avec de la charpie. Mais la voie
la plus courte eſt celle du biſtouri. On
fait dans le milieu de la tumeur, une
inciſion longitudinale, qui pénétre juſqu'au kiſte qu'on détache enſuite des
parties ſaines, avec les doigts, & qu'on
emporte tout entier avec les matiéres
qu'il renferme. Cela fait, on lave la
playe avec du vinaigre, dans lequel on
peut mêler ou du ſel ou du nître. On
réunit les lévres de la playe, par une
ſimple ſuture; on y applique l'appareil
uſité dans ces ſortes de cas, & l'on aſſure
le tout par un bandage que l'on ne
doit point trop ſerrer, de crainte de
gêner la reſpiration. Si on n'a point pû
emporter le kiſte, on introduit dans
ſa cavité, des cathérétiques qui le con-
ſument ; & on panſe la playe avec la
charpie & les ſuppuratifs.

CHAPITRE

CHAPITRE XIV.

Des maladies du Nombril.

IL fe forme dans les environs du Nombril , plufieurs maladies , fur la nature defquelles les auteurs font peu
d'accord entre eux ; & cela vraifembla-
blement , parce que ces maladies étant
affez rares , chacun n'a parlé que de
celles qu'il connoiffoit, & n'a rien dit
de celles qu'il n'avoit point vues. Tous
conviennent en général , de la hernie
du nombril ; mais ils varient fur fes
différentes efpéces. Mégès en compte
trois , dont l'une eft caufée par l'inteftin , l'autre par *l'épiploon* , & la
troifiéme , par un amas d'humeurs.
Softrate ne dit rien de *l'épiploon* ;
mais aux deux autres , il en ajoute une
troifiéme, qui eft produite par des chairs
fuperflues, qui quelquefois font faines ,
& quelquefois carcinomateufes. Gorgias
ne parle point non plus de *l'épiploon* ;
mais en admettant les trois autres, il
fait mention d'une quatriéme , qui
eft caufée par des vents. Heron, à ces

quatre derniéres, en joint deux autres ;
fçavoir, celle de l'*épiploon*, & celle
qui eft produite tout-à-la fois par la
chûte de l'*épiploon* & de l'inteftin. Voici les fignes par lefquels on peut reconnoître l'efpéce. Si c'eft l'inteftin qui
eft tombé, la tumeur n'eft ni dure,
ni molle ; le froid la fait diminuer ; la
chaleur & les vents retenus la font
augmenter : on entend quelquefois au
dedans, un certain bruit : lorfque le
malade fe couche fur le dos, l'inteftin
retombe, & la tumeur diminue. Si c'eft
l'*épiploon*, outre les fignes dont nous
venons de parler, qui font abfolument
les mêmes, la tumeur eft plus molle ;
elle va toujours en diminuant, jufqu'à
fon fommet : fi on y porte la main, on
fent l'*épiploon* gliffer deffous. Lorfque
c'eft l'inteftin & l'*épiploon*, les fignes
font mixtes, & la tumeur tient le milieu entre la molleffe & la dureté. Si
c'eft une excroiffance de chair, la tumeur eft plus dure, refte également
groffe, & lorfque le malade fe couche fur
le dos, elle ne céde point, quand on la
touche, tandis que les trois premiéres
cédent facilement. Si ces chairs font
vitiées, les fignes font les mêmes que
ceux du carcinome. Si c'eft un amas

d'humeurs, lorſqu'on appuie deſſus, on ſent la fluctuation. Si c'eſt un amas de vents, la tumeur céde, lorſqu'on la preſſe, mais reparoît ſur le champ, dès qu'on ceſſe de la preſſer. De plus, elle ne change point de figure, lorſque le malade ſe couche ſur le dos. Parmi ces différentes eſpéces de hernies, celle qui eſt produite par des vents, ne peut ſe guérir : il eſt auſſi dangereux de toucher à celle qui eſt cauſée par des chairs carcinomateuſes : ſi les chairs ſont ſaines, il faut les couper, & panſer la playe avec la charpie. Si c'eſt un amas d'humeurs, il faut, ſelon quelques-uns, l'évacuer, en faiſant une inciſion à la partie ſupérieure de la tumeur, & panſer la playe, comme nous venons de le dire. Pour ce qui eſt de la cure des autres eſpéces de hernies, les ſentimens ſont partagés. On ſent bien, ſans qu'il ſoit beſoin de le dire, que le malade doit être couché ſur le dos, pour que l'inteſtin, ou l'*épiploon*, puiſſe retomber dans le ventre. Quant au ſac ombilical qui reſte, & qui eſt vuide alors, quelques-uns conſeillent d'y faire deux ligatures qu'on ſerre le plus fort qu'il eſt poſſible, & de le laiſſer tomber de cette ſorte. D'autres le percent à ſa partie inférieure, avec une aiguille enfilée d'un double fil, avec lequel ils ferrent enfuite, en fens contraire, le fac ombilical, ainfi que cela fe pratique dans l'opération du ftaphylome. Par ce moyen, on détruit la partie du fac, qui eft au-deffus de la ligature. D'autres avant que de lier le fac, veulent qu'on faffe une incifion à la partie fupérieure, afin de pouvoir repouffer plus facilement avec le doigt, ce qu'il contient; après quoi ils font leur ligature. Mais il fuffit d'ordonner au malade, de retenir fon haleine, afin que la tumeur devienne auffi confiderable qu'il eft poffible qu'elle foit: on trace enfuite, à fon extrémité inférieure, une ligne avec de l'encre; on fait coucher le malade fur le dos; on porte la main fur la tumeur, afin de faire rentrer en preffant avec les doigts, ce qui n'eft point retombé; & lorfque tout eft rentré, on attire le fac ombilical, & on y fait une forte ligature, à l'endroit qu'on a marqué avec de l'encre. On cautérife enfuite avec les cauftiques, ou le cautere actuel, tout ce qui fe trouve au-deffus de la ligature, jufqu'à ce qu'elle tombe, & on panfe l'ulcère comme les autres brûlures. Cette méthode réuffit parfaitement, non feu-

lement dans la defcente de l'inteftin ,
ou de l'*épiploon* , ou de l'un & de l'autre , mais encore dans celle qui eft produite par un amas d'humeur.

Avant que d'en venir à l'opération,
il faut voir, s'il n'y a point de danger
à la faire. On ne doit la tenter, ni fur
un enfant , ni fur un homme qui eft
dans la force de l'âge , ni fur un viel-
lard. L'âge le plus propre eft depuis fix
ans , jufqu'à quatorze. Il faut que le
fujet foit fain , & d'un bon tempérament ; qu'il ne foit point cacochyme ;
qu'il n'ait ni dartre , ni galle , ni autre maladie femblable. Cette méthode
d'ailleurs , n'eft bonne que dans les tumeurs légeres ; mais elle eft dangereufe
dans celles qui font confiderables. Il
ne faut point non plus entreprendre
cette opération en Automne , ni en Hyver, mais au Printems, qui eft la faifon
la plus avantageufe de toutes ; ou au
commencement de l'Eté. Le malade doit
faire abftinence la veille , & prendre des
lavemens , afin que les parties qui font
forties , rentrent plus facilement dans
le ventre.

CHAPITRE XV.

Manière d'évacuer les eaux dans l'hydropisie.

J'AI déja dit ailleurs, qu'il falloit vuider les eaux dans l'hydropisie ; il me reste à expliquer maintenant, comment se fait cette évacuation. Quelques-uns percent les tégumens à gauche, à quatre doigts de distance du nombril ; d'autres les percent au nombril même ; quelques-autres cautérisent d'abord les tégumens extérieurs, & percent ensuite la membrane intérieure de l'abdomen, parce que la réunion des chairs se fait moins facilement dans les parties sur lesquelles on a porté le feu. Il faut dans la paracenthèse, enfoncer l'instrument avec beaucoup de précaution, pour ne point ouvrir de vaisseau. Cet instrument doit être fait de façon, que le tranchant ait environ trois quarts de doigt de largeur. Il faut le plonger assez avant, pour que les tégumens & le péritoine soienr percés : on introduit ensuite dans l'ouverture, une canule de plomb ou d'airain, dont les bords soient

recourbés extérieurement à la partie supérieure, ou qui soit munie tout autour
d'un cercle, qui l'empêche de s'enfoncer entiérement dans le ventre. La partie qu'on plonge dans l'abdomen, doit
être un peu plus longue, que celle qui
est en dehors, afin qu'elle puisse aller
en delà du péritoine. On laisse couler
les eaux à travers cette canule, jusqu'à ce que la plus grande partie soit
évacuée ; après quoi, on bouche la canule avec du linge, qu'on introduit
dedans, & on la laisse dans la playe,
si on ne s'est point servi de caustique :
les jours suivans, on vuide environ une
chopine d'eau chaque fois, jusqu'à ce
qu'il n'en reste plus. D'autres veulent,
quand bien même on n'auroit point
employé de caustique, qu'on retire la
canule sur le champ, & appliquent à
l'endroit de la ponction, une éponge
trempée dans de l'eau froide, ou du
vinaigre : ils contiennent l'éponge par
le moyen d'un bandage convenable : le
lendemain, ils enfoncent de nouveau
la canule, en écartant un peu les bords
de la playe, qui est encore toute récente,
& ils évacuent ce qui reste d'eau ; car
ils la vuident toute en deux fois.

Bb iiij

CHAPITRE XVI.

Des playes du bas-ventre, qui pénétrent à l'intérieur, & de la bleffure des inteftins.

LES playes du bas-ventre pénétrent quelquefois à l'intérieur ; ce qui donne lieu aux inteftins de s'échapper. Lorfque cet accident arrive, il faut examiner fur le champ, fi les inteftins ne font point bleffés, & s'ils confervent leur couleur naturelle. Si les inteftins grêles font percés, j'ai déja dit qu'il n'y avoit point* de reméde. Les gros inteftins peuvent fe recoudre ; leurs bleffures cependant ne fe guériffent pas toujours ; mais comme elles fe guériffent quelquefois, il vaut mieux en tenter la cure, quoique douteufe, que d'abandonner le malade à une mort certaine. Si les inteftins grêles, ou les gros, font livides, ou pâles, ou noirs, & privés par conféquent de fentiment, tous les fecours font fuperflus.

---

* On a aujourd'hui l'heureufe expérience du contraire.

S'ils confervent encore leur couleur naturelle, il faut opérer fur le champ, & ne point perdre un inftant ; car étant expofés à l'air extérieur auquel ils ne font point accoutumés, ils peuvent fe vitier d'un moment à l'autre. On fait coucher le bleffé fur le dos, les hanches élevées, & on dilate la playe, fi elle n'eft point affez large, pour qu'on puiffe faire rentrer commodément les inteftins. S'ils paroiffent fecs, on les lavera avec de l'eau, à laquelle on aura ajouté un peu d'huile. Alors un aide écartera doucement les lévres de la playe avec les doigts, ou bien avec deux crochets qu'on aura adaptés au péritoine. Le Chirurgien commencera par faire rentrer les inteftins qui font fortis les derniers, en obfervant de garder leurs circonvolutions. Lorfque tout eft rentré, il faut remuer & agiter doucement le malade, afin que les inteftins fe remettent dans leur fituation naturelle, & qu'ils y reftent. Après la réduction des inteftins, il faut examiner l'*épiploon*, & couper avec des cifeaux, les parties qui peuvent être vitiées, & replacer doucement celles qui font faines. Il ne fuffit point de recoudre fimplement la peau

ou le péritoine , il faut les recoudre
tous les deux , & même avec un fil
double , & ferrer les points plus que
dans les autres bleſſures ; parce qu'il
n'eſt point d'endroit où la ſuture puiſſe ſe
rompre plus facilement à cauſe du mouvement du ventre , & qu'on n'a point à
craindre qu'il ſurvienne d'inflammation
conſidérable. On prend donc deux aiguilles enfilées chacune, d'un double fil ;
on en tient une de chaque main , &
commençant par le péritoine , qui
doit être couſu le premier , on paſſe
l'aiguille de la main gauche, dans le
côte droit de la playe , à ſon extrémité ; & l'aiguille de la droite , dans
le côté gauche ; on pique le péritoine
de dedans en dehors , afin que la
pointe de l'aiguille , ſoit toujours éloignée des inteſtins. Lorſqu'on a ainſi
arrêté les deux bords de la playe par
un point de ſuture , on change les
aiguilles de main , de ſorte que l'on
tient de la droite , celle que l'on tenoit auparavant de la gauche ; &
de la gauche , celle que l'on tenoit
de la droite. On fait un ſecond point
de ſuture avec ces deux aiguilles ,
comme la premiére fois ; on en fait
enſuite un troiſiéme , un quatriéme ,

& ainſi conſécutivement, changeant à
chaque point, les aiguilles de main ,
juſqu'à ce que l'ouverture du péritoine
ſoit entiérement couſue , & fermée.
Après cela , on paſſe les mêmes fils &
les mêmes aiguilles dans la peau, & on la
coud comme le péritoine ; en obſervant
toujours de porter la pointe de l'aiguille
de dedans en déhors , & de changer les
aiguilles de main , à chaque point que
l'on fait. Les deux ſutures étant finies ,
on applique deſſus, des médicamens glutinatifs , qu'on recouvre d'une éponge ,
ou de laine nouvelle, trempée dans du
vinaigre ; ce qui s'entend aſſez , ſans
qu'il ſoit toujours beſoin de le répeter.
On aſſure le tout , par le moyen d'un
bandage , qu'on fait autour du ventre ,
& qu'il faut avoir ſoin de ne point trop
ſerrer.

CHAPITRE XVII.

De la rupture du Péritoine.

LE Péritoine ſe rompt quelquefois ,
ſans que les tégumens extérieurs ſe
trouvent endommagés ; ce qui provient
ou de quelque coup dans le bas-ventre ,

ou de la respiration trop long-tems arrêtée , ou de quelque fardeau trop pesant , qu'on a porté. La trop grande
distension de la matrice chez les femmes, occasionne aussi fort souvent la
rupture du péritoine ; cela arrive sur-
tout aux environs des aînes. Comme
les tégumens extérieurs sont fort mous,
& prêtent aisément, il se forme en cet
endroit , une tumeur , en conséquence
de la rupture du péritoine. Les senti-
mens sont très-partagés au sujet de la
cure de cette espéce de hernie. Quelques-uns percent la tumeur à sa base,
avec une aiguille , & y font une ligature avec deux fils, comme dans l'opération du staphilome , & de la hernie
du nombril , afin de faire tomber la
partie du sac qui est en-dessus de la
ligature : d'autres font dans le milieu de
la tumeur , une incision , en forme de
fueille de myrthe , ce qui est la méthode que j'ai déja dit qu'on devoit
toujours observer ; & réunissent ensuite
les bords de la playe , avec une suture.
Mais le plus sûr , est de faire coucher
le malade sur le dos , & de porter ensuite
la main sur la tumeur , pour découvrir l'endroit où elle résiste moins ;
c'est surement là que doit se trouver la

rupture du péritoine ; car la tumeur doit néceffairement être plus rénitente dans les endroits où il fe trouve en entier. Lorfqu'on a ainfi découvert l'endroit où répond la rupture du péritoine , il faut y faire une incifion qui pénétre jufque dans la cavité du bas-ventre , & emporter le milieu de la tumeur , afin que l'incifion faite au péritoine , foit récente ; parce que les points de futur ne peuvent tenir dans les bords d'une playe qui eft ancienne. S'il arrivoit qu'après l'incifion faite , il reftât quelque chofe des anciens bords de la rupture du péritoine , il faudroit avec le biftouri , en enlever tout le long , une bandelette fort mince , & qui ne fit que les effleurer. On fe conduit pour le refte , comme dans la hernie du nombril.

2. Des *Varices du ventre.*

Il fe forme auffi quelquefois des varices dans le ventre ; mais comme leur cure n'eft point différente de celle des varices des jambes, je n'en dirai rien, que lorfque je parlerai de cette derniére,

CHAPITRE XVIII.

De la structure des testicules, & de leurs maladies.

JE vais parler des maladies qui atta-quent les parties honteuses, & qui font propres aux testicules. Mais pour que l'on comprenne mieux ce que j'ai à en dire, je donnerai auparavant une courte description des testicules. Leur substance approche de la glanduleuse; car elle ne renferme point de sang, & est privée de tout sentiment; & si on y éprouve de la douleur, ce n'est que lorsque les membranes qui les en-veloppent, font meurtries, ou enflam-mées. Les testicules font pendans au bas des aînes, & soutenus par deux muscles, que les Grecs ont appellé *Crémastères*. Chacun de ces muscles est accompagné de deux veines, & de deux artères. Toutes ces parties font recouvertes d'u-né membrane fort mince, nerveuse, qui ne renferme point de sang, qui est blanche, & que les Grecs appellent *Elytroïde*. Par dessus cette tunique, il y en a une autre plus épaisse, & qui

est fortement attachée à la premiére par
sa partie inférieure. On l'appelle en Grec
Dartos. Il y a d'ailleurs, plusieurs productions membraneuses, fort minces,
qui entrelassent les veines, les artères
spermatiques, & les muscles crémastères, & qui viennent se réunir en très-
grand nombre, à la partie supérieure
des testicules, entre la tunique élythroï-
de, & le dartos. Outre ces deux enve-
loppes, propres à chaque testicule, il
y en a une troisiéme extérieure & commune à tous les deux : nous l'appellons
Scrotum, & les Grecs *Oscheon.* Cette
derniére tunique est légérement adhé-
rente par dessous, à celle du milieu ;
mais elle ne fait que la recouvrir en
dessus.

C'est sous le *scrotum*, que se forment
les différentes maladies dont je vais donner le détail, & qui sont produites quelquefois par la rupture des membranes
que nous avons dit venir des aînes ; &
qui paroissent aussi quelquefois, sans
que ces membranes soient rompues. Le
péritoine qui sépare les intestins des
parties inférieures, est aussi sujet à s'enflammer, à se relâcher, ou bien enfin
à se rompre par quelque coup violent,
reçu dans le bas ventre ; alors l'*épiploon*

ou les inteſtins dégagés de la preſ-
ſion du péritoine , tombent par leur
propre poids, dans l'aîne, où ils trouvent
une ouverture , dans laquelle ils ſe gliſ-
ſent, & de-là faiſant effort contre les
parties inférieures , ils écartent petit à
petit, les membranes nerveuſes, & deſ-
cendent dans le *ſcrotum*. On appelle en
Grec, la chûte de l'inteſtin dans le *ſcro-*
tum, *Enterocele*, & celle de l'*épiploon*,
Epiplocele. Chez nous, on les déſigne
l'une & l'autre , ſous le nom général
& peu décent, de hernie. Si c'eſt l'*épi-*
ploon qui eſt tombé , la tumeur qui eſt
au *ſcrotum* , ne diminue point , ſoit
qu'on faſſe faire abſtinence au malade,
ſoit qu'on le tourne, & qu'on le place
de différentes façons : lors même qu'il
retient ſon haleine , la tumeur n'augmente pas beaucoup ; elle eſt inégale au
toucher, molle, & fort gliſſante.

Dans la deſcente de l'inteſtin , la tumeur eſt ſans inflammation : tantôt elle
augmente , tantôt elle diminue ; ordinairement elle n'eſt point douloureuſe.
Elle diſparoît quelquefois entiérement ,
ſi le malade ſe tient tranquille, ou ſe couche ſur le dos , ou du moins elle diminue
de façon, qu'on n'en apperçoit plus que
quelques reſtes legers dans le *ſcrotum* ;
elle

elle augmente, lorsque l'on crie avec
force, que l'on mange trop, & que
l'on porte quelque fardeau trop pesant.
Le froid la resserre ; le chaud la dilate.
Le *scrotum* est alors tendu, rond, &
lisse au toucher ; la tumeur que l'on
sent en dessous, est glissante : si on la
presse avec les doigts, elle remonte vers
l'aine ; mais si on retire la main, elle
retombe de nouveau, en faisant quelque bruit. Voilà ce qui arrive, lorsque
le mal est léger. Mais si les intestins
tombés, sont remplis de matiére fécale,
la tumeur est d'un volume beaucoup plus
considerable, & il est impossible de la
faire rentrer. On sent des douleurs au
scrotum, aux aines, & dans le bas-ventre ; il est assez ordinaire aussi, que l'estomac soit affecté ; & alors les malades
vomissent de la bile, qui est d'abord
jaune, ensuite verte, & même quelquefois noire.

Il paroit encore quelquefois une tumeur au *scrotum*, sans que le péritoine
ait été rompu, ou relaché ; cette tumeur
est produite par un amas d'eau. Elle est
aussi de deux espéces ; car tantôt les eaux
s'amassent entre les tuniques des testicules, & tantôt entre les productions
membraneuses qui entrelassent les vei-

nes & les artères spermatiques. Lorsque ces vaisseaux sont devenus calleux, à la suite de quelque maladie, les eaux qui s'amassent entre les tuniques du testicule, n'occupent pas toujours la même place ; car elles sont tantôt entre la tunique la plus extérieure, & celle du milieu ; & tantôt entre celle-ci & la plus intérieure. Les Grecs appellent l'une & l'autre de ces tumeurs, *Hydrocele*. Pour nos Auteurs, qui ne se sont point assez attachés à distinguer ces différentes espéces de maladies, ils leur donnent le nom de hernies, comme aux premiéres. Ces hernies ont des signes qui leur sont communs, & d'autres qui leur sont propres. Les premiers servent à faire connoître qu'elles sont produites par un amas d'humeurs ; les seconds, à distinguer le siége de ces mêmes humeurs. Nous sommes sûrs que c'est un amas d'eau, si la tumeur ne disparoît jamais totalement, & si elle devient seulement plus petite, lorsque le malade fait abstinence, ou qu'il a un peu de fiévre, sur-tout dans les enfans. La tumeur est molle, s'il n'y a point beaucoup d'eau épanchée ; mais s'il y en a beaucoup, elle est rénitente, comme un outre rempli & bien serré. Les veines

du *scrotum* sont aussi enflées : si on
presse avec les doigts, les eaux cédent
à la pression , & se répandent dans
les environs qui ne sont point comprimés , & les gonflent ; on les voit
alors à travers le *scrotum* , comme au
travers d'un verre ou d'une corne trans-
parente. Ces tumeurs ne sont point
douloureuses par elles-mêmes. Voici la
maniére de reconnoître le siége de l'humeur. On prend la tumeur dans la
main ; on la presse avec deux doigts ,
& si l'eau est épanchée entre la tunique
inférieure , & celle du milieu, on la
sent flotter doucement entre les doigts :
le *scrotum* est plus blanc , & moins
tendu ; l'impression des doigts , ne reste
point dessus, ou n'y reste que très-peu ;
on ne peut ni sentir , ni appercevoir
le testicule qui est de ce côté-là. Si les
eaux sont renfermées sous la tunique
du milieu , le *scrotum* s'enfle d'avantage, & la verge est presqu'entiérement
cachée sous la tumeur.

Outre ces différentes sortes de hernies , il en est encore une autre , qui
n'est produite ni par le relâchement,
ni par la rupture du péritoine , mais
par la dilatation variqueuse des veines
spermatiques : les Grecs l'appellent *Cir-*

ſocele. Les varices ſont ſituées quelquefois à la partie ſupérieure du *ſcrotum*, & occupent ou les veines du *ſcrotum*, ou celles de la membrane du milieu, ou celles de la membrane intérieure ; quelquefois auſſi, elles ſont placées ſous la tunique inférieure, ſur le corps du teſticule même, & le muſcle crémaſtère. Les varices du *ſcrotum* ſe diſtinguent à la vûe même ; celles de la tunique du milieu, & de la tunique inférieure, étant plus enfoncées, ne ſont pas à la vérité, auſſi apparentes ; cependant on ne laiſſe pas de les appercevoir ; car outre qu'il y a une tumeur qui eſt plus ou moins groſſe, ſelon la grandeur & l'étendue des veines, & fort rénitente au toucher, on apperçoit encore des inégalités ſur le corps même des veines ; & le teſticule de ce côté, pend plus bas que l'autre ; ſi ces varices ſont placées ſur le corps même du teſticule & du muſcle crémaſtère, le teſticule pend beaucoup plus bas qu'il ne devroit, & il eſt plus petit que l'autre, parce qu'il reçoit moins de nourriture.

Il ſe forme auſſi quelquefois, mais rarement, des excroiſſances de chairs, entre les tuniques : les Grecs appellent cette efpéce de hernie, *Sarcocele.*

Le tefticule lui-même s'enflamme & fe gonfle auffi quelquefois ; fa tumeur eft accompagnée de fiévre, & fi l'inflammation ne fe termine promptement, la douleur s'étend jufqu'aux aînes & aux flancs : ces parties fe gonflent ; le mufcle qui foûtient le tefticule, fe tuméfie & fe durcit.

Il furvient encore au plis de l'aîne, des hernies, qu'on appelle *Bubonocele.*

CHAPITRE XIX.

De la cure générale des maladies des tefticules ; & en premier lieu, de l'incifion qu'on fait à l'aîne, ou au fcrotum, & de la maniére de panfer cette incifion.

APRES le détail que nous venons de donner, des différentes fortes de hernies, nous pafferons à leur cure, qui eft générale, ou particuliére. Je commencerai par la cure générale, & je parlerai d'abord de celles où l'on emploie le biftouri. Pour ce qui eft de celles qui demandent une autre mé-

thode, ou qui font incurables, je n'en
parlerai, que lorſque je traiterai de la
cure de chaque eſpéce en particulier.
Quelquefois c'eſt à l'aîne, d'autre fois
c'eſt au *ſcrotum* qu'on fait l'inciſion. Il
faut y diſpoſer le malade, en ne lui
laiſſant boire que de l'eau, trois jours
auparavant, & en l'empêchant de
prendre la veille, aucun aliment ſolide.
Tout étant prêt pour l'opération, on
fera coucher le malade ſur le dos, &
ſi c'eſt l'aîne qu'il faut ouvrir, après
avoir raſé le pubis, s'il eſt couvert de
poil, on tirera le *ſcrotum*, pour diſten-
dre la peau de l'aîne, & on fera l'inciſion au bas du ventre, à l'endroit où
les tuniques du teſticule viennent ſe
réunir à l'abdomen. On enfoncera hardiment le ſcalpel, juſqu'à ce que l'on
ſoit parvenu à la tunique extérieure,
qui eſt celle du *ſcrotum*, & qu'on ait
ouvert la tunique moyenne. L'inciſion
faite, on trouvera en-deſſous, une ouverture dans laquelle il faut introduire
le doigt index de la main gauche, pour
écarter les membranes, & dégager le ſac
herniaire. Un aide ſaiſira alors le *ſcro-*
tum de la main gauche, l'élevera en le
tirant vers lui, & l'éloignera le plus
qu'il pourra, de l'aîne, avec le teſticule;

tandis que le Chirurgien coupera avec
le biſtouri, toutes les productions mem-
braneuſes qui recouvrent la tunique
moienne, s’il ne peut les ſéparer avec
les doigts. Ce qui étant fait, l’aide laiſ-
ſera aller le teſticule, afin qu’il vienne
ſe préſenter à l’ouverture de l’inciſion,
& qu’on puiſſe le retirer du *ſcrotum*,
pour le placer ſur le ventre avec ſes
deux tuniques. Si on y apperçoit quelque
choſe de vitié, on l’emportera ; & comme il y a quantité de veines qui ram-
pent non ſeulement ſur le teſticule, mais
encore ſur ſes tuniques, on coupera ſur
le champ, avec le biſtouri, celles qui
ſeront petites ; mais on fera auparavant,
une ligature, avec des fils fort longs, à
celles qui ſeront plus groſſes, pour prévenir l’hémorragie dangeruſe qui pourroit ſurvenir.

Si la tunique moienne paroît endom-
magée, ou ſi le mal eſt ſitué en-deſſous,
on la coupera au haut de l’aîne ; cependant on ne l’emportera pas entiérement,
par ſa partie inférieure ; car il y auroit
un danger extrême à la couper à la baſe
du teſticule où elle eſt fortement attachée à la tunique inférieure.

On en fera autant à la tunique inférieure, ſi elle paroît en mauvais état ;

on ne fera cependant point l'incision tout-à-fait au haut de l'aîne, mais un peu plus bas, afin de ne point offenser le péritoine ; ce qui pourroit attirer une inflammation considérable. Il ne faut pas néanmoins en laisser une trop grande portion, de crainte que ce qui resteroit, ne devint fistuleux, & ne donnât lieu au même mal. Lorsqu'on aura ainsi dégagé le testicule, on le remettra fort doucement, dans le *scrotum*, avec ses veines, ses artères & son muscle. On doit bien prendre garde qu'il ne tombe du sang dans la cavité du *scrotum*, & de n'en point laisser de caillé dans aucun endroit. Si le Chirurgien a été obligé de faire la ligature de quelques veines, il laissera pendre hors de la playe, les bouts du fil avec lequel il les aura liées. Ces veines, lorsque la suppuration sera établie, tomberont d'elles-mêmes, avec la ligature, sans faire aucune douleur. On réunira ensuite les bords de la playe, avec deux boucles, & on appliquera par dessus, des médicamens glutinatifs. Il est quelquefois nécessaire de faire une incision dans l'un des bords de la playe, afin que la cicatrice soit plus forte & plus étendue. Dans ce cas, il ne faut point que la charpie appuye beaucoup

sur

fur la playe, mais qu'elle ne faffe, pour
ainfi dire, que pofer deffus ; on la recouvrira de médicamens propres à empêcher l'inflammation ; c'eft-à-dire, de
laine nouvelle, ou d'une éponge trempée dans du vinaigre : on fe comportera,
pour le refte, comme dans tous les cas
où il eft queftion d'établir la fuppuration.

Si c'eft le *fcrotum* qu'on ouvre, on
fera également coucher le malade fur
le dos ; on faifira enfuite fortement le
fcrotum, en-deffous, avec la main gauche, & on fera l'incifion. Si le mal eft
petit, on ne l'ouvrira qu'aux deux tiers ;
s'il eft plus confidérable, on fera l'incifion plus grande, & de façon qu'il n'y
ait que la partie de deffous, où eft appuyé le tefticule, qui ne foit point ouverte. Il faut d'abord tenir le biftouri
droit, & n'appuyer que très légerement,
pour n'ouvrir que le *fcrotum* ; enfuite
on panchera un peu la pointe de l'inftrument, pour couper les membranes tranf-
verfes, qui font entre la tunique du
fcrotum, & la tunique moyenne du
tefticule : fi le mal eft placé fur cette
tunique, on ne l'ouvrira point ; s'il eft
en-deffous, on l'ouvrira, de même que
la troifiéme, fi le mal eft auffi renfermé

Tome II.   D d

deſſous. En quelque endroit que ſoit le
ſiége du mal , lorſqu’on l’a trouvé ,
il faut qu’un aide tire doucement le *ſcro-*
tum , tandis que le Chirurgien , avec le
bout du doigt , ou le manche du biſtouri,
détache la tunique , à ſa partie inférieure.
Lorſqu’il l’a détachée , il la tire en dehors , & l’ouvre enſuite avec un inſtrument , qu’on appelle bec de corbeau,
à cauſe de la reſſemblance : l’inciſion
doit être aſſez grande , pour laiſſer paſſer
le doigt du mileu & l’index. Cette inciſion faite , on coupe le reſte de la tunique , avec le ſcalpel , qu’on fait gliſſer
entre les doigts ; & on ôte tout ce qu’il
y a de vitié.

Quelle que ſoit la tunique qu’on a ouverte , il faut auſſi l’emporter. Si c’eſt
celle du milieu , on la coupera , comme
je l’ai dit cy-deſſus , au haut de l’aîne ;
& plus bas , ſi c’eſt la derniére. Au reſte,
avant que de la couper , il faut y faire
une bonne ligature , de même qu’aux
veines , où cela ſera néceſſaire , & laiſſer
pendre én déhors de la playe , les bouts
du fil.

Après qu’on a fait ce que je viens de
dire , on replace le teſticule , & on réunit les bords de l’inciſion , avec des ſutures , qui ne doivent point être trop

éloignées les unes des autres, de peur que
les bords ne puiſſent ſe reprendre , &
que la cure ne dure trop long-tems ;
ni trop proches, afin de ne point augmenter l'inflammation. Il faut auſſi avoir
attention de ne point laiſſer de ſang
dans le *ſcrotum*, & appliquer par-deſſus les ſutures, des médicamens glutinatifs.

S'il s'eſt épanché du ſang dans le
ſcrotum, ou s'il-y eſt tombé quelques
caillots, il faut faire une inciſion en-
deſſous, à l'endroit où eſt ce ſang , &
lorſqu'on l'aura ôté , appliquer ſur
l'inciſion, une éponge trempée dans du
vinaigre fort âcre. Dans ces ſortes d'o-
pérations, on ne doit lever le premier
appareil, que le cinquiéme jour, s'il n'y
a point de douleur : il ſuffit d'arroſer
deux fois par jour , avec du vinaigre,
la laine , ou l'éponge qu'on a appliquée
par-deſſus. S'il y a douleur, on le levera
le troiſiéme jour ; & ſi ce ſont des boucles qu'on a faites, on les coupera ; ou
bien ſi on n'a mis que de la charpie ,
on l'ôtera, & on en mettra de la nouvelle , que l'on trempera dans l'huile
roſat, ou du vin. Si l'inflammation augmente, on ajoutera à ces premiers remédes, un cataplaſme fait avec la len-

tille & le miel, ou bien avec l'écorce de grenade bouillie dans du vin auſtère, ou bien avec tous ces ingrédiens mêlés enſemble. Si ce cataplaſme n'appaiſe point l'inflammation, on fomentera après le cinquiéme jour, la playe, avec de l'eau chaude ; & l'on continuera, juſqu'à ce que le *ſcrotum* ſoit déſenflé & plus couvert de rides. Alors on ſe ſervira d'un cataplaſme fait avec la farine de froment, & un peu de réſine de pin, qu'on fera bouillir dans du vinaigre, ſi le malade eſt robuſte ; ou dans du miel, s'il eſt délicat. De quelque eſpéce que ſoit le mal, ſi l'inflammation eſt conſiderable, il n'eſt pas douteux qu'il ne faille appliquer des ſuppuratifs.

S'il s'eſt formé du pus dans le *ſcrotum* même, il faut y faire une petite inciſion, pour donner iſſue à ce pus, & n'y appliquer de charpie, qu'autant qu'il en faut, pour recouvrir l'ouverture : l'inflammation finie, on ſe ſervira, à cauſe des nerfs, du dernier cataplaſme, dont nous avons parlé, & enſuite de cérat. Voilà ce que ces ſortes de playes ont de particulier. Quant au reſte du panſement, & au régime de vivre qu'on doit ſuivre, c'eſt abſolument la même choſe, que dans les autres eſpéces de bleſſures.

CHAPITRE XX.

Cure de la descente de l'intestin dans le scrotum.

TELLE est la cure générale des hernies : nous passerons à présent, à la cure particulière de chaque espéce. Si l'intestin chez un enfant, est tombé dans le *scrotum*, il faut avant que d'en venir au bistouri, essayer le bandage. On fait pour cet effet, un brayer, au bout duquel on coût une pelótte faite de linge, qu'on applique contre l'intestin même, pour l'empêcher de sortir ; on serre ensuite fortement, le reste du brayer, tout autour du corps. On vient souvent à bout, par le moyen de ce bandage, de maintenir l'intestin en-dedans du ventre, & de remédier à la rupture, ou au relâchement du péritoine. Si lorsque l'enfant est plus avancé en âge, l'intestin tombe de nouveau, & s'il en est sorti une grande portion, ainsi qu'on peut en juger par la grosseur de la tumeur, il y a du danger à employer le bistouri ; sur-tout si la hernie est accom-

pagnée de douleur & de vomissement ;
accidens qui font prefque toujours oc-
cafionnés par l'arrêt des matiéres fé-
cales dans cet endroit de l'inteftin ; il
ne faut donc fonger qu'à pallier & à
adoucir le mal, & à faire rentrer l'inteftin par d'autres moyens.

Il faut tirer du fang du bras ; ordonner enfuite au malade, fi fes forces le
permettent, une abftinence de trois
jours, ou du moins, la plus longue qu'il
eft poffible, eu égard aux forces du
corps. On appliquera en même-tems,
des cataplafmes faits avec la femence de
lin, bouillie dans du *mulfum*, & enfuite
avec la farine d'orge & la refine. On
mettra auffi le malade dans un bain d'eau
chaude, dans laquelle on aura mêlé de
l'huile. On ne fera prendre que quelques alimens légers & chauds. Quelques-
uns donnent des lavemens : ces lavemens peuvent bien pénétrer jufqu'aux
inteftins qui font tombés dans le *fcro-*
tum, mais ils ne peuvent en rien faire
fortir. Si après avoir adouci le mal,
par les remédes que nous venons de
dire, la douleur revient de nouveau,
on réiterera les mêmes chofes.

S'il eft tombé une grande portion
d'inteftin dans le *fcrotum*, fans qu'il

y ait cependant aucune douleur, il eſt également inutile d'employer le biſtouri ; non qu'on ne puiſſe par ce moyen, faire ſortir du *ſcrotum* la portion d'inteſtin qui y eſt tombée ; car il faudroit pour cela , que l'inflammation fût des plus conſiderables ; mais parce qu'après même qu'on l'aura repouſſée , elle s'arrêtera à l'aîne , & y formera une tumeur, en ſorte que le mal ne fera que changer de place , ſans être pour cela guéri.

Dans les cas néanmoins où l'on doit employer le ſcalpel, il faut, lorſqu'on eſt parvenu à la tunique moyenne, qu'un aide la ſaiſiſſe par les bords , & l'élève avec deux crochets, tandis que le Chirurgien la ſéparera des différentes membranes qui l'attachent à la tunique inférieure ; car il y auroit du danger de l'ouvrir ſans ces précautions ; on coureroit riſque de bleſſer l'inteſtin qui eſt en-deſſous. Lorſqu'on l'aura entiérement détachée, on l'ouvrira depuis l'aîne juſqu'au teſticule, qu'on prendra garde de ne point offenſer, & on l'emportera. Voilà la méthode qu'il eſt preſque toujours à propos de ſuivre , lorſque le malade eſt fort jeune, & que le mal eſt léger.

Si c'est un homme robuste, & que le mal soit plus considerable, on ne doit point non plus emporter le testicule, mais il faut le laisser dans sa place, & opérer de la façon suivante. On fera à l'aîne, de la maniére dont nous venons de le dire, une incision qui pénétrera jusqu'à la tunique moyenne, qu'on saisira de même avec deux crochets; mais de façon cependant que celui qui est à gauche, appuye sur le testicule, pour l'empêcher de sortir par la playe. On ouvrira ensuite par en bas, cette tunique, avec le bistouri; on portera le doigt index de la main gauche en-dessous, à la base du testicule, pour le pousser vers l'ouverture de la playe; après quoi, on séparera avec le pouce & l'index de la main droite, la veine, l'artère, le *muscle* & la tunique qui les recouvre, de la tunique supérieure: si on rencontre des attaches membraneuses qui s'y opposent, on les coupera avec le bistouri, pour dégager totalement la tunique moyenne. Lorsqu'on a coupé tout ce qu'il falloit, & qu'on a remis le testicule en place, on emporte une petite bride de l'incision faite à l'aîne, afin que l'ouverture soit plus grande, & qu'il croisse plus de chair, pour former une cicatrice plus forte.

CHAPITRE XXI.

*Cure de la chûte de l'*Epiploon *dans le* Scrotum.

SI c'eſt l'*épiploon* qui eſt tombé dans le *ſcrotum*, il faut également faire une inciſion à l'aîne, & ſéparer les tuniques de la façon que nous avons dite. Il faut auſſi examiner ſi la portion de l'*épiploon* qui eſt tombée, eſt grande ou petite : ſi elle eſt petite, il faut la repouſſer dans le ventre, en la faiſant paſſer par l'ouverture de l'aîne, avec les doigts, ou le dos du biſtouri : ſi elle conſiderable, il la faut laiſſer pendre telle qu'elle eſt ; la frotter avec des cathérétiques, juſqu'à ce qu'elle ſe deſſéche & tombe d'elle-même. Quelques-uns la percent avec une aiguille enfilée d'un double fil, & y font une ligature, en ſerrant fortement les deux bouts de chaque fil, en ſens contraire. Par ce moyen, la portion de l'*épiploon* ſe deſſéche, & tombe auſſi, mais plus tard. On abrégera la cure, ſi on applique ſur l'*épiploon*, au-deſſus de la ligature, des médicamens

qui confument les chairs, fans les ronger : les Grecs les appellent *Septiques.*

Il y a eu des Chirurgiens qui coupoient l'*épiploon* avec des cifeaux ;
ce qui n'eft point néceffaire, lorfque
la portion qui eft tombée, eft petite, &
ce qui peut occafionner une hémorrhagie, fi elle eft confidérable; car l'*épiploon*
eft parfemé de veines, & même de
veines affez groffes. Il ne faut point
s'autorifer ici, de ce que nous avons dit
au fujet des bleffures du ventre ; qu'il
falloit couper avec des cifeaux, la portion de l'*épiploon* qui étoit fortie : le
cas eft tout-à-fait différent ; dans les
bleffures du ventre, cette portion de
l'*épiploon* eft morte ; d'ailleurs, on
ne peut l'emporter par aucun moyen
plus fûr ; mais il n'en eft pas de même
ici. Si on a fait rentrer l'*épiploon* dans
le bas ventre, on réunira les bords de
la playe avec une future : fi la portion
étoit trop confidérable, pour qu'on pût
la faire rentrer ; & fi on l'a laiffé deffécher en dehors, on fera une incifion
fur les bords de l'ouverture, & on la
fermera comme nous avons dit plus
haut.

Cure de la hernie aqueuse.

la hernie eſt produite par un amas, il faut faire une inciſion à l'aîne, ſi c'eſt un enfant ; à moins que la grande quantité de liqueur qui eſt renfermée dans la tumeur, ne s'y oppoſe : il faut faire cette inciſion au *ſcrotum*, ſi c'eſt un homme, & toutes les fois qu'il y a beaucoup d'eau épanchée ; enſuite ſi on a ouvert l'aîne, tirer les tuniques par l'ouverture qu'on a faite, & en faire ſortir l'eau : ſi c'eſt au *ſcrotum* qu'on a fait l'inciſion, & ſi le mal eſt tout-à-fait en-deſſous, on n'a que l'humeur à évacuer : ſi elle eſt renfermée dans des membranes, on les coupera ; on fera enſuite dans le *ſcrotum*, pour le nettoyer, des injections avec de l'eau, dans laquelle on aura diſſous du ſel, ou du nître. Si l'humeur eſt renfermée ſous la tunique moyenne, ou inférieure, il faut les tirer tout-à-fait hors du *ſcrotum*, & les extirper.

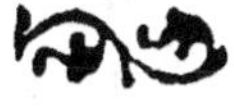

CHAPITRE XXII.

Cure du Cirsocele.

SI le *cirsocele* est situé sur le *scrotum* même, il faut le cautériser avec des ferremens minces & aigus, qu'on enfonce dans les veines variqueuses, prenant bien garde de ne rien brûler que ces veines : il faut sur-tout, se servir de ces ferremens, lorsque les veines sont entortillées les unes dans les autres, & forment comme des espéces de pelottons ; on applique ensuite par-dessus, un cataplasme de farine détrempée dans de l'eau froide , qu'on assure par le moyen du bandage que j'ai dit convenir dans les maladies de l'anus. Le troisiéme jour, on se sert d'un cataplasme fait avec la lentille & le miel. Lorsque les escarres sont tombées, on déterge les ulcères avec du miel ; on les incarne avec l'huile rosat , & on les cicatrise avec la charpie séche. Si les varices sont placées sur la membrane moyenne , il faut faire une incision à l'aîne ; faire sortir en-déhors la tunique, & en déta-

cher avec les doigts, ou le manche du
biſtouri, les veines variqueuſes. On fera une ligature avec un fil de lin en-
deſſus, & en-deſſous, dans les endroits
où elles ſeront adhérentes ; & après les
avoir coupées en-deſſous de la ligature,
on replacera le teſticule. Mais ſi le cir-
ſocele attaque la troiſiéme tunique, on
eſt obligé d'emporter la ſeconde ; enſuite
s'il n'y a que deux ou trois veines variqueuſes ſur la tunique inférieure, &
ſi la plus grande partie de cette tunique eſt en bon état, il faut faire des
ligatures à ces veines, en-deſſus & en-
deſſous, & les couper, ainſi que nous
venons de le dire : on replacera enſuite le teſticule. Mais s'il y a des varices par toute l'étendue de cette tunique, il faut introduire le doigt index
par l'ouverture de l'inciſion ; le faire
paſſer en-deſſous des veines variqueuſes,
& les pouſſer en les ſoulevant, juſqu'à ce
que le teſticule de ce côté, ſoit à la
même hauteur de l'autre : on applique
enſuite aux bords de l'inciſion, des boucles, dans leſquelles les veines variqueuſes ſe trouvent auſſi compriſes. Voici comment cela ſe fait. On perce par l'extérieur, un des bords de l'inciſion, avec
une aiguille qu'on enfonce, non dans

la veine même, mais à travers sa membrane ; après quoi , on vient percer avec la même aiguille, l'autre bord de l'incision : on ne doit point piquer les viennes, de crainte d'une hémorragie , mais la membrane qui les sépare toujours les unes des autres ; par ce moyen , il ne peut survenir d'hémorragie , & les veines se trouvent suffisamment assujetties parle fil qu'on a passé à travers leur membrane. Il ne faut que deux boucles. On enfonce ensuite en-dedans, avec le dos du bistouri , toutes les veines qu'on avoit tirées. On ôte les boucles, lorsque l'inflammation est finie, & que la playe est détergée, afin que les bords de l'incision, & les veines se trouvent cicatrisés les uns avec les autres.

Mais si le cirsocele est au-dessous de la tunique inférieure, & attaque le testicule même & son muscle , il n'y a qu'un moyen de remédier à ce mal ; c'est d'emporter le testicule qui est alors tout-à-fait inutile à la génération , & qui reste toujours pendant beaucoup plus bas que l'autre , & cause même quelquefois de la douleur; mais il faut pour cela, faire une incision à l'aîne , tirer en-déhors, la tunique moyenne,

& l'emporter ; en faire autant à la tunique inférieure , & couper enfuite le
mufcle qui foutient le tefticule. L'amputation faite , on lie les veines & les
artères au haut de l'aîne , & on les coupe
en-deffous de la ligature.

CHAPITRE XXIII.

Du Sarcocele des tefticules , & du mufcle durci.

S'IL s'eft formé un *farcocele* entre
les tuniques du tefticule , il n'eft pas
douteux qu'on ne doive l'emporter ;
mais dans cette derniére opération , il
vaut mieux faire l'incifion au *fcrotum.*
Lorfque le mufcle eft durci , on ne
peut guérir ce mal, ni par les médicamens , ni par le fecours de la main.
Le malade a une fiévre ardente ; il vo-
mit des matiéres qui font vertes ou
noires ; il eft tourmenté d'une foif in-
fupportable; fa langue eft féche & âpre ;
ordinairement dès le troifiéme jour de la
maladie, il rend parbas, de la bile écumeu-
fe , qui corrode les endroits par lefquels
elle paffe. Il ne peut prefque ni prendre,
ni garder aucune nourriture. Les extré-

mités ne tardent point à devenir froides ; il furvient un tremblement ; les
mains s'étendent involontairement ; le
front fe couvre d'une fueur froide, &
à cette fueur fuccéde la mort.

CHAPITRE XXIV.

Du Cirfocele *de l'aîne.*

LORSQUE le *Cirfocele* eft fitué à
l'aîne, il fuffit d'y faire une feule
incifion, fi le mal eft léger ; mais s'il
eft plus confiderable , il faut en faire
deux, & emporter ce qui eft entre ces
deux incifions ; enfuite fans tirer en-
déhors le tefticule, comme j'ai dit que
cela fe faifoit quelquefois dans la defcente de l'inteftin, raffembler les veines ; les lier à l'endroit où elles font
adhérentes aux tuniques, & les couper
en-deffous de la ligature. Le panfement
de cette playe n'a rien de particulier.

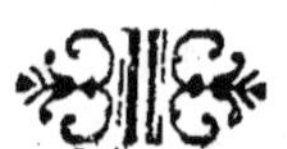

CHAPITRE

CHAPITRE XXV.

*De la maniére de recouvrir le gland,
lorsqu'il est découvert.*

DEs maladies des testicules, nous
passerons à celles de la verge. Si
quelqu'un a le gland découvert, & veut
par bienséance, le recouvrir, c'est une
chose qui peut se faire, mais plus aisément sur un enfant, que sur un homme fait ; plus aisément sur quelqu'un
à qui cela est naturel, que sur un autre qui a été circoncis, ainsi que cela
se pratique chez certaines nations ; plus
aisément sur une personne qui a le gland
petit, entouré de beaucoup de peau
repliée, & la verge courte, que sur une
où toutes ces choses sont contraires.
Voici la maniére dont il faut s'y prendre à l'égard de ceux qui ont le gland
naturellement découvert. Il faut tirer
le prépuce par son extrémité ; l'étendre jusqu'à ce qu'il couvre le gland,
& après l'avoir lié, couper circulaire-
ment toute la peau à la partie supérieure de la verge ; évitant soigneuse-

ment de ne point offenser, ni le conduit de l'urine, ni les veines qui font dans les environs : il faut enfuite ramener doucement la peau par en bas, en forte que ce qui fe trouve découvert au haut de la verge, forme une efpéce de cercle ; après quoi, on appliquera de la charpie tout autour, afin qu'il croiffe entre les bords de l'incifion, des chairs qui rempliffent cet efpace, & donnent la facilité à la peau d'en bas, de s'étendre fuffifamment, pour recouvrir tout le gland. On doit laiffer la ligature jufqu'à ce que la cicatrice foit formée, & ne laiffer qu'une petite ouverture, pour donner paffage à l'urine. Chez ceux qui ont été circoncis, il faut détacher la peau de la verge, en faifant une incifion tout autour du gland. Cette opération n'eft point abfolument douloureufe, parce que, lorfqu'on a détaché la peau dans les environs du gland, avec le fcalpel, on peut avec la main, la féparer de bas en haut, du corps même de la verge, jufqu'au pubis, fans aucune effufion de fang. Lorfqu'on a ainfi détaché la peau, on la retire vers le bas, en forte qu'elle vienne recouvrir tout le gland. L'opération finie, on trempe la verge dans de l'eau froide, & on la recouvre d'un

emplâtre propre à modérer la violence
de l'inflammation. On ne doit prendre
aucun aliment les jours suivans, jufqu'à ce qu'on se sente, pour ainsi dire,
défaillir d'inanition ; de crainte que si
l'on mangeoit, il ne survint des érec-
tions. Lorsque l'inflammation sera passée, on ôtera l'appareil ; on recouvrira
le gland d'un emplâtre, & on étendra
le prépuce par-dessus cet emplâtre, afin
que la peau se réunisse avec les chairs,
sous la couronne du gland ; & qu'elle
se guérisse par-dessus, sans former d'ad-
hérence.

a. De la maniére de découvrir le gland, lorsqu'il est couvert.

Il faut au contraire, découvrir le
gland, lorsqu'il se trouve couvert de
façon qu'on ne peut renverser le prépuce : Les Grecs appellent ce mal *Phy-*
mofis. Voici comment il faut s'y prendre. On fait une incision longitudinale
en-dessous du prépuce, depuis le haut
jusqu'au frein ; par ce moyen, la partie
qui est en-dessus, se trouve suffisamment dégagée, & on peut renverser le
prépuce. Si cette incision ne suffit point,
parce que le prépuce est beaucoup trop

étroit, ou parce qu'il y a quelque dureté à fa partie de deffus, il faut faire
en-deffous, une incifion triangulaire,
de façon que la pointe du triangle foit
tournée vers le frein, & la bafe vers
le deffus du prépuce. On panfe enfuite
la playe avec de la charpie & d'autres
médicamens convenables. Il faut fe tenir en repos, jufqu'à ce que la cicatrice foit bien formée, parce que le
mouvement occafionne fur l'ulcère, des
frottemens qui le rendent fordide.

3. *Du Bouclement.*

On boucle quelquefois les jeunes
gens, pour leur conferver la fanté.
Voici la maniére dont cela fe fait. On
tire le prépuce, & on marque à
gauche & à droite, avec de l'encre,
l'endroit qu'on veut percer; enfuite on
laiffe retomber le prépuce. Si les marques fe trouvent vis-à-vis le gland, c'eft
une preuve qu'on a trop pris du prépuce; il faut faire les marques plus bas;
fi elles fe trouvent au-deffous du gland,
c'eft à cet endroit que l'on doit placer
la boucle. C'eft-là qu'il faut percer le
prépuce avec une aiguille enfilée d'un
fil. On noue enfuite les deux bouts de

ce fil, & on le remue tous les jours,
jusqu'à-ce que les cicatrices des trous
soient affermies. Pour lors, on ôte le
fil, & on y passe une boucle, qui sera
d'autant meilleure, qu'elle sera plus légére. Cette opération est plus souvent
inutile, qu'elle n'est nécessaire.

CHAPITRE XXVI.

*De la retention d'urine, & des moyens
d'y rémedier.*

ON est quelquefois obligé, non
seulement chez les hommes, mais
encore chez les femmes, d'employer
le secours de la main pour faire couler les urines qui sont retenues ; soit
parce que le conduit de l'urine s'est
affaissé par le grand âge ; soit parce
qu'il y a quelque pierre, ou quelque
grumau de sang qui en bouche l'ouverture, ou qu'une légere inflammation, ainsi que cela arrive souvent,
empêche qu'on n'urine naturellement. On fait, à cet effet, des sondes d'airain ; & un Chirurgien n'en
doit jamais avoir moins de trois, pour

les hommes, & de deux, pour les femmes, afin de pouvoir s'en servir sur
toutes sortes de personnes, grandes ou
petites. Quant aux sondes qui sont
destinées à l'usage des hommes, la
plus grande est de quinze pouces ; la
moyenne de douze ; la plus petite de
neuf : à l'égard de celles dont on se
sert pour les femmes, la plus grande
est de neuf pouces, & la plus petite,
de six. Ces sondes, sur-tout celles qui
sont à l'usage des hommes, doivent
être un peu courbes, fort unies, &
n'être ni trop fortes, ni trop foibles.

Lorsqu'on veut sonder un homme,
on le fait coucher sur le dos, sur un
banc ou sur un lit, comme dans l'o-
pération de la pierre ; le Chirurgien se
place du côté droit ; il saisit la verge de
la main gauche ; & de la droite, il in-
sinue la sonde dans l'urètre : lorsqu'il
est parvenu au cou de la vessie, il fait
tourner un peu sa sonde, pour rencontrer le pli de l'urètre, & entrer dans
la vessie : lorsque l'urine s'est écoulée,
il retire la sonde. Pour les femmes,
elles n'ont pas moins souvent besoin
d'être sondées que les hommes ; mais
l'introduction de la sonde est plus facile chez elles, parce qu'elles ont le

conduit de l'urine, plus droit & plus court. Son orifice qui reſſemble à une petite caroncule, eſt ſitué au-deſſus de la vulve, entre les grandes lévres. Le calcul tombe quelquefois dans la ſonde, où venant à ſe briſer, il reſte engorgé dans l'urètre, fort près de la ſortie de ce canal. Il faut, s'il eſt poſſible, l'en retirer ou avec un cure-oreille, ou avec l'inſtrument dont on ſe ſert dans l'opération de la pierre : ſi on n'en peut venir à bout par ce moyen, il faut tirer le prépuce le plus qu'on peut, & après en avoir recouvert le gland, y faire une ligature. Enſuite on fait une inciſion longitudinale au côté du pénis, & on en retire le calcul. Cela fait, on relâche le prépuce ; & la partie de la peau qui eſt intacte, recouvre l'inciſion faite au pénis : par ce moyen, l'urine reprend ſa route naturelle, & la bleſſure ſe guérit ſans peine.

2 *De l'opération de la taille.*

Puiſque nous avons fait mention de la veſſie & du calcul, il paroît que c'eſt ici le lieu où il eſt à propos de parler de l'opération qu'on doit faire à ceux qui ſont attaqués de la pierre , lorſqu'on ne peut les guérir autrement. On ne doit jamais ſe preſſer d'en venir à cette opération , parce qu'elle eſt très-dangereuſe. On ne doit point la faire en tout tems , ni à tout âge , ni dans toutes ſortes de cas ; mais ſeulement au Printems , & ſur les enfans, depuis neuf ans juſqu'à quatorze , lorſque le mal eſt ſi violent , qu'il ne peut céder aux autres remédes , & que le malade eſt menacé de périr inceſſamment , ſi l'on differe. Ce n'eſt pas que l'on ne ſe trouve bien quelquefois de riſquer quelque choſe en médecine ; mais c'eſt qu'il y a plus de danger à le faire ici qu'ailleurs , & que la taille eſt accompagnée de différentes ſortes d'accidens qui ſurviennent dans différens tems , & que nous rapporterons , en décrivant l'opération même.

Lors donc qu'on a réſolu de tenter la derniére reſſource , & d'en venir à l'opération , il faut y diſpoſer le malade quelques jours auparavant , en ne lui donnant que des alimens ſalubres , légers , & en petite quantité , & en ne lui laiſſant boire que de l'eau. Pendant tout ce tems , il doit ſe promener , afin que la pierre s'approche de plus

en

en plus du cou de la veſſie : on peut connoître auſſi par le moyen des doigts, ainſi que je le dirai , ſi la pierre eſt tombée dans le cou de la veſſie. Lorſqu'on s'en ſera aſſuré, on fera jeûner l'enfant la veille, & on lui fera le lendemain, dans un lieu chaud, l'opération de la maniére ſuivante.

Un homme vigoureux & entendu , s'aſſied ſur un ſiége élevé ; il prend enſuite l'enfant qu'on doit tailler, & le met ſur ſes genoux, en lui pliant les jambes , & en lui ordonnant de mettre les mains ſur ſes jarrets, qu'il lui fait écarter le plus qu'il peut , & qu'il maintient lui-même dans cette ſituation. Si l'enfant ſur lequel on doit faire l'opération, eſt fort, on met deux ſiéges l'un contre l'autre , & on fait aſſeoir deſſus, deux hommes vigoureux. On attache enſuite ces ſiéges l'un à l'autre, de façon qu'ils ne puiſſent s'écarter ; après quoi, on place de la maniére que nous venons de le dire , l'enfant ſur les genoux de ces deux hommes, dont l'un lui écarte la jambe gauche ; & l'autre, la droite ; ſelon qu'ils ſont placés ; tandis qu'il tient lui-même ſes jarrets fortement embraſſés. Au reſte, ſoit qu'il n'y ait qu'un homme, soit qu’il y en ait deux qui tiennent l’enfant, ses épaules doivent appuyer sur leur poitrine. Au moyen de cette situation, la peau qui est au - deffus du pubis, entre les îles, est bien tendue & fans ride ; la veffie fe trouve refferrée dans un efpace plus étroit, & il eft plus aifé de faifir la pierre. Il eft bon auffi de faire mettre fur les côtés, deux autres hommes vigoureux qui empêchent celui ou ceux qui tiennent l’enfant, de chanceler. Les chofes étant ainfi difpofées, le Chirurgien, dont les ongles doivent être bien rognés, après avoir trempé dans de l’huile, l’index & le doigt du milieu de la main gauche, les introduira dans l’anus, & appuyera doucement la droite fur le bas du ventre, de crainte que, fi les doigts venoient de part & d’autre à appuyer trop fort fur la pierre, il ne déchirât la veffie. Il ne faut point fe preffer dans cette opération, comme dans la plupart des autres, mais la faire le plus sûrement qu’il eft poffible. Car fi on déchire la veffie, il furvient des convulfions qui mettent la malade en danger de mort. On doit commencer par chercher la pierre, aux environs du cou de la veffie : fi on l’y rencontre, il eſt moins difficile de la tirer ; c'eſt pourquoi j'ai dit qu'on ne devoit faire l'opération, que lorſqu'on étoit sûr qu'elle y étoit. Si elle n'y eſt point, ou qu'elle ſoit placée plus avant, il faut porter les doigts juſqu'au fond de la veſſie, & continuer d'appuyer doucement de la main droite.

Lorſqu'on aura trouvé la pierre (car il eſt impoſſible qu'on ne la rencontre avec les doigts,) il faut la conduire vers le cou de la veſſie, avec d'autant plus de précaution, qu'elle eſt plus pe-tite & plus liſſe ; de crainte qu'elle n'échappe, & qu'on ne ſoit obligé de trop fatiguer la veſſie. Pour cela , il faut la pouſſer en avant, avec les doigts de la main gauche, tandis que la main droite qui eſt placée au-delà , s'oppo-ſera à ſon retour en arriére. Si la pier-re eſt oblongue, on la pouſſera dans le cou de la veſſie , de façon qu'elle ne puiſſe s'échaper par une de ſes extrémités. Si elle eſt platte , on la placera tranſverſalement ; ſi elle eſt quarrée , on la mettra ſur ſes deux angles ; ſi elle eſt plus épaiſſe par un bout, & plus mince par l'autre, on la fera entrer par le petit bout ; ſi elle eſt ronde, on ſent qu'il eſt indifférent de la mettre d'une façon ou d'une autre, à moins qu'elle ne soit plus lisse d'un côté que de l'autre : car alors, ce seroit par le côté le plus lisse, qu'il faudroit la faire entrer.

Lorsqu'on a amené la pierre dans le cou de la vessie, il faut faire à la peau, auprès de l'anus, une incision en forme de croissant, qui pénétre jusqu'au cou de la vessie, & dont les extrémités soient un peu tournées vers les cuisses. Dans la partie la plus basse & la plus étroite de cette incision, on en fait, sous la peau, une seconde transversale, qui ouvre le cou de la vessie, de façon que l'ouverture soit un peu plus grande que la pierre n'est grosse. Ceux qui, dans la crainte qu'il ne reste à cet endroit, une fistule, que les Grecs appellent *Ororuade*, * font l'incision petite, s'exposent au même inconvénient, avec encore bien plus de danger. Car si la pierre ne trouve point une voye toute faite, elle s'en fait une, lorsqu'on la tire de force. Sa figure, sa surface inégale & raboteuse, contribuent encore pour beaucoup dans ce cas, à augmenter les accidens : il peut survenir une hé-

---

* Ecoulement d'urine.

morragie, & des convulsions, qui mettent la vie du malade en danger ; & s'il en échappe, il lui restera dans cet endroit, une fistule beaucoup plus considérable qu'elle n'eût été, si l'on eût fait l'incision assez grande, pour laisser sortir la pierre, sans déchirer le cou de la vessie.

L'incision faite, on apperçoit la pierre, dont la figure & le corps sont fort différens. C'est pourquoi, si elle est petite, on la pousse d'un côté avec les doigts de la main gauche, & on la tire de l'autre, avec ceux de la droite. Mais si elle est grosse, il faut la tirer avec un crochet fait exprès pour cela, & qu'on applique sur la partie supérieure : ce crochet est mince & évasé par sa partie antérieure qui forme un espéce de demi-cercle ; il est uni & poli en dehors, du côté qui touche la vessie ; raboteux & inégal, de celui qui saisit la pierre. Il doit être plus long que court ; car lorsqu'il est court, on n'a pas la même force, pour tirer la pierre. Lorsqu'on a introduit ce crochet, il faut l'incliner à droite & à gauche, pour rencontrer la pierre & la mieux saisir ; dès qu'on l'a saisie, on panche le crochet. Il faut prendre toutes ces précautions, de crainte qu'en retirant le crochet, la pierre ne s'échappe en dedans, & que l'inftrument venant à heurter contre les lévres de l'incifion, ne les offenfe ; ce qui feroit, comme nous l'avons déja dit, très-dangereux.

Lorfque l'on eft fûr que l'on tient bien la pierre, il faut faire prefque dans le même moment, trois mouvemens à la fois ; deux fur les côtés, & un en avant ; de façon cependant que le tout s'execute fort doucement, & que l'on faffe avancer la pierre peu-à-peu. Enfuite on éleve un peu l'extrémité du crochet, afin qu'il foit plus engagé fous la pierre, & la faffe fortir avec plus de facilité. S'il eft difficile de la faifir par fa partie fupérieure, il faut la prendre par fa partie latérale. Voilà la méthode la plus fimple d'opérer.

L'efpece des pierres apporte encore des différences dans la maniére de les tirer ; car il en eft quï font raboteufes, inégales, hériffées de pointes. Il n'eft point difficile d'extraire ces fortes de pierres, lorfqu'elles font tombées dans le cou de la veffie ; mais ce n'eft qu'avec beaucoup de danger, qu'on les cherche dans le corps de la veffie, ou qu'on les en tire ; parce que lorfqu'elles vien-

nent à déchirer les parois de ce viscere,
il survient des convulsions qui accélé-
rent la mort du malade ; sur-tout si ces
pierres sont adhérentes par quelque
pointe à la vessie , & l'obligent de
se froncer, lorsqu'on les en tire. On
connoît que la pierre est dans le cou
de la vessie, par la difficulté avec laquelle on rend l'urine : on sçait qu'elle
est pointue, inégale, par la nature de
l'urine même , que l'on rend ensan-
glantée. On doit sur-tout s'assurer de
l'existence de la pierre, par le moyen
des doigts, & n'en point venir à l'opération , sans avoir tenté cette épreuve.
On ne doit, alors presser que très-
légérement en dedans, avec les doigts,
de crainte qu'en appuyant trop fort ,
on ne déchire la vessie : on fait ensuite
l'incision. Plusieurs se servent aussi du
scalpel en cette occasion. *Megès* a prétendu que cet instrument n'étoit point
convenable , parce qu'il peut se rencontrer quelque éminence à la pierre ,
& qu'alors, le scalpel en coupant les
chairs saillantes qui la recouvrent, ne
pénétrera point jusqu'à celles qui sont
plus enfoncées ; ce qui mettra dans le cas
de recommencer l'incision. Pour remédier à cet inconvénient, il a imaginé

un inſtrument droit, arrondi par le dos, demi-circulaire en dedans, & bien affilé. Il le tenoit entre le doigt du milieu & l'index, appuyant le pouce par deſſus, & l'enfonçoit de façon qu'il coupoit d'un ſeul coup, & les chairs & tout ce qui faiſoit ſaillie ſur la pierre. Par ce moyen, l'inciſion qu'il faiſoit, étoit ſuffiſamment grande, & on n'étoit point obligé d'y retoucher. Au reſte, de quelque façon que l'on ouvre le cou de la veſſie, il faut tirer doucement la pierre qui eſt inégale & raboteuſe, & ne faire aucune violence, pour en venir plus promptement à bout.

3. *Signes par leſquels on peut reconnoître ſi la pierre eſt ſabloneuſe ou molle.*

On peut reconnoître avant & dans le tems même de l'opération, ſi la pierre eſt ſabloneuſe; parce que l'urine eſt alors chargée de ſable & de gravier, & que la pierre que l'on ſent ſous les doigts, ne réſiſte point tant, mais eſt liſſe & douce au toucher, & gliſſe facilement ſur la ſurface interne de la veſſie. L'urine fait auſſi connoî-

tre si la pierre est molle & friable, &
si elle est composée de plusieurs autres
petites pierres qui ne sont point fortement attachées les unes aux autres : dans
ce cas, l'urine charie & entraîne avec elle, comme des espéces de petites écailles.
Il faut emmener toutes ces pierres vers
le cou de la vessie, en faisant changer
fort doucement & alternativement, les
doigts de place, de crainte d'offenser
la vessie, ou de briser ces pierres, qui
pourroient laisser en dedans, quelques
fragmens qui rendroient ensuite la cure
plus difficile. Il faut tirer ensuite avec
les doigts ou le crochet, la pierre qui
se présente à l'ouverture.

S'il y a plusieurs pierres, il faut les
extraire toutes les unes après les autres ; cependant, s'il en restoit encore
une petite, il vaudroit mieux la laisser ;
car on a bien de la peine à la trouver
dans la vessie ; & lorsqu'on l'a trouvée,
elle s'échappe aisément. Les longues per-
quisitions qu'il faut faire dans la vessie, pour y trouver ces sortes de pierres,
l'irritent & y attirent des inflammations
mortelles. On a vû même des personnes
nes qui, sans avoir été taillées, sont
mortes, pour leur avoir, pendant long-
tems & inutilement, tourmenté la ves-

fic avec les doigts. A ces raifons, on peut ajouter que, lorfque la pierre eft petite, l'urine ne manque pas enfuite de l'entraîner avec elle, par la playe. Mais fi la pierre eft fi groffe, qu'on ne puiffe la tirer, fans déchirer le cou de la veffie, il faut la fendre en deux. On doit l'invention de cette méthode à Ammonius, qui fut, pour cela, furnommé *Lithotome*. Voici comment il faut s'y prendre, pour fendre la pierre : on la faifit avec un crochet : on l'embraffe de façon qu'elle ne puiffe s'échapper ; on prend enfuite un inftrument d'une moyenne épaiffeur, mince & émouffé par la pointe, qu'on porte contre la pierre, tandis qu'on frappe fur l'autre bout de l'inftrument, qui, par ce moyen, fend la pierre en deux : il faut avoir grand foin, qu'il ne pénétre point jufqu'à la veffie, & que les fragmens de la pierre ne déchirent rien.

4. *Des pierres des femmes.*

On fait ces mêmes opérations fur les femmes : l'extraction du calcul a cependant chez elles, quelques particularités, dont il eft à propos de parler ;

car le fcalpel eft inutile, lorfque la pierre
eft petite ; étant entraînée par l'urine,
dans le cou de la veffie , qui eft plus court
& plus large chez elles, que chez les
hommes ; elle tombe donc d'elle-même;
ou fi elle s'arrête dans le conduit de
l'urine, parce qu'il eft trop étroit , pour
la laiffer paffer , on peut la tirer fans
le moindre rifque , avec le crochet
dont nous avons parlé. Cependant fi
elle eft confidérable , on ne peut fe
difpenfer de faire l'opération. Si c'eft
une vierge , on introduit les doigts dans
le fondement, comme chez les mâles ;
après quoi, on fait une incifion tranfverfale , au bas de la grande lévre gauche : fi c'eft une femme, on introduit
les doigts dans le vagin ; & on fait
l'incifion entre le conduit de l'urine , &
l'os pubis. On ne doit point s'épouvanter quand chez une femme , il furvien-
droit une hémorragie un peu confidérable.

5. *Maniére de panfer les perfonnes qui ont été taillées.*

Lorfqu'on a enlevé la pierre de la
veffie , fi le malade eft robufte, & qu'il
n'ait pas fouffert beaucoup, il faut laiffer
couler le fang , afin que l'inflammation

qui survient, soit moins considérable ; on pourra même un peu laisser marcher le malade, afin que s'il est resté quelque caillot de sang dans la playe, il puisse tomber. Si le sang ne s'arrête point de lui-même, après avoir coulé pendant un certain tems, il faut l'arrêter, afin que le malade ne perde point toutes ses forces ; on doit même, s'il est foible, supprimer l'hémorragie dès que l'opération est faite ; car les convulsions qui surviennent, lorsqu'on a fait violence à la vessie, ne sont pas la seule chose qui mette les personnes taillées en danger. L'hémorragie, si on n'y remédie par le secours des médicamens, peut être si considérable, qu'elle fasse périr le malade. Il faut donc pour éviter cet accident, faire asseoir le malade dans un vase rempli de vinaigre fort âcre, où l'on aura fait dissoudre un peu de sel. Ce reméde appaise ordinairement l'hémorragie, resserre la vessie & tempere l'inflammation. S'il fait peu d'effet, il faut appliquer des ventouses sur les genoux, sur les hanches & sur le pubis.

Lorsqu'on a laissé couler assez de sang, ou que l'hémorragie est appaisée, on met le malade dans son lit ; on le couche fur le dos, de façon que la tête foit un peu baffe, & les reins plus élevés : on applique fur la playe, un linge plié en deux ou trois doubles, & trempé dans du vinaigre ; enfuite au bout de deux heures, on couche le malade dans un bain d'eau tiéde, de façon que l'eau ne lui monte que depuis les genoux, jufqu'au nombril ; on lui couvre exactement les autres parties du corps, à l'exception des mains & des piés, afin qu'il s'affoibliffe moins, & qu'il puiffe refter plus long-tems dans le bain. Il furvient ordinairement une fueur des plus abondantes, qu'on effuye autour du vifage, avec une éponge. On retire le malade du bain, lorfqu'il commence à fe trouver foible ; on l'oint enfuite avec beaucoup d'huile chaude, & on lui enveloppe avec de la laine molle trempée dans de l'huile tiéde, le pubis, les hanches, les aînes & la playe, fur laquelle on laiffe toujours appliqué le linge qui la recouvre. On verfe de tems en tems, fur cette laine, de l'huile tiéde, pour l'humecter & l'entretenir chaude, afin que le froid ne pénétre point fur la veffie, & que les nerfs fe ramolliffent. Quelques-uns appliquent des cataplaf-mes chauds ; mais ces cataplafmes pref-

fent fur la veffie, irritent la playe &
incommodent plus par leur poids,
qu'ils ne font de bien par leur chaleur.
Il n'eft pas même néceffaire de mettre
de bandage.

Le lendemain, fi la refpiration eft
gênée ; fi l'urine ne coule point ; s'il y
a gonflement dans les environs du pubis, on peut être sûr qu'il eft refté du
fang caillé dans la veffie, il faut donc
introduire l'index & le doigt du milieu
de la main gauche, dans le fondement,
manier & remuer doucement la veffie,
afin que s'il y eft refté quelque caillot
de fang, il fe réfoude, fe détache,
& tombe enfuite par la playe. Il ne
fera point hors de propos de faire dans
la veffie, avec une feringue à oreille, par
l'ouverture de la playe, des injections
avec du vinaigre dans lequel on ait
fait diffoudre du nître. Ces fortes d'injections font très-propres à réfoudre les
concrétions du fang, qui peuvent s'être
formées dans la veffie. On pourra faire
ces remédes dès le premier jour, fi l'on
craint qu'il ne foit refté quelque caillot
de fang qui n'a pû fortir, parce que la
foibleffe du malade n'a point permis
qu'on le fit marcher. On continue de
lui faire les mêmes chofes qu'aupara-

vant ; on le baigne, on recouvre la playe d'un linge trempé dans du vinaigre, & on applique par deſſus, de la laine, comme nous l'avons dit. Mais on ne doit point baigner ſi fréquemment, ni laiſſer ſi long-tems dans le bain, un enfant, qu'un jeune homme, une perſonne foible, qu'une perſonne forte : enfin le bain ſera encore plus ou moins fréquent, & on y reſtera plus ou moins long-tems, ſelon que l'inflammation ſera plus ou moins conſidérable, & que l'habitude du corps ſera plus ou moins reſſerée. Si pendant ce tems, le malade repoſe facilement ; ſi la reſpiration eſt aiſée & égale, la langue humide, la ſoif modérée ; ſi le bas-ventre ne ſe tend point ; ſi la douleur n'eſt point vive, la fiévre peu conſidérable, c'eſt une preuve que l'opération va bien.

L'inflammation finit ordinairement, le cinquiéme ou le ſeptiéme jour. Lorſqu'elle eſt paſſée, le bain eſt inutile ; il ſuffit que le malade continue de ſe coucher ſur le dos, & qu'on baſſine la playe avec de l'eau chaude, pour fondre & emporter les ſels âcres que l'urine pourroit y laiſſer. On appliquera des ſuppuratifs ; & s'il paroît

que l'ulcère ait besoin d'être détergé,
on le fera avec du miel : si l'humeur
qui découle de l'ulcère, est âcre, on l'a-
doucira avec l'huile rosat. L'emplâtre
Enneapharmaque paroît être celui qui
convient le mieux dans l'opération de
la taille ; car il entre dans sa composition, du suif qui est bon pour faire suppurer, & du miel qui est propre pour
déterger l'ulcère ; il contient aussi de la
moëlle, & principalement de la moëlle
de veau, qui est ce qu'il y a de mieux
pour empêcher les fistules : il n'est point
nécessaire d'appliquer de charpie sur l'ulcère ; on peut en mettre par dessus les
médicamens qu'on employe, pour les
empêcher de tomber. Lorsque l'ulcère
est suffisamment détergé, il faut le cicatriser avec la charpie séche.

C'est dans ces tems mêmes, lorsque
l'opération n'a point été heureuse, qu'il
survient des accidens qui font prévoir
dès les commencemens, que les suites
en seront funestes. Si le malade ne dort
point ; si la respiration est difficile ; si
la langue est séche, la soif violente ; si
le bas-ventre est tendu ; si la playe ne
se referme point ; si l'urine qui passe par
son ouverture, n'y excite point un sentiment d'âcreté & de chaleur ; s'il se détache

che de la playe, avant le troifiéme jour, quelques fubftances livides ; fi l'on ne va point à la felle, ou fi l'on n'y va que difficilement ; fi la douleur eft des plus vives ; fi la fiévre eft ardente & fubfifte après le cinquiéme jour ; fi le malade continue d'être dégouté, & s'il fe trouve mieux couché fur le ventre, on a dèflors-même, tout à craindre. Le figne néanmoins le plus dangereux & le plus fàcheux de tous, font les convulfions, & un vomiffement de bile qui furvient avant le neuviéme jour. Comme il eft alors à craindre que la veffie ne s'enflamme, il faut s'oppofer à cet accident, par l'abftinence, un régime exact, les bains, les fomentations, & les autres remédes que nous avons prefcrits plus haut.

CHAPITRE XXVII.

De la gangrène qui furvient à la veffie, après l'opération de la taille.

TOus ces accidens donnent lieu de craindre que la gangrène ne furvienne : c'eft ce que l'on connoît, s'il fort par l'ouverture de la playe,

& par le pénis même , une fanie de mauvaife odeur , mêlée de matiéres qui reffemblent affez à des caillots de fang , & de petites caroncules femblables à des flocons de laine ; fi avec cela , les lévres de la playe font féches ; fi l'on fent des douleurs aux aînes ; fi la fiévre ne ceffe point ; qu'elle augmente pendant la nuit, & qu'on éprouve des friffons qui ne reviennent point à des tems marqués. Il eft à propos d'examiner vers quelle partie tend la gangrène. Si c'eft vers le pénis , il fe durcit, devient rouge , enflammé , douloureux , lorfqu'on le touche , & les tefticules fe gonflent : fi c'eft vers la veffie , on reffent des douleurs au fondement ; le haut des cuiffes fe tuméfie ; on a de la peine à étendre les jambes : fi c'eft vers l'un ou l'autre bord de la playe , la gangrène eft expofée à la vûe même , & eft accompagnée à peu près des mêmes fymptômes, mais plus légers.

On doit commencer par faire garder au malade , une pofition convenable ; de façon que la partie vers laquelle tend le mal , foit toujours en deffus : ainfi donc , fi c'eft vers le pénis , il faut coucher le malade fur le

dos ; sur le ventre , si c'est vers la vessie ; si c'est vers les bords de la playe ,
sur le côté qui paroît le moins malade.
Pour ce qui est des remédes qu'il est à
propos de faire, il faut baigner le malade
dans de l'eau où l'on aura fait bouillir du
marrube, ou du cyprès , ou du myrthe ;
on fera avec la même décoction , des
injections dans la vessie , par le moyen
d'une seringue. On appliquera par dessus , un cataplasme de lentille & d'é-
corce de grenade , mêlées & bouillies
dans du vin , ou de fueilles de ronces ,
ou d'olivier bouillies dans la même liqueur , ou quelques-uns des remédes
que nous avons dit être propres à re-
primer & déterger les ulcères. Si l'on
se sert de poudres, on les soufflera sur
le mal , avec un tuyau de plume à écrire. Lorsque la gangrène commencera
à ne plus faire de progrès , on déter-
gera l'ulcère avec du *mulsum* ; on évitera tous les cérats, parce qu'ils ramol-
lissent les parties , & les rendent plus
propres à recevoir l'impression du mal.
Il vaut mieux oindre l'ulcère , avec une
préparation de plomb lavé , mêlé avec
du vin ; & appliquer par dessus, un linge
trempé dans la même composition. On
peut guérir avec le secours de ces re-

G g ij

mèdes ; cependant il est à propos de
sçavoir que lorsqu'un ulcère attaque ces
parties, l'estomac se trouve affecté, à
cause de la sympatie qui est entre lui
& la vessie ; d'où il arrive que les alimens ne restent point dans l'estomac ;
ou que s'ils y restent, ils ne se digérent point : la nutrition, par conséquent, ne peut se faire, ni la playe se
déterger & s'incarner : ainsi la mort du
malade est inévitable.

L'ulcère est incurable, lorsqu'il est
accompagné de ces fâcheux accidens.
Il faut dès le premier jour, tenir un
certain régime, tant dans le manger que
dans le boire, & ne vivre que d'alimens humectans & rafraîchissans : lorsque l'ulcère est détergé, on fait usage
des alimens de la classe moyenne, évitant néanmoins, toutes les espéces de
légumes & de salines. On doit boire
modérement ; car si l'on boit peu, la
playe s'enflamme, l'insomnie survient,
& les forces diminuent : si l'on boit
trop, la vessie se remplit, se distend
& s'irrite. On sent trop de quelle nécessité il est de ne boire que de l'eau,
pour qu'il soit besoin de le dire davantage.

Cette façon de vivre, rend ordinairement le ventre pareſſeux ; en ce cas, on donne des lavemens avec une décoction de fenu-grec, ou de mauve. On injecte auſſi dans la playe, par le moyen d'une ſeringue à oreille, la même liqueur mêlée avec l'huile roſat, lorſque l'urine ronge les bords de l'ulcère ; & ne lui permet point de ſe déterger ; car dans le commencement, l'urine a coutume de ſortir par l'ouverture de la playe ; & lorſque celle-ci ſe guérit, l'urine s'écoule en partie, par l'ouverture de la playe, & en partie par l'urètre, juſqu'à ce que la cicatrice ſoit entiérement fermée. Ce qui n'arrive quelquefois que le troiſiéme mois ; d'autrefois que le ſixiéme, & quelquefois même qu'au bout d'un an.

On ne doit point déſeſperer que la playe ne ſe cicatriſe parfaitement, à moins que le cou de la veſſie n'ait été conſidérablement endommagé, ou qu'il ne ſe ſoit détaché de l'ulcère même, pluſieurs caroncules conſidérables, & quelques parties nerveuſes. On doit donner tous ſes ſoins, pour qu'il ne reſte point de fiſtule en cet endroit, ou du moins pour qu'il n'en reſte qu'une très-petite. Lors donc que la playe commence à ſe cicatriſer, il faut ſe coucher, les cuiſſes

& les jambes étendues & ferrées , à
moins que la pierre qu'on a tirée, ne
fût fabloneufe ou molle ; car alors la
veffie eft plus long-tems à fe nétoyer ;
ainfi on doit laiffer la playe ouverte
pendant plus long-tems , & il ne faut
la laiffer cicatrifer, que lorfqu'il ne fort
plus ni fable , ni gravier. Si les bords de
la playe fe réuniffent, avant que tout foit
forti de la veffie, & qu'avec cela, la douleur & l'inflammation recommencent,
il faut féparer ces bords avec les doigts
ou le dos du biftouri ; afin de donner
paffage aux corps étrangers qui occa-
fionnent ces accidens. Lorfque la veffie
eft bien nétoyée, & que l'urine fort pure
depuis quelque tems , c'eft alors qu'il
faut, appliquer fur la playe, des remédes propres à former la cicatrice, &
avoir, comme je l'ai dit plus haut, les
cuiffes & les jambes étendues & ferrées,
le plus que l'on peut.

Si les accidens dont j'ai parlé, font
craindre qu'il ne refte une fiftule, il
faut pour pouvoir la fermer plus facilement , ou du moins la retrécir le
plus qu'il eft poffible , introduire une
canule de plomb dans le fondement ;
étendre les jambes du malade , & lui
tenir les cuiffes ferrées & liées l'une

contre l'autre, jufqu'à ce qu'il fe foit formé une cicatrice, telle qu'on peut en former une, par le moyen de la future.

CHAPITRE XXVIII:

Maniére de divifer la cohéfion contre nature, des parties naturelles des femmes.

LEs maladies dont nous venons de parler, font communes aux hommes & aux femmes ; mais il en eft qui font particuliéres à ces derniéres , & dont il eft à propos de parler. Les femmes font quelquefois inhabiles à la génération , parce que leurs parties naturelles font réunies & bouchées contre nature. Ce défaut de conformation précédè quelquefois la naiffance ; d'autres fois il furvient à la fuite des ulcères du vagin , qui ont été mal traités, & qui , en fe guériffant, ont collé les parois du vagin l'un contre l'autre. Si la maladie vient de naiffance , il y a une membrane qui ferme l'entrée du vagin ; fi elle eft produite par un ulcère , une fubftance charnue en remplit la cavité. Si c'est une membrane qui ferme la cavité du vagin, il faut y faire une incision cruciale, prenant bien garde de ne point offenser le conduit de l'urine ; couper ensuite cette membrane, dans toute sa circonférence, & l'emporter. Si c'est une substance charnue, il faut y faire une incision longitudinale ; saisir ensuite cette substance, par son extrémité, avec des pincettes ou un crochet, & en emporter une espéce de bandelette. On introduira ensuite dans la playe, une tente oblongue trempée dans du vinaigre ; & on appliquera par dessus, de la laine nouvelle trempée aussi dans cette liqueur : on assurera le tout par le moyen d'un bandage convenable : le troisiéme jour, on levera cet appareil, & on se conduira pour le reste du traitement, comme dans les autres blessures. Lorsque la playe commencera à se guérir, on introduira dedans, une canule de plomb enduite d'un reméde propre à cicatriser. On appliquera par dessus, le même médicament, jusqu'à ce que la cicatrice soit formée.

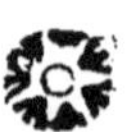

CHAPITRE

CHAPITRE XXIX.

Maniére de tirer le fœtus mort du ventre de la mere.

LORS qu'une femme eſt enceinte, ſi ſon enfant vient à mourir un peu avant qu'elle ſoit à terme, il faut, s'il ne ſort point de lui-même, en venir à l'opération : celle dont il s'agit ici, eſt une des plus difficiles de la Chirurgie ; car elle demande beaucoup de prudence & de ménagement, & eſt accompagnée d'un extrême danger ; mais il eſt aiſé de reconnoître en cette occaſion, comme dans beaucoup d'autres, combien la ſtructure de la matrice eſt admirable.

Il faut commencer par faire coucher la mere ſur le dos ; la placer de travers ſur un lit, les cuiſſes un peu élevées vers les flancs. Par le moyen de cette ſituation, le bas-ventre ſe trouve vis-à-vis du Chirurgien, & l'enfant eſt pouſſé vers l'orifice de la matrice, qui eſt fermé, lorſque le fœtus eſt mort ; mais qui s'entrouvre de tems en tems. Le Chirurgien doit profiter du moment où il ſe dilate, & introduire

Tome II.   H h

d’abord dans la matrice , le doigt in=
dex qu’il a trempé auparavant dans de
l’huile ; il faut l’y laisser jusqu’à ce que
l’orifice s’ouvre de nouveau; y introduire
enfuite un autre doigt , & faififfant les
momens favorables, infinuer les autres,
jufqu’à ce que toute la main foit entrée.
La grandeur de la matrice , la force de
fes mufcles , l’habitude de tout le corps,
& le courage de la femme qui eft en
travail , donnent beaucoup de facilité
dans cette occafion ; d’autant plus qu’on
eft quelquefois obligé d’introduire les
deux mains dans la matrice.

On doit avoir l’attention de tenir bien
chauds le bas-ventre & les extrémités
du corps : il faut opérer dès le commencement , avant qu’il y ait inflammation à la matrice ; car fi le bas-ventre eft tendu & gonflé , on a une peine
extrême à infinuer la main dans la matrice , & à tirer l’enfant : il furvient
fouvent des convulfions mortelles , qui
font accompagnées de vomiffement &
de tremblement. Dès qu’on a introduit
la main dans la matrice, & qu’on l’a portée fur le corps de l’enfant mort, on fent
tout de fuite , comment il eft tourné ;
car il préfente ou la tête , ou les piés , ou
bien il eft tourné de travers ; mais dans

Cette derniére position, presque toujours de façon qu'une de ses mains,
ou un de ses piés n'est pas éloigné de
l'orifice de la matrice. Le but du Chirurgien dans cette opération, est de
retourner avec la main, l'enfant, de
maniére qu'il présente la tête, ou même
les piés, s'il est tourné autrement. Si
l'enfant ne présente qu'un pié ou une
main, le Chirurgien le saisira par cette
partie, & le redressera : dans le premier
cas, il le renversera sur les piés ; &
dans le second, sur la tête ; & alors,
il enfoncera ou dans l'œil, ou dans
la bouche, ou dans l'oreille, quelquefois même dans le front, un crochet
qui soit lisse de tous côtés, & qui ait le
bec court. Il tirera ensuite ce crochet
à lui, & arrachera l'enfant. Il aura soin
cependant, de ne pas tenter indistinctement l'extraction en tout tems ; car
s'il le faisoit, lorsque l'orifice de la matrice est fermé, comme il ne peut alors
donner passage à l'enfant, la partie dans
laquelle on a enfoncé le crochet, se
séparcroit du reste du corps, & le bec
du crochet viendroit frapper contre l'o-
rifice de la matrice ; ce qui occasionneroit des convulsions, & mettroit la femme dans un danger éminent de perdre la

vie. Le Chirurgien doit donc rester tranquille, lorsque l'orifice de la matrice se resserre ; ce n'est que lorsqu'il se dilate, qu'il doit tirer doucement, & arracher ainsi l'enfant peu-à-peu, à différentes reprises. Il tire l'instrument avec la main droite, tandis que la gauche, qui est dans la matrice, est occupée à diriger le fœtus.

Quelquefois l'enfant est hydropique, & il sort de son corps, une sanie d'une odeur fétide ; dans ce cas, le Chirurgien doit percer avec le doigt index, les tégumens, pour évacuer les humeurs, & diminuer par là, le volume du fœtus ; il doit alors le tirer doucement avec les mains ; car le crochet que l'on enfonce dans un corps pourri, se détache facilement ; & nous avons déja dit combien cela étoit dangereux.

Lorsque l'enfant présente les piés, il n'est point difficile de le tirer : en le saisissant par ces parties, avec les mains, on l'arrache aisement.

Si l'enfant est placé transversalement dans la matrice, & s'il n'a point été possible de le redresser, il faut enfoncer le crochet dans l'aisselle, & tirer peu-à-peu le fœtus. Le cou se replie alors ordinairement, & la tête se porte en arriére. Dans ce cas, il faut couper le cou, & féparer la tête du reste du corps, pour pouvoir les tirer l'un après l'autre ; on fe fert pour cela, d'un crochet femblable au premier, excepté que fa pointe eſt tranchante en-dedans. On tire enfuite la tête la premiére, & le reſte du corps après. Car ſi on commençoit par emporter le tronc, la tête tomberoit dans le cou de la matrice, d'où on ne pourroit la retirer qu'avec un peril extrême.

Lorfque cet accident arrive, on étend fur le ventre de la femme, un linge plié en deux : un homme vigoureux & entendu fe place à fon côté gauche ; lui applique fur le bas-ventre, fes deux mains, & les appuyant l'une fur l'autre, preſſe & pouſſe vers l'orifice de la matrice, la tête que le Chirurgien arrache avec le crochet, ainſi que nous l'avons dit plus haut.

Mais ſi l'enfant ne préfente qu'un pié, tandis que l'autre eſt replié vers le ventre, le Chirurgien coupera tout ce qui fort de la matrice ; ſi les feſſes de l'enfant fe préfentent à l'orifice, il les repouſſera en-dedans ; il cherchera l'autre pié, & arrachera l'enfant par cette partie. Le fœtus prend encore d'autres pofitions, qui font qu'on ne peut le tirer en entier, & qu'on eft obligé de l'arracher par parties.

Toutes les fois qu'on a tiré un enfant, il faut le donner à un aide, qui le tient le dos fur fes mains, tandis que le Chirurgien tire doucement de la main gauche, le cordon ombilical, de crainte de le rompre; & le fuit de la main droite, jufqu'à l'arriére - faix qui fervoit d'enveloppe au fœtus, dans la matrice. Il porte enfuite la main fur l'arriére faix, le détache pareillement peu-à-peu, du fond de la matrice, & emporte les caillots de fang, qui pourroient y être reftés. Lorfque la femme eft entiérement délivrée, on lui fait ferrer les cuiffes, l'une contre l'autre, & on la met dans une chambre où il y ait une chaleur modérée, & où il n'entre point de vent. On lui applique fur le bas-ventre, de la laine graffe, trempée dans du vinaigre & de l'huile rofat. Le refte du traitement eft comme celui des inflammations & des bleffures aux parties nerveufes.

***

CHAPITRE XXX.

Des maladies de l'anus.

LES maladies de l'anus, lorsqu'elles ne cédent point aux médicamens, ont aussi besoin du secours de la
main. Ainsi donc, si on y a des rhagades qui soient devenues schirreuses
par vetusté, & dont les bords soient
calleux, il n'y a rien de mieux à faire,
que de donner quelques lavemens; d'appliquer ensuite sur les rhagades, une
éponge trempée dans de l'eau chaude,
pour les ramollir, & les faire sortir en
dehors, & lorsqu'on les apperçoit bien,
de les couper toutes les unes après les autres, avec le scalpel ; de renouveller les
ulcères ; d'appliquer ensuite par dessus,
de la charpie bien molle, & sur cette
charpie, un linge trempé dans du miel :
on recouvre le tout de laine molle,
& on l'assure par le moyen d'un bandage : le lendemain & les jours suivans,
on se sert de linimens adoucissans. Ceux
que j'ai dit ailleurs, qu'il falloit employer
dans ce mal, lorsqu'il ne fait que com-

mencer, conviennent parfaitement ici.
On ne donne les premiers jours, que
des *forbitions* au malade ; enfuite on
augmente peu à peu, fa nourriture,
ne faifant néanmoins ufage que des alimens que nous avons recommandés au
même endroit. S'il furvient une inflammation qui améne du pus, dès qu'on
s'en apperçoit, il faut l'évacuer, en ou-
vrant l'abfcès, pour empêcher l'anus de
fuppurer. Il ne faut cependant point
trop fe preffer ; car fi on ouvroit l'abfcès,
avant qu'il fût mûr, on augmenteroit
l'inflammation & la quantité du pus. On
panfera auffi ces ulcères, avec les médicamens que nous venons de confeiller,
& on n'ufera que d'alimens adouciffans.

a. Des Condylomes.

Si les tubercules qu'on appelle *Con-
dylomes*, font devenus fchirreux,
voici la maniére de les extirper : on
commence par donner quelques lavemens ; après quoi, on faifit le tubercule
avec des pincettes, & on le coupe à fa
racine : l'extirpation faite, on fe conduit pour le refte du traitement, comme
dans l'article précédent. S'il pouffe quel-

que excroiffance, on la confume avec l’écaille de cuivre.

3. *Des Hémorrhoïdes.*

Voici la maniére d’emporter les veines hémorrhoïdales qui laiffent échapper le fang. Lorfqu’il eft mélé de fanie, on donne un lavement âcre, pour que l’orifice des vaiffeaux paroiffe davantage, & s’éleve en maniére de tubercule ; alors, fi le tubercule eft petit & mince par fa bafe, il faut y faire une ligature avec un fil de lin, un peu au-deffus de l’endroit où il s’attache à l’anus ; tenir appliqué deffus, une éponge trempée dans de l’eau chaude, jufqu’à ce qu’il devienne livide ; enfuite l’ulcérer au deffus de la ligature, avec l’ongle ou le fcalpel : fi on n’a point cette attention, il furvient des douleurs fort vives, & quelquefois même une difficulté d’uriner. Si le tubercule eft plus confiderable, & fi fa bafe eft plus large, il faut le faifir avec un petit crochet, ou deux, & y faire une légére incifion au deffus de fa bafe ; de forte qu’on ne laiffe rien du tubercule, & qu’on n’emporte rien de l’anus.

Pour cela , il ne faut ni trop , ni trop peu tirer avec les crochets. On perce le tubercule de part en part , à l'endroit même de l'incifion , au deffous de laquelle on le lie. S'il y en a deux ou trois , il faut commencer par celui qui eft le plus enfoncé. S'il y en a davantage , on ne les emporte pas tous à la fois , afin que l'anus ne fe trouve point dans le même temps environné de toutes parts de cicatrices récentes. S'il coule du fang , on l'étanchera avec une éponge ; après quoi , on appliquera deffus , de la charpie. Il fera à propos d'oindre les aînes , les cuiffes , & tous les environs de l'ulcère ; d'appliquer enfuite du cérat fur l'ulcère même , qu'on remplira de farine d'orge chaude. On affurera le tout par le moyen d'un bandage convenable. Le lendemain , on fera affeoir le malade dans del'eau tiéde , & on appliquera fur l'ulcére , un nouveau cataplafme , pareil au premier. On oint deux fois par jour , une fois avant le panfement , & une fois après , les hanches & les cuiffes , avec du cérat liquide , & on fait tenir le malade dans un lieu chaud. Au bout de cinq à fix jours , on emporte avec un curé-oreille , la charpie qui remplit le fond de l'ulcère ; & si les tubercules ne font point tombés tous à la fois, on les détache avec les doigts ; enfuite on cicatrife ces ulcères avec des médicamens adouciffans, pareils à ceux que nous avons déja prefcrits pour la même maladie. Nous avons parlé plus haut, des précautions qu'il convenoit de prendre, lorfque la cure étoit finie.

CHAPITRE XXXI.

Des Varices.

DES maladies de l'anus, nous pafferons à celles des jambes, qui font fujettes à des varices qu'il n'eft point difficile de guérir. J'ai remis à parler ici des veines variqueufes de la tête, & des varices qui fe forment fur le ventre ; parce que la cure de ces différentes efpéces eft abfolument la même. Car il faut, ou les deffécher en les brûlant, ou les emporter en les coupant. Si ces veines font fituées en ligne droite, ou même fi elles font placées tranfverfalement, pourvû qu'elles

foient petites , & qu'elles foient feules;
il vaut mieux les brûler ; mais fi elles
décrivent une ligne courbe , & forment
différens plis & replis , ou fi elles font
plufieurs qui s'entrelaffent les unes dans
les autres, il eft plus à propos de les couper. Voici la maniére de les brûler:
on fait une incifion à la peau qui recouvre les varices , & après avoir mis
la veine variqueufe à découvert , on
appuye légérement deffus , un fer ardent , grêle & obtus ; prenant bien
garde de ne point brûler les bords de
l'incifion , qu'on tient écartés avec de
petits crochets ; on brûle ainfi toute la
varice , en laiffant des intervalles d'environ quatre doigts. On panfe enfuite
la playe avec des remédes propres pour
les brûlures.

Mais fi on coupe les varices , il faut,
après avoir fait pareillement une incifion à la peau qui les recouvre, féparer
les bords de la playe , avec un petit crochet , & détacher avec le biftouri , la
veine variqueufe des autres parties du
corps , prenant garde de ne point l'offenfer. Après qu'on l'a détachée , on
place en deffous , un petit crochet obtus , en laiffant toujours des intervalles
de quatre doigts, & on continue la mê-

me opération sur la veine. Il est aisé
de s'assurer de sa direction, par le moyen
du crochet. Lorsqu'on a ainsi détaché
ces veines variqueuses , on les éleve
avec le crochet , à côté duquel
on les coupe ; on passe ensuite au
crochet le plus voisin , avec lequel on
éleve pareillement la veine ; & on
la coupe de nouveau , à cet endroit.
Après avoir ainsi emporté toutes les
veines variqueuses des jambes , on
réunit les bords de la playe , & on applique par dessus , un emplâtre glutinatif.

CHAPITRE XXXII.

*Des cohésions des doigts ; & de la
manière de les redresser , lorfqu'ils font pliés.*

SI les doigts tiennent ensemble , ou
par un vice de naissance, ou par
une ulcération qui leur est commune ;
il faut les séparer avec le scalpel ; après
quoi , on les enveloppe séparément ,
avec un emplâtre dessicatif, jusqu'à ce
ce qu'ils soient guéris.

Mais s'il y a des ulcères aux doigts, & qu'il s'y ſoit formé des cicatrices qui les ayent courbés, il faut d'abord eſſayer des cataplaſmes émolliens. Si ces cataplaſmes ne font rien ; ce qui arrive ordinairement, lorſque la cicatrice eſt ancienne, & que les tendons ſont offenſés, il faut examiner ſi le mal vient des tendons, ou de la peau. S'il vient des tendons, il ne faut point y toucher, parce qu'il n'y a point de reméde ; mais s'il vient de la peau, il faut emporter toute la cicatrice, qui étant devenue calleuſe, empêche d'étendre le doigt : on le redreſſe enſuite, & on forme une nouvelle cicatrice.

CHAPITRE XXXIII.

De la Gangrène.

J'AI déjà dit que la gangrène attaquoit les parties qui ſont ſituées entre les aiſſelles, les ongles & les aînes ; & qu'en ce cas, ſi elle ne cédoit point aux remédes, il falloit faire l'amputation du membre gangrèné. Mais cette amputation ne ſe fait qu'avec un peril

extrême ; car il arrive souvent que l'hémorragie, ou une syncope qui survient,
fait perir le malade dans l'opération
même. Mais lorsqu'un reméde est unique, son incertitude, & le danger même qui l'accompagne, n'empêchent pas
qu'on ne doive le tenter. Il faut donc
avec le bistouri, couper jusqu'à l'os,
entre le mort & le vif, la chair du
membre gangrèné ; de façon néanmoins, que l'amputation ne se fasse
pas tout-à-fait contre l'article, & qu'on
emporte plûtôt de la partie saine, qu'on
ne laisse de celle qui est gangrènée.
Lorsqu'on est parvenu à l'os, il faut
en séparer tout autour, les chairs saines,
& les repousser en-dessus, afin qu'il y
ait en cet endroit, une portion de l'os
qui soit nue ; on le coupe ensuite avec
une petite scie, le plus près que l'on
peut, des chairs saines qui y sont adhérentes. L'amputation faite, on emporte toutes les aspérités que les dents
de la scie peuvent avoir faites autour
de l'os, sur lequel on ramene la peau
qui, dans cette opération, doit être
très-lâche, pour recouvrir la plus
grande portion de l'os, qu'il est possible : on applique sur celle qui ne
l'est point, de la charpie, & par des-

sus, une éponge trempée dans du vinaigre : on maintient le tout par le
moyen d'un bandage. On se conduit
pour le reste du pansement, comme dans les blessures où nous avons
dit qu'il falloit empêcher la suppuration.

LIVRE

LIVRE HUITIÉME.

CHAPITRE PREMIER.

De la position & de la figure des os de tout le corps humain.

IL ne nous reste plus à examiner que les maladies des os : nous commencerons par donner une courte description de leur position & de leur figure, pour que l'on puisse comprendre plus aisément ce que nous avons à dire sur cette matiére.

D'abord se présente le crâne, qui est concave intérieurement, convexe extérieurement, également lisse du côté qu'il recouvre la membrane du cerveau, & de celui qu'il est recouvert lui-même de la peau à laquelle sont implantés les cheveux. Les os de l'occiput & des tempes, ne sont composés que d'une seule table ; mais ceux qui sont renfermés entre le sommet & le front, sont composés de deux. Ces os sont plus durs à l'extérieur, & plus moux à l'intérieur, vers les endroits où ils s'uniſſent. Entre les ſutures de ces différens os, s'inſinuent pluſieurs vaiſſeaux, qui, probablement ſont deſtinés à leur porter la nourriture. Il eſt rare de trouver des crânes qui ſoient tout d'une piéce, ſans ſutures ; on en voit cependant quelquefois dans les pays chauds. Ce ſont les meilleurs, & les moins expoſés à la douleur. Pour ce qui eſt des autres, moins il y a de ſutures, plus la ſanté de la tête eſt aſſurée. Le nombre & la poſition de ces ſutures varient. Il y en a ordinairement deux au deſſus des oreilles, qui ſéparent les tempes, de la partie ſupérieure de la tête. Il en eſt une troiſiéme qui eſt tranſverſale, placée au haut de la tête, & qui ſépare l'occiput du ſommet. Une quatriéme qui part du ſommet, partage la tête en deux, & s'avance vers le front : elle ſe termine quelquefois au haut du front ; quelquefois auſſi elle le partage en deux, & vient aboutir entre les deux ſourcils.

Toutes ces ſutures ſe joignent entre elles par ongle, excepté celles qui placées tranſverſalement au deſſus des oreilles, deviennent inſenſiblement plus minces par leurs extrémités, & dans leſquelles

les os de deſſous appuyent légérement
contre ceux de deſſus. L'os de la tête
le plus épais, eſt celui qui eſt derriére
l'oreille : c'eſt vraiſemblablement cette
épaiſſeur, qui fait qu'il ne croît point
de cheveux à cet endroit. Au deſſus des
muſcles qui couvrent les tempes, eſt
l'os du milieu, qui eſt convexe extérieurement. La face a une très-grande
ſuture, qui commence à la tempe d'un
côté ; partage en deux les os du nez,
& ceux des foſſes orbitaires, & va ſe
terminer à la tempe de l'autre côté. A
droite & à gauche des angles intérieurs
de cette ſuture, il en part deux autres
plus petites qui ſe portent par en bas.

La joue, de chaque côté, a auſſi une
ſuture tranſverſale à ſa partie ſupérieure. Du milieu des narines, ou plûtôt
de la machoire ſupérieure, part auſſi
une ſuture qui partage le palais en deux ;
il en eſt encore une autre qui le coupe
tranſverſalement. Telles ſont les ſutures que l'on remarque dans le plus
grand nombre des ſujets.

Les trous les plus grands de la tête,
ſont ceux des yeux ; enſuite ceux des
narines ; puis ceux des oreilles.

Les trous des yeux ſont au nombre
de deux, un de chaque côté, & ſe

portent en droite ligne au cerveau. Les deux trous du nez font féparés par une cloifon qui eft offeufe depuis les fourcils & les angles des yeux, jufqu'aux trois quarts de fa longueur ; elle eft enfuite cartilagineufe, & devient plus charnue, à proportion qu'elle defcend vers la bouche. Les trous du nez, qui ne font d'abord que deux, un de chaque côté, depuis l'extrémité jufqu'au haut des narines, fe divifent enfuite en deux autres de chaque côté, dont les uns qui font ouverts dans le gofier, reçoivent & rejettent l'air ; & les autres tendent vers le cerveau. Ces derniers vont aboutir par leur partie fupérieure, à quantité de petits trous, par lefquels fe fait la fenfation de l'odorat. Les conduits de l'oreille font d'abord droits, & un de chaque côté, & deviennent enfuite tortueux, lorfqu'ils s'avancent vers le fond de l'oreille, où ils fe divifent en quantité de petits trous, par lefquels fe fait la fenfation de l'ouie. A côté de ces trous, on apperçoit deux efpéces de petites concavités, fituées en deffous de l'os qui coupe tranfverfalement la joue, & qui vient s'articuler avec les os de la machoire ; on pourroit l'appeller, os jugal , à caufe de fa reffemblance qui l'a fait nommer par les Grecs *Zygode*. La machoire inférieure n'eft compofée que d'un feul os d'un tiffu fpongieux : au milieu & à fa partie la plus inférieure , eft le menton. Elle s'avance d'une tempe à l'autre , en maniére d'arc recourbé par en haut, cette machoire eft la feule qui foit mobile ; car les os de la face font articulés fans mouvement, avec l'os de la machoire fupérieure , dans lequel font implantées les dents. L'os de la machoire inférieure forme par fes deux extrémités , comme une efpéce de fourche , dont la branche antérieure eft plus longue , plus large par en bas , plus pointue par en haut , & paffe par deffous l'arcade du *zygoma*, & vient s'articuler avec les mufcles des tempes. La branche poftérieure eft plus ronde & plus courte , & vient s'articuler en maniére de pivot , dans la concavité qui eft placée à côté des trous de l'oreille , où elle fe meut en différens fens, pour permettre à la machoire, d'exécuter tous fes mouvemens.

Les dents font plus dures que les os. Elles font fituées en partie, le long du bord inférieur de l'os maxillaire , & en partie, le long du bord fupérieur de la machoire inférieure. Les Grecs ont appellé les quatre premieres antérieures, *tomiques* (incifives) parce qu'elles tranchent ; elles font entourées des deux côtés, par les quatre dents canines. Après les canines, viennent les molaires, qui font ordinairement cinq de chaque côté, excepté dans les perfonnes chez qui les arriéres dents, qui viennent ordinairement tard, ne font point encore pouffées. Les dents incifives & canines n'ont qu'une racine ; les molaires en ont toujours deux, quelquefois trois, & même quatre. Lorfque le corps de la dent eft court, la racine eft ordinairement plus longue ; & lorfque la dent eft droite, la racine l'eft auffi : fi. la dent eft courbée, il en eft de même de la racine. Sous cette racine, il pouffe chez les enfans, une nouvelle dent qui fait ordinairement tomber la premiére, mais qui quelquefois vient en devant ou en derriére.

La tête eft terminée par l'épine, qui eft compofée de vingt-quatre vertébres ; fçavoir, fept cervicales, douze dorfales, & cinq lombaires. Les vertébres du cou font rondes, courtes & ont deux apophyfes de chaque côté. Elles font percées par le milieu , pour laisser passer la moëlle de l'épine, qui vient du cerveau. Elles ont de plus , deux petits trous, un de chaque côté, qui percent les apophyses transverses , & par lesquels passent des cordons de nerfs.

Toutes les vertébres ont à leur partie supérieure , entre leurs apophyses , des échancrures qui font un peu inclinées, excepté dans les trois premieres du cou, où elles ne le font point ; elles ont aussi à leur partie inférieure , des échancrures, qui se portent d'avant en arriére , vers les apophyses. La premiére vertébre du cou soutient la tête, avec laquelle elle s'articule, en recevant dans ses enfoncemens , les deux petites éminences que l'on remarque en dessous de la tête. La seconde vertébre s'insere dans la partie inférieure de la premiére. Sa circonférence a moins d'étendue que les autres , & son ouverture est plus étroite par en haut : c'est ce qui fait que la premiére vertébre , qui est appuyée dessus la seconde , permet à la tête de se mouvoir sur les côtés. La troisiéme est articulée avec la seconde de la même façon ; & c'est de cette articulation , que dépend la mobilité du cou. Ces vertébres ne pourroient par elles-mê-

mes, soutenir la tête, si le cou n'étoit
affermi de part & d'autre, par deux forts
ligamens droits, que les Grecs appellent *Karotes*, & dont l'un est toujours
tendu dans les différentes flexions de la
tête, & l'empêche de se porter au-delà
des vertébres. Les éminences de la troisiéme vertébre s'inserent dans les cavités de la quatriéme. Toutes les autres
suivantes qui ont leurs apophyses tournées par en bas, s'articulent entre elles
de la même maniére, & de façon que
les éminences placées à droite & à gauche, dans la vertébre qui est en dessus,
sont recues dans les cavités de celle qui
est en dessous.

Toutes ces articulations sont mainte-
nues & affermies par différens cartilages & ligamens. Telle est la structure
de l'épine, par le moyen de laquelle
l'homme peut, en la portant un peu
d'arriére en avant, se tenir droit, lorsqu'il le juge à propos ; ou se courber,
en lui faisant prendre une autre infle-
xion.

Au dessous du cou, est la premiére
des côtes qui est placée contre l'*humerus*. Les sept premiéres vont jusqu'au
sternum. Elles sont arondies dans leur
partie postérieure, en maniére de petites

tites têtes, & s'articulent avec les apophyses transverses des vertébres, où
elles sont légérement échancrées. Elles
s'applatissent ensuite & se courbent extérieurement, & dégénerent insensiblement en cartilage. Elles se courbent encore légérement en cet endroit, mais
intérieurement, & viennent s'articuler
avec le *sternum*, qui est un gros os,
dur, placé en bas du gosier, échancré
de part & d'autre, & qui descend tout
le long de la poitrine, au bas de laquelle il se termine par un cartilage.
Sous les premiéres côtes, il y en a
cinq autres, que les Grecs ont appellé
Nothes (fausses;) elles sont plus courtes & plus minces que les premiéres ;
elles dégénérent insensiblement en cartilage, & sont placées en dessous des
parties extérieures du bas-ventre. La
derniére des fausses côtes est presque
entiérement cartilagineuse. Il y a encore
au dessous du cou, deux os larges, (un
de chaque côté) qui se portent vers les
épaules ; nous appellons ces os, écus-
sons recouverts ; les Grecs les nomment
Omoplattes : ils sont échancrés par leurs
bords supérieurs, & forment comme
une espéce de triangle, qui s'élargit insensiblement, en descendant vers l'épine.

A mesure que ces os s'élargiffent, ils
deviennent plus minces; ils font auffi
cartilagineux par leur partie inférieure,
& comme flottans, par leur partie poftérieure ; car ils ne s'articulent avec
aucun os, fi ce n'eft par leur bord fupérieur, où ils font arrêtés par de forts
mufcles & de forts ligamens.

Au deffus de la premiére côte, & un
peu en deçà de fa partie moyenne, eft
un os, mince dans cet endroit, mais
qui s'élargit & s'épaiffit, à méfure qu'il
s'avance vers l'omoplatte, où il fe courbe
un peu intérieurement ; il eft auffi un
peu plus épais par fon autre extrémité,
contre laquelle le cou eft appuyé ; il eft
pareillement courbé en cet endroit, &
doit être mis au rang des os les plus
durs. Un de fes bouts porte fur l'omoplatte, & l'autre eft reçu dans la petite échancrure du *fternum*. Le mouvement du bras le fait un peu mouvoir.
Il eft attaché au deffus de la tête de
l'omoplatte, par des ligamens & un cartilage. Enfuite vient l'*humerus* ou l'os
du bras, qui a plufieurs tubérofités à
l'une & à l'aurre de fes extrémités, où
il eft mol, cartilagineux, & fans moëlle.
Sa partie moyenne qui renferme de la
moëlle, eft ronde, dure, un peu concave

Antérieurement & intérieurement ; un peu convexe postérieurement & extérieurement. Par partie antérieure, j'entends celle qui est tournée vers la poitrine ; par postérieure, celle qui est tournée vers le dos ; par intérieure, celle qui se porte en dedans, & par extérieure, celle qui se porte en dehors. C'est une remarque qu'il est important de faire pour toutes les articulations, ainsi qu'on le verra ci-après. La tête de l'extrémité supérieure de l'os du bras, est plus ronde qu'aucune de celles dont j'ai parlé jusqu'ici. Elle s'articule à la manière des vertébres, avec la cavité de l'omoplatte, où elle est saillante dans la plus grande partie, & attachée par différens ligamens. L'extrémité inférieure a deux apophyses, qui laissent entre elles, une échancrure qui est plus creuse dans son milieu, que sur ses côtés.

Cette disposition est telle, pour recevoir l'avant-bras qui est composé de deux os. L'un qui est en dessus, plus court & plus grêle par en haut, est appellé des Grecs, *Cercis*, (rayon ;) il est arrondi par son extrémité supérieure, où l'on remarque une cavité superficielle qui reçoit la petite tubérosité de *l'humerus*. Il y a à cet endroit, un car-

tilage & plusieurs ligamens. L'autre qui
est en dessous, est appellé l'os du coude ;
il est plus long & plus gros par en haut.
On apperçoit à son extrémité supérieure, deux éminences qui sont reçues
dans l'échancrure qui est située entre les
deux apophyses de l'extrémité inférieure
de l'*humerus*. L'os du coude, & celui
du rayon, sont d'abord unis, ensuite
ils se séparent, puis se réunissent au
poignet, où leur grosseur reciproque
devient différente de ce qu'elle étoit d'a-
bord ; car le rayon est assez gros dans
cet endroit ; & l'os du coude, fort grêle.
Le rayon forme ensuite une éminence
qui est recouverte d'un cartilage, &
qui s'insere dans le cou du *cubitus* :
cette extrémité du *cubitus* est ronde,
& on y remarque une petite apophyse.
Nous observerons ici, pour n'être point
obligés de le répeter trop souvent, que
quantité d'os se terminent par un cartilage, & qu'il n'y a point d'articulation
où il ne s'en trouve ; car l'os ne pourroit se mouvoir, s'il n'étoit appuyé sur
quelque chose de lisse & de glissant ;
ni s'articuler avec les chairs & les ligamens, s'il n'y avoit une substance cartilagineuse intermédiaire, pour les unir.

La premiére partie de la main, est le

carpe qui eſt compoſé de pluſieurs petits
os, dont le nombre varie ; ils ſont tous
oblongs & triangulaires, unis entre eux
par leur ſtructure. Les ſurfaces unies
du premier rang, s'articulent recipro-
quement avec celles du ſecond ; de ſorte
que ces os n'en paroiſſent faire qu'un
ſeul, qui eſt légérement concave intérieurement : ils s'uniſſent auſſi avec les
os de l'avant-bras , par deux de leurs
apophyſes, qui ſont reçues dans l'échancrure du rayon.

La ſeconde partie de la main eſt le
metacarpe : il eſt compoſé de cinq os
longs, qui aboutiſſent aux doigts : ceux-
ci ſont compoſés chacun, de trois os
arrangés tous de la même façon. L'os
d'en deſſous a à ſon extrémité, une
échancrure, qui reçoit la petite tuberoſité de celui d'en deſſus ; leurs articulations ſont affermies par pluſieurs
ligamens. C'eſt de ces ligamens que
partent les ongles , qui ſe durciſſent
dans leurs prolongemens , & qui ne ſont
point articulés avec les os , mais qui
tiennent aux chairs , par leurs racines.
Telle eſt la maniére dont les os des parties ſupérieures , ſont articulés les uns
avec les autres.

L'épine eſt terminée par l'os des

hanches, qui eſt ſitué tranſverſalement,
& qui eſt un des plus conſidérables du
corps : il renferme la matrice, la veſſie, & l'inteſtin *rectum* : il eſt convexe extérieurement, & recourbé vers l'épine :
il a deux trous ſur ſes côtés, c'eſt-à-
dire, dans les hanches mêmes : de ces
trous, part l'os pubis, qui eſt placé
tranſverſalement en devant, au deſſous
des tégumens du bas-ventre, & au deſſus des inteſtins. Il eſt plus droit chez
les hommes, & plus évaſé extérieurement chez les femmes, pour ne point
être un obſtacle à la ſortie du fœtus.
Après les os des hanches, viennent les
cuiſſes, dont les têtes ſont encore plus
rondes que celles de l'os des bras : ce
ſont les plus rondes qu'il y ait dans
tout le corps. Au deſſous de ces têtes
elles ont deux apophyſes ; l'une, antérieure ; & l'autre, poſtérieure. Le corps
de l'os de la cuiſſe eſt dur, convexe
extérieurement, & renferme de la
moële. L'extrémité inférieure eſt auſſi
plus groſſe que le corps, & l'on y remarque pareillement des éminences. La
tête de l'extrémité ſupérieure eſt reçue
dans la cavité de l'os des hanches,
comme la tête de l'*humerus*, l'eſt dans la
cavité de l'omoplatte. L'os de la cuiſſe,

après son articulation, se porte un peu en dedans, pour soutenir plus également les parties supérieures. Les éminences qui se trouvent à l'extrémité inférieure, laissent entre elles, une échancrure, afin qu'elles puissent s'emboiter plus aisément avec les os de la jambe. Cette articulation est recouverte d'un petit os mou, cartilagineux, qu'on appelle rotule : il paroît comme flottant sur l'articulation, n'est adhérent à aucun os, mais est retenu par les chairs & les ligamens : il se porte un peu en avant, vers l'os de la cuisse, pour affermir la jointure dans les différens mouvemens de la jambe.

La jambe est composée de deux os. Il faut remarquer que l'os de la cuisse est semblable en tout, à l'os du bras ; & les os de la jambe, à ceux de l'avant-bras. Cette ressemblance qui commence par les os, se continue jusque dans les chairs ; de sorte que l'on peut juger de la grosseur & de la beauté de l'un, par la grosseur & la beauté de l'autre. Des deux os qui forment la jambe, l'un est extérieur, & placé au dessous du gras de la jambe ; ce qui lui a fait donner le nom de *peronné* : il est plus court & plus grêle par sa partie

supérieure ; plus gros vers les talons :
l'autre eſt antérieur ; on l'appelle *tibia* :
il eſt plus long, plus épais par ſon extrémité ſupérieure, où il s'articule ſeulement avec la tête inférieure de l'os
de la cuiſſe, de la maniére dont le
cubitus s'articule avec l'*humerus*. Ces
os ſont unis par leurs extrémités ſupérieures & inférieures, & ſéparés dans
leur partie moyenne, comme les os de
l'avant-bras.

La jambe s'articule par en bas, avec
l'os tranſverſal du tarſe, qui eſt ſitué
au deſſus du *calcaneum*, dans lequel ſe
rencontre une échancrure d'un côté,
& des apophyſes de l'autre : il reçoit
la tuberoſité de l'os du talon, &
s'inſinue dans ſa cavité : il eſt dur, ne
renferme point de moëlle, & ſe porte
beaucoup en arriére, où ſa figure eſt
preſque ronde. Les autres os du pied,
ſont articulés comme ceux de la main.
La plante, les doigts, & les ongles
de l'un, répondent à la paume, aux
doigts, & aux ongles de l'autre.

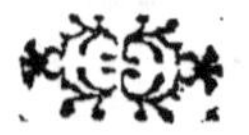

CHAPITRE II.

De la carie ; de ses signes, & de sa curation.

TOUS les dérangemens qui peuvent survenir aux os, se rapportent aux suivans : ou à leur carie, ou à leur fissure, ou à leur fracture, ou à leur perforation, ou à leur contusion, ou à leur luxation. Lorsqu'un os commence à se vitier, il devient d'abord gras, ensuite noir, ou enfin il se carie ; ce qui arrive à la suite des ulcères, ou des fistules qui durent depuis long-tems, ou qui sont accompagnés de gangrène. On doit commencer par découvrir l'os, en emportant l'ulcère ; après quoi, si la portion de l'os, qui est vitiée, n'est point entiérement à découvert, il faut couper les chairs tout autour, jusqu'à ce que l'on soit parvenu à la partie saine de l'os ; on applique ensuite une fois ou deux, un fer chaud, sur l'endroit qui paroît gras, pour qu'il s'en détache une esquille ; ou bien, on le ratisse, jusqu'à ce qu'il en suinte un peu

de fang ; ce qui eſt une marque que l'os
eſt ſain en cet endroit ; car ce qui eſt
vitié , ne contient point de ſang. Si
c'eſt le cartilage qui eſt affecté , il faut
faire la même choſe , & le ratiſſer avec
le ſcalpel , juſqu'à ce qu'on ait emporté
tout ce qui eſt vitié. On ſaupoudre enſuite de nître bien broyé , l'os ou le
cartilage qu'on a ainſi ratiſſé. La carie,
lorſqu'elle eſt ſuperficielle , ne demande
point un traitement différent ; ſi ce n'eſt
qu'il faut laiſſer un peu plus long-tems
le fer chaud appliqué ſur l'os , ou le
ratiſſer davantage. Dans ce dernier cas,
il faut appuyer fortement avec l'inſtrument, pour emporter la carie, & avoir
plutôt fait. On ne ceſſe , que lorſqu'on
eſt arrivé à la partie blanche ou ſolide
de l'os ; car il eſt évident que le mal ne
va point au delà du blanc , & que la
carie ſe termine à l'endroit où l'os eſt
ſolide. Nous avons dit auſſi plus haut,
que lorſqu'on étoit parvenu à la partie
ſaine de l'os, il en ſuintoit un peu de
ſang ; mais ce dernier ſigne eſt douteux, ſi la noirceur ou la carie de l'os
pénétre bien avant. Il eſt aiſé de s'aſſurer de l'exiſtence de la carie , par le
moyen d'un ſtilet ; car cet inſtrument
s'enfonce plus ou moins dans l'os, ſelon

que la carie eſt plus ou moins profonde.
On peut auſſi en juger par la violence
de la fiévre & de la douleur ; car , ſi
ces accidens ſont peu conſiderables , la
carie ne peut être fort profonde. On
s’aſſure encore mieux de ſa profondeur,
par la tariére ; car , lorſque les parties
qu’on retirera de l’os , avec cet inſtrument, ne ſeront plus noires , on ſera
ſûr d’avoir trouvé la fin de la carie.
Ainſi donc , ſi elle pénétre bien avant
dans le corps de l’os , il faut à cet endroit, y faire avec la tariére , pluſieurs
trous qui aillent juſqu’au fond de la
carie , & y porter enſuite des fers
chauds, juſqu’à ce que l’os ſoit entiérement deſſéché. Par ce moyen , toute
la portion vitiée ſe ſéparera de celle
d’en deſſous , qui eſt ſaine ; le ſinus ſe
remplira de chair ; il ne s’y portera plus
d’humeur par la ſuite , ou du moins ,
il ne s’y en portera que fort peu.

Mais ſi la noirceur ou la carie pénétrent l’os de part en part , il faut le
couper, & emporter tout ce qu’il y a
de vitié : ſi la partie d’en deſſous eſt
ſaine , on ſe contentera d’enlever ce
qui eſt corrompu. Le cautère actuel eſt
également nuiſible dans la carie des os
du crâne, du *ſternum*, & des côtes ; il

eſt abſolument néceſſaire d'emporter
avec un inſtrument tranchant, tout ce
qui eſt carié. On ne doit point ſuivre
la méthode de ceux qui, après avoir
mis l'os à découvert, attendent le troiſiéme jour pour l'emporter ; il y a moins
de danger à le faire avant l'inflammation. C'eſt pourquoi il faut, autant
qu'il eſt poſſible, faire tout de ſuite une
inciſion aux chairs ; découvrir l'os, &
emporter tout ce qu'il y a de vitié. La
carie du *ſternum* eſt la plus pernicieuſe
de toutes ; car il eſt rare, quelque heu-
reuſe que l'opération ait été, que la
guériſon ſoit parfaite.

CHAPITRE III.

*De la maniére de couper les os : du
trépan, & de la tariére, inſtru-
mens propres pour cela.*

ON emporte les os cariés, de deux
façons. Si la carie a peu d'étendue, on l'enleve avec le trépan, que
les Grecs appellent *Choinicion* : ſi elle
en a beaucoup, on ſe ſert de la tariére.
Je vais donner la maniére de ſe ſervir
de l'un & de l'autre. Le trépan eſt un

inftrument de fer , concave , rond ,
armé de dents en deſſous, comme une
ſcie, garni dans ſon milieu, d'une pointe,
qui eſt auſſi environnée d'un cercle. Il
y a deux ſortes de tariéres : les unes ſont
ſemblables à celles dont ſe ſervent les
charpentiers ; les autres ont une tige
plus longue , qui commence par une
pointe tranchante, qui s'élargit d'abord
& ſe retrecit enſuite inſenſiblement ,
juſqu'au haut.

Si la partie vitiée de l'os n'a pas
plus d'étendue que n'en peut couvrir
la couronne du trépan , il faut l'emporter avec cet inftrument : s'il y a carie , on enfonce dans le trou , qui eſt
à l'os , la pointe qui paſſe par le milieu
du trépan ; s'il n'y a que noirceur , on
fait à l'os , avec la pointe du ciſeau ,
une petite entaille , dans laquelle on
place la pointe du trépan , afin qu'elle
ne puiſſe s'échapper en tournant. Le
trépan ainſi placé , on le fera tourner
par le moyen de ſon manche , comme
un vilebrequin. Il eſt une certaine façon d'appuyer , pour percer l'os , &
faire en même-tems tourner le trépan :
ſi l'on n'appuye pas aſſez , on n'avance
point ; ſi l'on appuye trop , on ne peut
faire tourner le trépan. Il eſt bon de

verſer un peu d'huile roſat ou de lait ,
pour lubrefier l'os d'avantage : on ne
doit point en verſer beaucoup , de
crainte d'émouſſer le tranchant de l'inſtrument. Lorſque l'empreinte de la couronne du trépan eſt ſuffiſamment mar-
quée, on retire la pointe , & on fait
enſuite tourner la couronne ſeule. Lorſque par la couleur de la ſciûre, on voit
qu'on eſt parvenu à la partie ſaine de
l'os , on ôte le trépan.

Si la carie eſt trop large, pour qu'on
puiſſe la couvrir avec la couronne du
trépan , il faut ſe ſervir de la tariére ,
avec laquelle on fait d'abord un trou ,
entre la portion de l'os , qui eſt vitiée ,
& celle qui eſt ſaine ; on en fait enſuite un ſecond, fort près du premier ;
puis un troiſiéme , juſqu'à ce que la
portion de l'os , qui eſt vitiée , & qu'il
faut emporter , ſoit environnée de ces
trous. La couleur de la ſciûre fera connoître ſi ces trous ſont aſſez profonds ;
alors , avec un ciſeau bien tranchant ,
ſur lequel on frappera avec un maillet ,
on coupera les portions de l'os qui ſe
trouvent compriſes entre ces trous. Par
ce moyen , on fait dans l'os , une ouverture en rond , ſemblable à celle que
le trépan fait dans une circonférence

plus étroite. Au reste, soit qu'on se soit
servi du trépan, ou de la tariére, il
faut avec le même ciseau bien tranchant, couché de plat, enlever par esquilles, ce qu'il y a de vitié dans l'os,
jusqu'à ce qu'on soit parvenu de tout
côté, à la partie saine.

Il est très-rare que la noirceur &
la carie pénétrent l'os de part en part;
sur-tout si ce sont les os du crâne, qui
sont affectés. C'est encore par le moyen
du stilet, qu'on reconnoîtra la carie de
ces os : on l'enfonce dans le trou : si
la partie d'en dessous est solide ; si le
stilet y rencontre quelque chose de rénitent, & qu'il en sorte mouillé, c'est une
preuve qu'elle n'est point entiérement
cariée. Mais lorsque l'os est percé de
part en part, le stilet pénétre plus avant ;
il ne trouve rien entre le crâne & la
membrane du cerveau qui lui résiste ,
& revient sec ; non qu'il n'y ait en dessous une sanie vitieuse , mais parce
qu'occupant un plus grand espace, elle
est moins ramassée. Quoiqu'il en soit,
si la noirceur qu'on a découverte par
la tariére , & la carie qu'on a recon-
nue par le stilet, vont d'un côté à l'autre de l'os, le trépan est presque toujours inutile ; car il est presque impossi-

ble que le mal ne soit fort étendu, lorsqu'il est si profond. Il faut donc avoir
recours à la tariére de la seconde espéce.
On aura soin de la tremper de tems en
tems, dans de l'eau froide, afin qu'elle
ne s'échauffe point trop. On doit re-
doubler ses soins & ses attentions, lorsqu'on est parvenu à la moitié d'un os
qui n'a qu'une table, ou qu'on a percé
la premiére de celui qui en a deux. C'est
ce que l'on reconnoît dans le premier
cas, par l'espace même ; & dans le second, par le sang. Il faut alors tourner
plus doucement, le manche de la tariére ; n'appuyer que très - légérement
dessus, avec la main gauche ; retirer
souvent l'instrument, & examiner la
profondeur du trou, pour sçavoir
lorsque l'os est entiérement percé, &
ne point s'exposer à blesser la membrane du cerveau ; ce qui occasionneroit une inflammation des plus considérables, & mettroit le malade en danger de perdre la vie.

Lorsqu'on a fait tous les trous nécessaires, on emporte, de la maniére
que nous l'avons dit plus haut, les
portions situées entre ces trous ; prenant bien garde de ne point offenser
la dure-mere avec la pointe du ciseau.

On

On ne peut prendre trop de précautions, jusqu'à ce qu'on ait fait une ouverture suffisante, pour faire entrer le *meningophylax*, ou gardien des *meninges*. Cet instrument est une lame de cuivre, ferme, un peu recourbée, & polie par sa partie extérieure : on l'enfonce entre la portion de l'os, qu'on veut enlever, & la dure-mere qu'elle garantit de la pointe du ciseau, sur le manche duquel le Chirurgien frappe plus hardiment & plus sûrement avec le maillet. Après que l'os est coupé de tout côté, on l'éleve & on l'emporte avec cette même lame, sans courir risque d'offenser, en aucune façon, le cerveau. Lorsque tout l'os a été enlevé, il faut racler & polir avec la rugine, les bords de l'ouverture, & emporter la sciûre qui peut être tombée sur la dure-mere. Si on n'a emporté que la premiére table de l'os, ce n'est point assez de racler & de polir les bords de l'ouverture, il faut aussi racler & polir la seconde table ; car lorsque les nouvelles chairs viennent à recouvrir l'os, s'il y étoit resté quelque asperité, outre que ce seroit un obstacle à la guérison, cela occasionneroit encore de nouvelles douleurs.

Je dirai, en parlant des fractures,

ce qu'il est à propos de faire, lorsqu'on a mis ainsi le cerveau à découvert. Si on a laissé en dessous, une portion de l'os, il faut appliquer par dessus, des médicamens qui ne soient point gras, tels que ceux dont on se sert dans les blessures récentes. On recouvre le tout de laine nouvelle, trempée dans de l'huile & du vinaigre. Au bout d'un certain tems, il pousse de l'os même, des chairs qui remplissent l'ouverture. Lorsqu'on a fait, avec le cautère actuel, un trou sur un os, il se forme, également entre les parties vitiées & les parties saines, des chairs qui font détacher & tomber ce qui s'étoit abscédé, & remplissent le creux fait par le cautère. Comme ces chairs ont ordinairement la figure d'une esquille mince & étroite, les Grecs les appellent *Lepis*, c'est-à-dire, écaille.

Il peut arriver aussi, qu'à la suite d'un coup, l'os ne soit ni brisé, ni fendu, mais seulement contus ; dans ce cas, il suffit de racler & de polir la partie offensée. Quoique les différens maux dont nous venons de parler, attaquent le plus souvent les os de la tête, ils sont néamoins communs à tous les os en particulier ; ensorte que par tout où leur nature eſt là même , on doit employer les mêmes remédes. Mais pour ce qui eſt des fractures , des fiſſures, des perforations & des luxations des os , les méthodes qu'on employe, pour y remédier , ont toutes quelque choſe de commun , pour le général , & quelque choſe de particulier pour l'eſpéce. Je vais rapporter ce qu'elles ont de commun & de particulier , en commençant par le crâne même.

CHAPITRE IV.

Des fractures du crâne.

LORSQU'UNE perſonne a reçu un coup à la tête , il faut commencer par s'informer, ſi elle a vomi de la bile immédiatement après ; ſi elle a eu des vertiges ; ſi elle a perdu l'uſage de la parole ; s'il lui eſt ſorti du ſang par les narines, ou par les oreilles ; ſi elle a été renverſée du coup ; ſi elle eſt reſtée par terre, comme endormie & ſans ſentiment. Ces ſignes annoncent la fracture du crâne ; & lorſqu'ils ſe rencontrent , il eſt évident

que l'opération du trépan eſt néceſſaire , & que le bleſſé n'en reviendra que
difficilement. Si , outre cela , le malade
reſſent un engourdiſſement ; ſi ſa raiſon
eſt égarée ; s'il ſurvient une paralyſie,
ou des mouvemens convulſifs , il eſt
probable que la dure-mere eſt auſſi of-
fenſée ; par conſéquent il reſte encore
moins d'eſpérance. Si l'on ne remarque
aucun des accidens dont nous venons
de parler , & ſi l'on eſt incertain s'il
y a fracture ou non , au crâne , on de-
mandera au malade , ſi c'eſt avec une
pierre , une épée , un bâton , ou avec
quelque autre eſpéce de dard , qu'il a
été frappé , & ſi cet inſtrument étoit
poli , ou raboteux , ou petit , ou conſidérable , & ſi le coup a éte leger ou
violent. Car ordinairement , plus il a
été léger , plus il eſt aiſé de guérir.
Mais il eſt un moyen plus ſûr , pour ſçavoir , s'il y a fracture au crâne , ou
non ; c'eſt de ſonder la playe. La
ſonde dont on ſe ſervira pour cela ,
ne doit être ni trop menue , ni trop
pointue ; de crainte que venant à
rencontrer quelque petit enfoncement
naturel , elle ne donne fauſſement lieu
de croire , que c'eſt une fracture de
l'os ; il ne faut point non plus , qu'elle

foit ni trop groffe, ni trop mouffe,
de peur qu'elle ne gliffe par deffus les
fiffures véritables, lorfqu'elles font
peu confidérables. Quand la fonde a
parcouru l'os, fi elle n'a rien rencon-
tré que de continu & de poli, il y a
grande apparence que l'os n'eft point
endommagé ; mais fi l'on fent quelque
chofe de rude & d'inégal dans les endroits, où il ne doit point y avoir de
future, c'eft une marque que l'os eft
fracturé. Hippocrate nous apprend qu'il
fut trompé par les futures. Il n'y a que
les hommes véritablement grands, & qui
connoiffent toute la fupériorité qu'ils
ont fur les autres, qui puiffent ainfi convenir de leurs méprifes. Les génies fuper-
ficiels, ne font point capables d'un tel
aveu : ils ont trop peu, pour rien abandonner ; mais c'eft le propre de ceux
du premier ordre, qui fentent qu'ils
feront toujours affez illuftres d'ailleurs,
d'avouer ingénument leurs fautes ; fur-
tout, fi l'aveu qu'ils en font, peut être
de quelque utilité à ceux qui viendront après eux, en les empêchant de
donner dans les mêmes méprifes.

Nous avons rapporté exprès ce trait
de ce grand Médecin, pour faire voir
que quelque précaution qu'on prenne

en pareil cas , on peut quelquefois se
méprendre. Les sutures peuvent tromper , en ce qu'elles sont rudes & inégales ; de sorte que l'on peut prendre
pour une suture , ce qui est réellement
une fente ; principalement, si c'est dans
un endroit , où il y a ordinairement
une suture. Pour ne point s'y méprendre , il est à propos de découvrir l'os ;
car comme nous l'avons déja dit ,
la situation des sutures varie ; & de
plus , la fissure peut se trouver dans
l'endroit même de la suture , ou dans
les environs. On doit même quelquefois , lorsque le coup a été bien violent , & qu'on ne trouve rien avec la
sonde , découvrir l'os ; si on n'y apperçoit point de fissure , il faut ver-
ser de l'encre par dessus ; le racler
ensuite avec une rugine ; & la fissure
alors , s'il y en a une , conservera
l'empreinte de l'encre.

Quelquefois aussi la fissure est à un
endroit différent de celui où on a reçu
le coup ; c'est pourquoi, si l'on a reçu
un coup violent ; que les symptômes
qui s'ensuivent , paroissent dangereux ,
& qu'il n'y ait point de fissure à l'endroit où les tégumens sont entammés ,
on fera bien de voir au côté opposé ,

s'il n'y a point quelque endroit mou &
tumefié ; auquel cas, on l'ouvrira, &
l'on trouvera deffous, qu'il y a fiffure
à l'os ; & quand bien même on n'en
trouveroit point, on n'auroit pas beaucoup rifqué d'ouvrir ainfi la peau; parce
qu'il eft aifé de la faire reprendre ; au
lieu que la fiffure, fi on n'y remédie
dès le commencement, excite une inflammation des plus violentes, & né
fe guérit alors, que très-difficilement.
Il arrive cependant quelquefois, mais
rarement, que l'os refte fain & entier ;
quoiqu'en conféquence d'un coup, quelque veine rompue dans la membrane du
cerveau, laiffe échapper en dedans, le
fang qui, y reftant en ftagnation, s'y
épaiffit, excite de violentes douleurs,
& caufe à la fin, la perte de la vûe.
Mais le plus ordinairement, la douleur
eft au côté oppofé ; & en y faifant une
incifion, on trouvera que l'os eft pâle.
On doit en ce cas, y appliquer auffi
le trépan. Quelque foit le cas qui rende
l'opération du trépan néceffaire, fi les
tégumens ne font point affez ouverts,
il faut les ouvrir d'avantage, jufqu'à
ce que la partie offenfée foit entiérement à découvert. On doit bien prendre garde de ne rien laiffer du péricrâne ;

car si la rugine , ou les dents du trépan venoient à le déchirer , cet accident exciteroit la fiévre , & une inflammation des plus considérables. Ainsi , il
faut le séparer entiérement de l'os. Si
le coup a fait une ouverture aux tégumens , il faudra la laisser telle qu'elle
est ; mais si on est obligé de la faire avec
l'instrument , l'incision cruciale est la
plus convenable , parce qu'elle forme
quatre angles , d'où l'on peut lever autant de portions de tégumens. On arrêtera avec une éponge trempée dans
du vinaigre, & avec de la charpie séche ,
le sang qui sortira : on tiendra la tête du
malade élevée. Cette hémorrhagie n'a
rien de dangereux , à moins qu'on ne
fasse l'incision sur les muscles temporaux : mais supposé même qu'on la fasse
en cet endroit , c'est l'accident le moins
fâcheux qui puisse arriver.

Dans le cas de fissure , ou de fracture
au crâne , les Anciens avoient tout de
suite , recours à l'opération du trépan ,
pour emporter l'os offensé ; mais il est
beaucoup mieux d'essayer d'abord des
emplâtres qu'on a coutume d'employer
dans les blessures du crâne : on malaxe
quelqu'un de ces emplâtres avec du
vinaigre , & on l'applique sur l'os fracturé

turé ou fendu. On étend par deſſus cet emplâtre, un linge qui en eſt enduit, & qui eſt un peu plus large que la plaie : on recouvre le tout de laine nouvelle trempée dans du vinaigre, & on bande enſuite la plaie : on leve tous les jours l'appareil, & on continue de la même façon, juſqu'au cinquiéme jour. Le ſixiéme, on fait, par le moyen d'une éponge, des fomentations, avec l'eau tiéde, & on continue le même panſement qu'auparavant. Alors, ſi les chairs repouſſent ; ſi la fiévre eſt diſſipée, ou diminuée ; ſi l'appetit revient ; ſi le malade dort ſuffiſamment, il faudra continuer la même méthode. Au bout de quelque tems, pour faciliter la régénération des chairs, on rendra l'emplâtre plus émollient, en y ajoutant du cérat fait avec l'huile roſat ; car il eſt par lui-même aſtringent. Par ce moyen, la fente ſe remplit ſouvent d'une eſpéce de calus, qui conſolide les os, comme la cicatrice conſolide les chairs ; c'eſt auſſi par ce même calus, que ſont réunis les os fracturés, qui laiſſoient entre eux, une grande ouverture, & qui ne tenoient plus aux parties voiſines. Ce calus eſt beaucoup plus propre à recouvrir le cerveau, que la chair qui re-

pousseroit, si on avoit enlevé l'os. Mais
si dès le commencement de la cure, la
fiévre augmente ; si le malade dort peu ;
s'il est troublé par des rêves importuns
& tumultueux ; si l'ulcère est humide,
& ne se guérit point ; s'il se forme des
tumeurs glanduleuses au cou ; si les douleurs & le dégoût vont en augmentant,
il faudra en venir à l'opération, & employer le ciseau. Il y a deux choses à
craindre dans les coups de la tête ; la
fissure & l'enfoncement de l'os : dans
le premier cas, les bords de la fissure
peuvent être extrêmement serrés, soit
parce que l'un s'éleve au dessus de l'autre ; soit parce qu'après avoir été séparés, ils se réunissent de nouveau,
exactement ; en sorte que les humeurs
qui suïntent des vaisseaux brisés, tombent sur la membrane du cerveau, &
ne trouvant point d'issue, pour s'échapper, l'irritent, & y excitent une violente inflammation.

Dans le second cas, l'os enfoncé
presse sur la même membrane : il se
détache aussi quelquefois de la fracture,
des esquilles pointues, qui blessent le
cerveau. On doit remédier à ces accidens, de façon qu'on emporte le moins
d'os qu'il est possible. C'est pourquoi,

dans la fiſſure, on emportera, avec le plat du ciſeau, ce qui déborde; & ſi après l'avoir enlevé, il reſte une petite ouverture, on ne l'aggrandira point davantage, pour achever la cure. Mais ſi les bords ſont preſſés l'un contre l'autre, on fera ſur le côté de la fiſſure, avec la tariére, une ouverture de la largeur du doigt; enſuite on fera dans l'os, avec le ciſeau, une inciſion angulaire, de maniére que le ſommet ſoit tourné vers le trou, & la baſe vers la fiſſure.

Si la fiſſure eſt fort étendue, on fera deux trous ſur la même direction, & deux inciſions dans l'os, pareilles à celle dont nous venons de parler, afin qu'il ne reſte rien de fracturé, & que les humeurs épanchées ſur la membrane du cerveau, ayent une iſſue ſuffiſante, pour s'échapper. Si l'os fracturé eſt enfoncé, il n'eſt pas toujours néceſſaire de l'emporter entiérement; mais ſoit qu'il ſoit briſé tout-à-fait, & abſolument détaché des os circonvoiſins; ſoit qu'il tienne encore par une légére portion, au reſte du crâne; il faut avec le ciſeau, le ſéparer de celui qui eſt ſain; faire enſuite à côté de l'inciſion, deux trous dans l'os enfoncé, ſi la fracture est peu considérable ; trois, si elle l'est davantage, & emporter les parties de l'os, situées entre ces trous ; après quoi, on pratiquera avec le ciseau, aux deux côtés de la fente, une ouverture en forme de croissant, dont la base sera tournée vers la fracture, & les extrémités vers l'os sain : ensuite, s'il y a quelques esquilles qui vacillent, & qu'on puisse enlever aisément, on les emportera avec une tenette faite exprès pour cela, surtout, si elles sont pointues, & qu'elles puissent blesser la dure-mere ; s'il n'est point aisé de les avoir, on introduira entre le crâne & la dure-mere, le *meningophylax*, & après avoir emporté toutes les esquilles pointues & saillantes, on élevera avec cet instrument, la portion de l'os enfoncée. Par cette méthode, on vient à bout de consolider les os fracturés, dans les endroits où ils ne sont point entiérement séparés du reste du crâne ; & dans ceux où ils sont entiérement détachés des os circonvoisins, de les faire, à l'aide des médicamens, tomber au bout d'un certain tems, sans causer la moindre douleur. On procure aux humeurs épanchées, une issue suffisante, pour s'échapper ; & la portion de l'os, qu'on a conſervée, garantit mieux le cerveau, que n'auroient pû faire les chairs qui ſeroient repouſſées à la place de l'os, ſi on l'avoit emporté. L'opération faite, on verſe ſur la dure-mere, du vinaigre fort âcre, pour arrêter le ſang, s'il en ſort, ou pour réſoudre celui qui peut s'être caillé deſſous : on applique enſuite ſur la membrane même, l'emplâtre que nous avons conſeillé plus haut, ramolli avec du vinaigre : on étend par deſſus, un linge enduit du même emplâtre : on recouvre l'un & l'autre de laine nouvelle, trempée dans du vinaigre, & on aſſure le tout, par le moyen d'un bandage convenable.

On panſe la plaie tous les jours une fois, & même deux, ſi c'eſt en été; on met le malade dans une place chaude.

Si la dure-mere vient à s'enflammer & à ſe gonfler, on verſera deſſus, de l'huile roſat tiéde ; mais ſi elle ſe gonfle au point de ſortir hors du crâne, il faudra la faire rentrer, en appliquant deſſus, des lentilles, ou des feuilles de vigne bien broyées, mêlées avec du beurre frais, ou de la graiſſe d'oye. On ramollira le prolongement qui ſort par l'ouverture du

crâne, avec du cérat liquide d'iris ; &
s'il ne paroît point en bon état, on se
servira d'un mélange de parties égales
de l'emplâtre dont nous avons déja
parlé, & de miel, qu'on appliquera
dessus, avec un peu de charpie pour le
maintenir en place ; on recouvrira le
tout d'un linge enduit du même emplâtre ; lorsque la dure-mere sera suffisamment détergée, on joindra du cérat
à l'emplâtre, pour procurer la régénération des chairs. Quant au régime de
vivre, il doit être le même que dans
les blessures, & encore plus exact,
parce que les plaies de la tête sont plus
dangereuses que les autres. Lors même
qu'il sera tems de donner une nourriture plus forte au malade, on évitera
tous les alimens qui ont besoin d'être
mâchés long-tems ; de même que la
fumée, & tout ce qui pourroit exciter l'éternument. C'est une preuve certaine que la cure va bien, & que le
malade guérira, si la dure-mere conserve son mouvement, si elle retient
sa couleur ; si les chairs qui repoussent, sont rouges, & que le malade remue
facilement la mâchoire & le cou. Au
contraire, c'est un très-mauvais signe,
si la dure-mere a perdu son mouve-

ment ; si sa couleur est noire , ou livide, ou qu'elle paroisse putréfiée ; si le malade extravague ; s'il y a vomissement continuel, paralysie ou convulsion ; si les chairs sont livides , & si le mouvement du cou & de la mâchoire est empêché. Quant aux autres signes qui se tirent du sommeil , de l'appétit, de la fiévre , de la couleur du pus , ce sont ici, comme dans les autres blessures , précisément les mêmes , qui donnent lieu de craindre ou d'espérer.

Lorsque la cure va bien , il s'éleve de la membrane même, ou si l'os est composé de deux tables à cet endroit, & qu'on n'en ait enlevé qu'une , il pousse de la table intérieure , des chairs qui remplissent l'ouverture faite à l'os. Ces chairs sont quelquefois fongueuses, & s'élevent au dessus du crâne. En ce cas, il faut les réprimer , & les contenir avec l'écaille de cuivre , & appliquer ensuite dessus, des remédes cicatrisans. Toutes les plaies de la tête se cicatrisent assez aisément, excepté à la partie du front, qui est un peu au dessus de l'entre-deux des sourcils. Il n'est guére possibble qu'il ne reste à cet endroit , pendant toute la vie, une ulcération , sur laquelle, il faut appli-

M m iiij

quer un linge enduit de quelques médicamens convenables. Après les bleffures de la tête, on doit éviter pendant long-tems, jufqu'à ce que la cicatrice foit bien affermie, l'ardeur du
foleil, le vent, le bain fréquent, &
l'excès dans le vin.

CHAPITRE V.

De la fracture du nez.

IL arrive quelquefois que l'os & le
cartilage du nez font caffés, tantôt
par devant, tantôt fur les côtés. S'ils
le font tous deux par devant, ou s'il
n'y a que l'un ou l'autre, le nez s'af-
faife, & l'on refpire difficilement; fi
l'os eft caffé fur le côté, on y apperçoit un creux; fi c'eft le cartilage, le
nez panche vers le côté oppofé. Dans
la fracture du cartilage, il faut relever
doucement la portion qui eft enfoncée,
ou avec une fonde, ou avec deux
doigts qu'on introduit dans les narines.
La réduction faite, on y introduit une
tente, recouverte d'une pellicule fort
douce, qu'on a coufue autour, ou un
bourdonnet préparé de la même façon,

ou bien, un gros tuyau de plume, enduit de gomme ou de colle, & recouvert également d'une pellicule fort douce, pour soutenir le cartilage redressé, & l'empêcher de retomber. Si c'est la partie antérieure du cartilage qui est brisée, on remplit également les deux narines ; s'il n'y a qu'un côté fracturé, on remplit plus la narine vers laquelle le nez panche, que celle de l'autre côté. On applique extérieurement une bande molle, enduite dans son milieu, d'un mélange de parties égales de fleurs de farine de froment & de suie d'encens ; on fait ensuite tourner cette bande autour de la tête, & on vient coller les deux bouts sur le front. Ce mélange s'attache au nez, comme de la colle, & lorsqu'il s'est durci, il maintient parfaitement les cartilages. Si ce qu'on a introduit dans les narines, incommode, comme il arrive assez ordinairement, lorsque le cartilage est brisé à l'intérieur, on se contente de le tenir en place, avec le bandage dont nous venons de parler ; on l'ôte au bout de quatorze jours ; on le détache par le moyen de l'eau chaude, avec laquelle on fomente tous les jours, le nez qui est enflé.

Si c'est l'os qui est fracturé, on le redresse de la même façon, avec les doigts ; & si c'est à la partie antérieure que se trouve la fracture, on remplit les deux narines ; si c'est sur le côté, on remplit celle contre laquelle l'os du nez s'est affaisé. On applique du cérat par dessus ; on serre le bandage un peu plus fort, parce que le calus qui se forme, ne sert pas seulement à réunir les os du nez, mais encore parce qu'il occasionne en cet endroit une tumeur. Dès le troisiéme jour, on doit bassiner le nez avec de l'eau tiéde, & il faut réitérer ces fomentations d'autant plus souvent, que le calus est plus proche d'être entiérement formé. S'il y a plusieurs fragmens, il faudra les redresser tous les uns après les autres, avec les doigts qu'on introduira dans les narines, & les tenir réunis avec la bande dont nous venons de parler. On appliquera par dessus cette bande, du cérat, sans qu'il soit besoin d'autre bandage.

Mais s'il y a un fragment qui soit entiérement détaché des autres, & qui ne puisse point reprendre, ce que l'on connoîtra par la grande quantité de sang, qui s'écoulera de la plaie, on l'emportera avec des pincettes ; & lorfque l'inflammation fera paſſée, on appliquera ſur la fracture, quelque léger aſtringent. Le cas le plus fâcheux de tous, eſt lorſque la fracture eſt accompagnée de plaie : cet accident eſt fort rare ; mais lorſqu'il arrive, il faut, après avoir remis l'os ou le cartilage en place, appliquer ſur la plaie, quelqu'un des emplâtres qui conviennent dans les bleſſures récentes, & ne point ſe ſervir de bandage.

CHAPITRE VI.

De la fracture de l'oreille.

LE cartilage de l'oreille ſe rompt auſſi quelquefois : lorſque cet accident arrive, il faut, avant qu'il s'y ſoit formé du pus, appliquer ſur l'oreille, un emplâtre glutinatif, qui la rafermit ſouvent, & empêche la ſuppuration. Au reſte, on ne doit pas ignorer que le cartilage de l'oreille, ni celui du nez, ne ſe reprennent point ; mais il croît ſeulement dans les environs de la fracture, des chairs avec leſquelles le cartilage ſe conſolide. C'eſt pourquoi, ſi avec la fracture du cartilage, les chairs ſont offenſées, il faut les recoudre de part & d'autre. Mais nous ne parlons ici que de la fracture qui eſt ſimple, & qui n'eſt point accompagnée de plaie aux tégumens. Dans ce cas, ſi la ſuppuration eſt établie, il faut faire une inciſion à la peau, du côté oppoſé à la fracture ; emporter le cartilage que l'on coupera en forme de croiſſant ; appliquer enſuite ſur la plaie, des remédes légerement aſtringens, tel que le lycium délayé dans de l'eau, & & continuer l'uſage de ces remédes, juſqu'à ce que le ſang ſoit entiérement arrêté. Après quoi, on étendra deſſus, un linge enduit d'un emplâtre, dans lequel il n'entre rien de gras : on remplira de laine molle, le vuide qu'il y a entre l'oreille & la tête : on aſſujettira enſuite l'oreille par un bandage, qui ne ſoit point trop ſerré. Le troiſiéme jour, on fomentera l'oreille avec de l'eau tiéde, comme dans la fracture du nez : on doit obſerver les premiers jours, une diéte exacte, juſqu'à ce que l'inflammation ſoit paſſée.

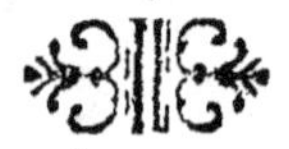

CHAPITRE VII.

De la fracture de la mâchoire, avec quelques observations sur toutes les espéces de fractures.

DE la fracture du nez & de l'oreille, nous passerons à celle de la machoire : nous commencerons par quelques remarques générales sur toutes les espéces de fractures, afin de n'être point obligé de répeter trop souvent les mêmes choses.

Les fractures en général, se divisent en longitudinales, en transversales, & en obliques : quelquefois les bouts des os fracturés sont obtus ; d'autres fois, ils sont pointus, ce qui est très-dangereux ; parce qu'il n'est point aisé alors de les replacer & de les réunir, & qu'ils déchirent les chairs, & même quelquefois les tendons & les muscles. Dans certaines fractures, un fragment se divise quelquefois en plusieurs autres ; il en est où les fragmens sont entiérement séparés les uns des autres ; dans celle de la machoire, les os fracturés se tiennent toujours par quelque endroit.

Pour réduire les fractures de la mâchoire, il faut appliquer un doigt dans la bouche, & un autre fur le menton, & preffer fortement de part & d'autre, afin de remettre les os fracturés dans leur fituation naturelle. Si la fracture eft tranfverfale, & fi les deux portions déplacées de la mâchoire, s'avancent l'une fur l'autre, comme il arrive prefque toujours dans cette efpéce de fracture, après avoir replacé les os, il faut avec un crin', attacher l'une à l'autre, les deux premiéres dents qui font fur les côtés de la fracture, ou bien les fuivantes, fi ces deux premiéres font ébranlées. Dans les autres efpéces de fracture de la mâchoire, cette précaution eft inutile.

On réduit les os en place, de la maniére que nous avons dite, & on applique deffus, un linge plié en deux, & trempé dans un mélange de vin, d'huile, de fuie d'encens, & de fleurs de farine de froment. On affure le tout par le moyen d'un bandage, ou d'une efpéce de bride molle, qu'on fend dans fon milieu pour embraffer exactement le menton ; on améne les deux bouts fur le derriere de la tête, où on les lie.

Une remarque qu'il faut encore faire,

& qui a lieu dans toutes les espéces de fractures, c'est de retrancher toute nourriture au malade, les trois premiers jours; de ne lui donner le quatre, que des alimens liquides, & une nourriture un peu plus forte, & qui repare les forces, lorsque l'inflammation est passée. L'usage du vin est pernicieux pendant tout le tems que dure le traitement : on leve l'appareil au bout de trois jours : ensuite, par le moyen d'une éponge, on fomente l'endroit fracturé, avec la vapeur de l'eau chaude ; après quoi, on remet un appareil semblable à celui du premier jour : on leve celui-ci le cinq, & on continue de faire la même chose, jusqu'à ce que l'inflammation soit entiérement passée ; ce qui arrive ordinairement le sept ou le neuf. Lorsque l'inflammation est totalement dissipée, on examine de nouveau les os, afin de replacer les fragmens qui se trouveroient n'avoir point été remis en place. On ne doit point ôter le bandage, qu'il n'y ait de passé, au moins les deux tiers du tems nécessaire, pour que les os fracturés se réunissent.

Les os de la mâchoire, de la joue, les clavicules, le *sternum*, l'omoplatte, les côtes, l'os coccis, l'os du talon, le calcaneum, les os de la main, & de la plante des pieds, fe confolident ordinairement entre le quatorziéme & le vingt-uniéme jour ; ceux de l'avantbras, de la jambe, entre le vingtiéme & le trentiéme ; ceux du bras & de la cuiffe, entre le vingt-feptiéme & le quarantiéme.

Nous devons encore ajouter au fujet de la fracture de la mâchoire, qu'il faut être pendant long-tems à ne vivre que d'alimens liquides ; à s'en tenir même, lorfque la cure eft déja avancée, aux fimples bignets & autres pâtifferies femblables, & à ne rien manger de dur, que le calus ne foit entiérement formé, & la mâchoire bien raffermie. Le malade ne doit point non plus parler les premiers jours.

CHAPITRE VIII.

De la fracture de la clavicule.

SI la clavicule eft caffée de travers, elle fe réunit quelquefois d'ellemême. Il n'eft pas befoin de bandage, à moins qu'il n'y ait déplacement des os fracturés. Lorfqu'il y a déplacement, la partie qui eſt contigue au *ſternum*, ſe porte preſque toujours en deſſus de celle qui touche à l'*humerus*, ſur laquelle elle s'incline, & cela, parce que la clavicule étant immobile par elle-même, elle eſt obligée de céder au mouvement de l'*humerus*, qui ſe porte en deſſus. Il eſt très-rare que la clavicule, lorſqu'elle eſt caſſée, s'enfonce par ſa partie antérieure. Les plus grands Maîtres en Chirurgie, nous aſſurent ne l'avoir jamais vu ; cependant Hippocrate en parle en pluſieurs endroits. Comme ces deux cas ſont tout-à-fait différens, ils demandent auſſi un traitement différent. Il faut, ſi la clavicule s'eſt enfoncée vers l'omoplate, pouſſer l'*humerus* avec la main droite à plat, en arriére, & attirer la clavicule en devant. On pouſſera au contraire, l'*humerus* en devant, & la clavicule en arriére, ſi elle s'eſt portée vers le *ſternum*. Si l'*humerus* eſt tombé en arriére, il ne faut point enfoncer la partie de la clavicule qui eſt contigue à la poitrine, parce qu'elle eſt immobile ; mais il faut relever l'*humerus*. S'il eſt tombé en devant, on remplira de laine, la cavité qui eſt du côté du *ſternum*, & on tiendra l'*humerus* attaché aux côtes.

Si les fragmens font pointus, il faut faire une incifion à la peau, au deffus de l'endroit où ces fragmens répondent, & emporter toutes les efquilles qui peuvent bleffer les chairs ; enfuite on fait la réduction. S'il y a quelque partie qui pouffe en dehors, on applique deffus, un linge plié en trois, & trempé dans de l'huile & du vin. S'il y a plufieurs fragmens, on les maintiendra en place, par des attelles d'écorce de férule, enduites de cire en dedans, afin que le bandage ne les fépare point. On ne doit jamais ferrer beaucoup le bandage, dans la fracture de la clavicule, ni des autres os ; il vaut mieux lui faire faire différentes circonvolutions. On applique le bandage fur la clavicule droite, fi c'eft elle qui eft caffée ; on le fait enfuite paffer en deffous de l'aiffelle gauche : on fait tout le contraire, fi c'eft la clavicule gauche qui eft fracturée. Si la clavicule eft enfoncée vers l'omoplatte, on attache le bras au côte ; fi c'eft vers le *fternum*, on l'attache au cou. On fait coucher le malade fur le dos, & on fe conduit pour le refte du traitement, comme dans la fracture de la mâchoire.

2. *Cure générale des différentes maladies des os.*

Il est plusieurs os qui sont presque sans mouvement, qui sont durs, ou cartilagineux, & qui sont sujets à se casser, à être percés, contus, fendus, comme les os de la pomette, le *sternum*, l'omoplatte, les côtes, l'os coccis, l'os du talon, le calcaneum, les os de la main, & des piés ; leur cure est absolument la même. S'il y a quelque plaie, on la traite avec les remédes qui lui conviennent, afin que lorsqu'elle se guérira, le calus qui se formera, remplisse la fissure, ou le trou qui est à l'os. S'il n'y a point de blessure à l'extérieur, & que l'on juge néanmoins par la violence de la douleur, que l'os est offensé, il n'y a rien autre chose à faire, que de se tranquilliser, d'appliquer dessus l'endroit où on sent du mal, du cérat qu'on maintient par le moyen d'un bandage leger, jusqu'à ce que, par la cessation de la douleur, il paroisse que l'os est guéri.

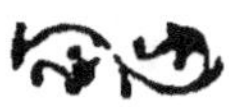

CHAPITRE IX.

De la fracture des côtes.

NOUS avons quelque chose de particulier à dire sur la fracture des côtes : ces os recouvrent une grande partie des visceres ; par conséquent, les dérangemens qui peuvent y survenir, sont plus dangereux que par tout ailleurs. Les côtes se cassent quelquefois, de façon, que non seulement leur partie extérieure, mais même l'intérieure, qui est spongieuse, est offensée ; quelquefois aussi la côte est totalement cassée. Si elle ne l'est point de part en part ; si le malade ne crache point de sang ; s'il n'a point de fiévre ; si la suppuration est peu considérable, & la douleur si légere, qu'elle ne se fasse, pour ainsi dire, point sentir, à moins qu'on ne porte la main sur l'endroit offensé, il suffit de faire les mêmes choses que nous avons prescrites plus haut : on applique le bandage par son milieu, afin qu'il n'enfonce pas plus les tégumens d'un côté, que de l'autre. Au bout de vingt-un jours, tems auquel l'os doit être repris, on commence à donner au malade, une nourriture plus abondante & plus succulente, afin qu'il prenne tout l'embonpoint possible, & que la côte se trouve bien recouverte à l'endroit de la fracture ; car comme elle est encore fort tendre, il faudroit peu de chose, pour la casser de nouveau, si les tégumens n'étoient point en bon état. Pendant tout le tems du traitement, le malade doit éviter de crier, de parler, de s'emporter, de se fâcher, de faire aucun mouvement violent, de s'exposer à la fumée ou à la poussiére, & généralement, à tout ce qui peut exciter la toux, ou l'éternuement. Il ne faut pas même qu'il retienne trop son haleine. Si la côte est totalement fracturée, le mal est plus dangereux ; car il y a crachement de sang ; il survient une inflammation des plus considérables, qui est accompagnée de fiévre, qui tourne quelquefois en suppuration, & met le malade en danger de mort. On doit, si les forces le permettent, tirer du sang au bras qui est du même côté : si les forces ne permettent point de saigner, il faut donner des lavemens émolliens, & faire faire abstinence au malade, pendant long-tems. On ne doit point donner de pain avant le septiéme jour : il faut s’en tenir uniquement aux *forbitions*. On appliquera à l’endroit de la fracture même , du cérat fait avec le *lycium* , auquel on ajoutera la réfine cuite, ou le malagme de Polyarque ; ou bien un morceau d’étoffe, trempé dans un mélange de vin , d’huile rofat , & d’huile ordinaire. On recouvre le tout de laine graffe , molle , & on applique par le milieu , deux bandages qu’il ne faut prefque point ferrer. On doit éviter encore , & avec plus de foin , tout ce que nous avons dit plus haut ; le malade ne doit pas même reprendre trop fouvent fon haleine S’il furvient une toux violente , on fera prendre , pour l’adoucir , une potion faite avec la germandrée , ou la rue , ou le fthœcas , ou bien avec le cumin ou le poivre. Si la douleur eft fort vive , il fera à propos d’appliquer un cataplafme fait avec la graine d’yvraie , ou d’orge , & une troifiéme partie de figues graffes. On laiffera ce cataplafme pendant le jour ; pendant la nuit , on fe fervira du cérat , ou du malagme , ou du morceau d’étoffe dont nous avons parlé plus haut ; car , fi on laiffoit le cataplafme pendant la nuit , il pourroit tomber. On l’ôtera donc tous

les foirs, jufqu'à ce qu'il fuffife d'appliquer du cérat, ou le malagme de
Poliarque. On fera obferver une diéte
des plus rigoureufes au malade, pendant
les dix premiers jours ; & le onziéme,
on commencera à lui donner un peu
plus de nourriture : on ferrera encore
moins le bandage qu'auparavant : la
cure dure ordinairement quarante jours.

Si on a lieu de craindre la fuppuration pendant le tems du panfement, le
malagme conviendra mieux que le cérat, pour procurer la réfolution. Si
malgré toutes les précautions que nous
avons dit qu'il falloit prendre, il paroît des fignes de fuppuration, il ne
faudra point perdre de tems, de crainte
que les côtes qui font en deffous, ne fe
carient ; on enfoncera donc un fer chaud
dans les tégumens, à l'endroit le plus
élevé de la tumeur, jufqu'à ce que l'on
foit parvenu au pus que l'on évacuera.
Si la tumeur ne fe manifefte point extérieurement, on découvrira le foyer
du pus, de la maniére fuivante : on appliquera au deffus de la fracture, de la
terre cimolée, délayée dans de l'eau ;
on la laiffera fécher, & le lieu qui pa-
roîtra humide en deffous, lorfqu'on l'ô-
tera, fera celui qui répondra à l'en-

droit du pus, où il faudra enfoncer le
fer chaud. Si l'abfcès eft fort confidérable, on fera deux ou trois trous, &
on introduira dedans, des tentes, ou
des bourdonnets attachés par en haut,
avec un fil, afin qu'on puiffe les retirer plus aifément. On fe conduira pour
le refte, comme dans les autres brûlures; & lorfque l'ulcère fera bien détergé, on rétablira les forces du malade, par une bonne nourriture, pour
empêcher que la confomption ne furvienne à la fuite de ce mal. Quelquefois lorfque l'os n'eft affecté que légérement, & qu'on a négligé d'y apporter du fécours dans les commencemens, il fe forme en dedans, un amas
de matiére qui n'eft point purulente,
mais qui reffemble à de la mucofité. Les
tégumens font moux en deffous. Il faut
les brûler de même avec un fer chaud.

2. *De la fracture de l'épine.*

La fracture de l'épine demande auffi
quelques obfervations particuliéres; car
s'il y a quelque chofe des vertébres d'emporté, ou de fracturé, il y a un creux
à cet endroit, & on y reffent des picotemens, parce que les fragmens font
néceffairement

néceffairement pointus. Le malade eft obligé de fe courber en devant, pour éviter la douleur : ce font là les chofes qui font reconnoître la fracture des vertébres. La cure eft la même que celle que nous avons rapportée au commencement de ce Chapitre.

CHAPITRE X.

Cure générale de la fracture du bras, de l'avant-bras, de la cuiffe, de la jambe, & des doigts.

LA fracture du bras, de la cuiffe, de l'avant-bras, de la jambe, des doigts, & leur cure, ont auffi beaucoup de rapport l'une avec l'autre ; car il y a beaucoup moins de danger dans la fracture de ces différens os, lorfqu'ils fe caffent dans leur milieu, que lorfqu'ils fe rompent vers leurs extrémités ; & le peril eft d'autant plus grand, que la fracture eft plus proche de la tête fupérieure ou inférieure de l'os. Cette efpéce de fracture caufe de plus vives douleurs, & fe réduit moins facilement. La moins mauvaife, eft celle qui eft fimple & tranfverfale : celle qui eft oblique, & qui eſt accompagnée de fragmens, eſt plus fâcheuſe : la pire de toutes, eſt celle où ces fragmens ſont pointus. Quelquefois les os fracturés ne ſont point déplacés : plus ſouvent ils le ſont, & paſſent l'un ſur l'autre ; c'eſt ce qu'il faut d'abord examiner, & ce qu'il eſt aiſé de reconnoître : car, s'il y a déplacement, on apperçoit comme une eſpéce de convexité à l'endroit de la fracture ; on y éprouve des picotemens, & on y ſent des inégalités au toucher. Si les os fracturés ne reſtent point vis-à-vis l'un de l'autre, mais ſe portent obliquement ; ce qui arrive, quand il y a déplacement, le membre où eſt la fracture, eſt plus court que celui du côté oppoſé, & les muſcles ſont tuméfiés. Lorſqu'on s'eſt aſſuré qu'il y a déplacement, il faut ſur le champ, procéder à la réduction ; car les tendons & les muſcles qui ſont tendus par les os fracturés, ſe contractent, & on eſt obligé de les étendre, en leur faiſant violence, pour pouvoir remettre les os dans leur ſituation naturelle. Si la réduction n'a point été faite les premiers jours, il ſurvient une inflammation, dans laquelle il ſeroit difficile & dangereux de la tenter ; car la violence qu'on feroit

alors aux muscles, pourroit être suivie
de convulsions, ou attirer la gangrène,
ou tout au moins, un abscès, sur la
partie fracturée. C'est pourquoi, si on
n'a point replacé les os, avant que l'inflammation fût formée, il ne faut le
faire, que lorsqu'elle est passée. Lorsqu'il n'est question que d'étendre un
doigt, ou un membre qui est encore
tendre, il suffit d'un seul homme, qui
tire d'une main en dessous, & de l'autre, en dessus de la fracture ; mais si le
membre est plus considérable, il faut
deux hommes, qui tirent en sens contraire. Si les ligamens & les muscles font
très-forts, comme ils le font chez les
hommes robustes, sur-tout aux cuisses
& aux jambes, il faut attacher des brides, ou des bandes de toile, à l'une & à
l'autre extrémité de l'article, & les faire
tirer par plusieurs aides, en sens contraire. Lorsque par l'extension, on a
rendu le membre un peu plus long qu'il
n'est naturellement, l'Opérateur doit
alors, avec ses mains, replacer les os
dans leur situation naturelle. On est sûr
qu'ils le font, par la cessation de la douleur. Pour lors, on enveloppe le membre qui est égal à l'autre, avec un
morceau de toile, plié en deux ou trois

doubles, & trempé dans du vin & de
l'huile. La toile de lin, est la meilleure pour cela. On a ordinairement
besoin de six bandes. La premiére est
la plus courte de toutes ; on la fait
tourner trois fois en montant, en forme
spirale, autour de la partie fracturée ;
La seconde est plus longue de la moitié, que la premiére : si l'os fait une
saillie quelque part, on commence par
l'appliquer sur cet endroit ; s'il n'en
fait point, on l'applique sur tel endroit
de la fracture qu'on juge à propos ; on
la fait tourner dans un sens contraire
à la premiére, en descendant, tout autour de la fracture, vers laquelle on la
ramene ensuite, en la faisant finir par
en haut, au delà de la premiére bande.
Pour les contenir, on applique par dessus, un morceau de linge fort large,
enduit de cérat. Si l'os forme une éminence, on le recouvre à cet endroit ,
d'une compresse pliée en trois, & trempée dans de l'huile & du vin. On assu-
jetit le tout avec la troisiéme & la quatriéme bande. Il faut remarquer à ce
sujet, que les bandes dont on se sert
alternativement , doivent tourner en
sens contraire ; qu'il n'y a que la troisiéme , qui doive se terminer par en

bas, & qu'il faut que les trois autres finiſſent par en haut. Il vaut mieux paſſer plus ſouvent la bande autour de la partie fracturée, que de la trop ſerrer ; car par là on courroit riſque d'attirer la gangrène ſur la partie. Il ne faut pas faire paſſer le bandage ſur l'article, à moins que la fracture ne ſoit dans les environs.

On laiſſe ce premier appareil pendant trois jours ; & le bandage doit être fait de façon, que le premier jour, ſans être cependant trop lâche, il ne gêne point ; qu'il ſoit un peu plus lâche le ſecond, & que le troiſiéme, il ſoit, pour ainſi dire, entiérement défait ; alors on levera l'appareil, & on rebandera le membre de nouveau, en ajoutant une cinquiéme bande aux quatre premiéres. On levera ce ſecond appareil le cinquié-me jour, & on mettra une ſixiéme bande, de façon que la troiſiéme & la cinquiéme ſe terminent par en bas, & les autres par en haut. Toutes les fois qu'on leve l'appareil, il eſt à propos de fomenter la partie avec de l'eau tiéde. On la baſ-ſinera pendant long-tems avec du vin, auquel on aura ajouté un peu d'huile, ſi la fracture eſt ſituée dans les environs de l'article ; on continuera, juſqu'à ce

que l'inflammation soit totalement dissipée, ou que la partie soit devenue plus
grêle qu'elle n'a coutume d'être ; ce qui
arrive ordinairement le sept, ou tout
au plus tard, le neuf. Il est facile alors
de toucher aux os. Ainsi s'ils ne sont
pas absolument bien replacés, on les
replacera de nouveau ; & s'il y a quelques fragmens qui soient saillans, on
les remettra dans leur situation naturelle. Après quoi, on appliquera sur la
partie fracturée, le même appareil qu'auparavant ; on arrangera tout autour, des
attelles de ferule, pour la maintenir
en place ; on aura soin que ces attelles
soient plus fortes & plus larges, à l'endroit vers lequel panche la fracture.
Elles doivent être toutes un peu conve-
xes vers l'articulation, pour ne point
la blesser. Il ne faut les serrer qu'autant
qu'il est nécessaire, pour contenir les
fragmens en place. Mais comme au
bout d'un certain tems, elles viennent à
se desserrer, il faut tous les trois jours,
les resserrer un peu avec leurs brides.
S'il ne survient ni douleur, ni démangeaison, on continue de la même façon, jusqu'à ce qu'il y ait de passé,
environ les deux tiers du tems auquel
l'os a coutume de se reprendre : pour

lors, il faudra baſſiner moins ſouvent
avec de l’eau tiéde, la partie fracturée ;
parce que dans le commencement, il
eſt néceſſaire de diſſiper & de reſoudre
les humeurs qui s’amaſſent autour de la
fracture, mais vers la fin, il faut y en
attirer. C’eſt pourquoi il ſera néceſſaire
de l’oindre doucement avec du cérat liquide ; d’y faire quelques frictions lé-
géres, & de ſerrer moins le bandage.
On levera également l’appareil tous les
trois jours, & on le remettra comme
les autres fois ; excepté qu’on ne fomentera plus la partie fracturée avec de
l’eau tiéde, & qu’on retranchera une
bande, chaque fois qu’on les levera.

2. *De la fracture du bras.*

Ce que nous venons de dire, concerne les fractures en général: nous allons parler de chacune en particulier.
Si c’eſt l’*humerus* qui eſt caſſé, l’extenſion ne ſe fait point comme dans la reduction d’un autre membre : on place
le malade ſur un ſiége élevé, & le Chirurgien ſe met vis-à-vis, ſur un ſiége
plus bas. On attache au cou du malade,
une écharpe, dans laquelle on fait paſſer
l’avant-bras ; enſuite on lie une bande

à la partie supérieure du bras, & une autre, à la partie inférieure. Pour lors, un aide passant la main droite, si c'est le bras droit qu'il faut étendre ; & la gauche, si c'est le gauche, derriére la tête du malade, & en dessous de la premiére bande, saisit un bâton qui est placé entre les jambes du blessé : le Chirurgien appuye le pié droit ou le gauche, selon le bras qui est cassé, sur la seconde bande, tandis que l'aide éleve la premiére. Par ce moyen, on étend le bras sans aucune violence. Si le bras est cassé vers son milieu, ou vers sa partie inférieure, les bandes dont on se servira, pour le maintenir en situation, seront plus courtes ; & plus longues, si la fracture est à l'extrémité supérieure ; parce qu'il est nécessaire alors, qu'on les puisse faire passer par dessus la poitrine, en dessous de l'autre aisselle, & qu'elles viennent jusqu'à l'épaule.

Dès la premiére fois qu'on place l'avant-bras dans l'écharpe, il faut le plier de façon que l'on puisse faire prendre avec les bandes, à la partie fracturée, la situation dans laquelle elle doit rester ; car si on est obligé de changer la position de l'avant-bras, il est à craindre qu'en l'attachant de nouveau, les os

replacés ne se dérangent. Ce n'est point
assez de suspendre ainsi l'avant-bras au
cou, par le moyen d'une écharpe, il
faut encore tenir avec un autre bandage, le bras légérement attaché au
côté; par ce moyen, il ne peut se mouvoir en aucun sens, & les os replacés
restent dans leur position. Quant aux
attelles, elles doivent être fort longues
à la partie extérieure du bras, moins
longues à la partie intérieure, & très-
courtes sous l'aisselle. Il faut lever l'appareil fort souvent, lorsque la fracture
est dans le voisinage du *cubitus*; de
crainte que les nerfs ne se roidissent en
cet endroit, & qu'on ne puisse plus se
servir de l'avant-bras. Toutes les fois
qu'on levera l'appareil, on aura soin
de tenir avec la main, les os fracturés;
de fomenter le *cubitus* avec de l'eau
tiéde, & de le frotter avec un cérat
émollient. On ne doit point mettre
d'attelles sur les éminences du *cubitus*;
ou si on en met, elles doivent être fort
courtes.

3. *De la fracture de l'avant-bras.*

S'il y a fracture à l'avant-bras, il
faut d'abord examiner, s'il n'y a que
l'un des os de cassé, ou s'ils le sont tous

deux. Ce n'eſt point que la cure ſoit différente dans ce dernier cas ; mais c'eſt que l'extenſion doit être plus forte, ſi les deux os ſont caſſés ; car les muſcles ne peuvent pas également ſe contracter, lorſqu'il y a un os ſain & entier qui les en empêche ; d'ailleurs, on doit, lorſque les deux os ſont caſſés, prendre plus de précaution, pour les maintenir en place, lorſqu'on les a réduits; parce qu'alors, ils ne peuvent s'appuyer mutuellement l'un ſur l'autre ; au lieu que, lorſqu'il n'y en a qu'un de caſſé, celui qui reſte entier, contient mieux l'autre, que ne feroient les bandages & les attelles. Il faut placer l'appareil, de façon que le pouce ſoit un peu tourné en dedans de la poitrine ; car c'eſt la ſituation la plus naturelle de l'avant-bras. On le place enſuite dans une écharpe qui l'enveloppe dans toute ſa longueur, & qu'on attache avec des cordons, derriére le cou. On le tient ainſi ſuſpendu un peu au deſſus du *cubitus* de l'autre bras.

4. *De la fracture du* cubitus.

S'il y a quelque choſe de briſé à la partie ſupérieure du *cubitus*, il eſt inutile d'en tenter la conſolidation par le moyen du bandage ; car l'avant-bras

perd fon mouvement ; mais fi l'on n'a
à remédier qu'à la douleur, l'ufage revient tel qu'il étoit auparavant.

5. *De la fracture des jambes & des cuiffes.*

Dans la fracture de la jambe, il faut
également confiderer s'il n'y a que l'un
des os de caffé. Lorfqu'on a fait la reduction de la jambe ou du femur, il faut,
après y avoir appliqué l'appareil, les placer dans une efpéce d'étui , qui doit être
percé en deffous, afin que s'il fuinte quelque humeur de la partie fracturée , elle
puiffe s'échapper ; il doit y avoir au
bas , une efpéce de femelle qui arrête
& foutienne la plante des piés. Il y aura
fur les côtés , des trous dans lefquels
on fera paffer des cordons , pour affujettir & maintenir la jambe & la cuiffe ,
dans la fituation où on les aura mifes.
Si c'eft la jambe qui eft caffée , cet étui
prendra depuis la plante des piés , jufqu'aux jarrets ; fi c'eft la cuiffe , il mon-
tera jufqu'aux hanches ; & fi la fracture
eft fituée dans les environs de la tête
fupérieure du femur , il renfermera même la hanche. Au refte , on ne doit
point ignorer qu'une cuiffe qui a été

caſſée, reſte plus courte que l'autre, parce qu'elle ne ſe rétablit jamais dans ſon premier état. Après cet accident, on eſt toujours obligé d'appuyer ſur la pointe du pié, de ce côté-là ; la démarche eſt moins ferme. On boite plus fort, ſi on a fait quelque faute dans le traitement.

6. *De la fracture des doigts.*

Dans la fracture du doigt, il ſuffit, lorſqu'on en a fait la reduction, & que l'inflammation eſt paſſée, de l'attacher à une ſeule attelle.

7 *Méthode générale de traiter les fractures du bras, de l'avant-bras, de la jambe, de la cuiſſe, & des doigts.*

Nous joindrons encore quelques obſervations générales à la cure particuliére des fractures dont nous venons de parler. On doit dans toutes ſortes de fractures, obſerver une diéte exacte, pendant les premiers jours, & donner une nourriture plus forte, lorſqu'il eſt tems de ſonger à la formation du calus. On doit s'abſtenir de vin pendant long-tems, faire de longues & fréquentes

fomentations fur la partie fracturée ,
avec de l'eau tiéde , pendant tout le tems
que l'inflammation fubfifte ; lorfqu'elle
eft paffée , ces fomentations doivent être
moins longues & moins fréquentes ; il
faut enfuite frotter long-tems & doucement , avec du cérat liquide , les parties qui font au delà de la fracture , &
ne point fe hâter de fe fervir du membre qui a été fracturé , mais lui faire
reprendre peu-à-peu fes fonctions.

La fracture qui eft accompagnée de
plaie , eft beaucoup plus dangereufe que
celle qui ne l'eft point ; fur-tout fi ce
font les mufcles du bras ou de la cuiffe ,
qui font offenfés ; car l'inflammation qui
furvient , eft beaucoup plus confidérable , & dégénére plus facilement & plus
promptement en gangrène. Dans la fracture du femur , fi les os fracturés paffent les uns fur les autres , on eft prefque toujours obligé d'en venir à l'amputation. L'*humerus* eft auffi expofé au
même danger ; mais il eft plus aifé de
conferver ce dernier membre. C'eft fur-
tout dans les fractures qui fe font près
des articles , que l'accident dont nous
venons de parler , eft à craindre ; c'eft
pourquoi , il faut dans ces fortes de cas ,
fe comporter avec toute la circonfpec-

tion poſſible : on coupera tranſverſalement , par le milieu de la plaie , les
muſcles qui feront en deſſus des os fracturés : on tirera du ſang , s'il s'en eſt
peu écoulé par la plaie : on affoiblira
le malade , pendant les dix premiers
jours , par la diéte la plus rigoureuſe. Il
faut étendre les membres fort lentement , & remettre le plus doucement
qu'il eſt poſſible, les os en leur place.
Il ne faut point trop tirer les muſcles,
ni manier trop ſouvent les os ; & l'on
doit laiſſer au malade , la liberté de placer la partie fracturée , dans la ſituation qui le gêne le moins. On applique
d'abord ſur la plaie , de la charpie
trempée dans du vin , mêlée avec un
peu d'huile roſat : on ſe conduit pour
le reſte , comme dans les autres plaies.
On ſe ſervira pour l'appareil , de bandes un peu plus larges que la plaie , &
on les ſerrera moins , que s'il n'y avoit
point cette plaie , & ſelon qu'elle ſera
plus ou moins diſpoſée à ſe mortifier &
à ſe gangrèner. Il vaut mieux faire plus
de circonvolutions , que de trop ſerrer
le bandage , pour maintenir les os re-
duits en ſituation.

Telle eſt la façon dont il faut ſe comporter dans les fractures du bras & de

la cuiffe , fi les os déplacés ont paffé tranfverfalement les uns fur les autres ; mais s'ils font dans une autre fituation , il ne faut ferrer le bandage , qu'autant que cela eft néceffaire , pour affujettir les médicamens qu'on applique deffus. On fe comportera pour le refte , ainfi que nous avons dit plus haut, excepté qu'on ne fe fervira ni d'écliffes , ni d'étui , qui empêchent la plaie de fe confolider ; mais feulement de bandes plus larges & plus multipliées. On répandra enfuite fur ces bandes, de l'huile tiéde & du vin ; mais fur-tout du vin. Dans le commencement, il faut faire jeuner le malade ; fomenter la plaie avec de l'eau tiéde ; prendre toutes fortes de précautions , pour éviter le froid , & appliquer enfuite des médicamens propres à exciter la fuppuration. Il faut donner plus de foin à la plaie , qu'à l'os même ; c'eft pourquoi , il eft à propos de la panfer tous les jours.

S'il y a quelque petite efquille qui forme quelque inégalité , on la replacera , fi elle eft mouffe & obtufe ; mais fi elle eft pointue , il faudra avant que de la remettre , emporter fa pointe , fi elle eft longue ; ou la limer , fi elle eft courte, & polir enfuite les bords , avec une ru-

gine; on tachera d'en faire la réduction avec la main; si on n'en peut venir
à bout, on se servira de tenailles pareilles à celles des maréchaux; on saisira la pointe de l'os saillant, entre les
deux extrémités arrondies des tenailles,
avec le dos desquelles on repoussera l'os
en sa place. Si l'esquille est plus considérable, & si elle est enveloppée de
membranes, il faut attendre qu'elle s'en
soit dépouillée par le moyen de la suppuration, & l'emporter tout de suite.
Par ce moyen, l'os pourra se consolider au bout d'un certain tems, & la
plaie se guérir, suivant l'état dans lequel elle est.

Quelquefois il arrive, lorsque la plaie
est considérable, qu'il y a des esquilles
qui se séparent, & qui ne se réunissent point avec les autres. On connoit
que ces sortes d'exfoliations auront lieu,
par la quantité de matiére qui découle
de la plaie.

C'est pourquoi, on doit alors lever
souvent l'appareil, moins pour panser la
plaie, que pour faciliter l'écoulement de
ces matiéres. Au bout de quelques jours,
l'os s'exfolie, & se détache presque toujours de lui-même. Quelquefois aussi,
il est plus long-tems à se détacher, &

rend

rend la cure de la plaie , qui eſt déja fort mauvaiſe par elle-même , plus longue & plus difficile. Souvent ſans qu'il y ait plaie , une portion d'os ſe détache , & excite tout à coup des démangeaiſons & de la douleur. Lorſque cet accident arrive , il faut ſe hâter d'emporter l'eſquille qui s'eſt détachée , & fomenter l'endroit de la fracture , avec de l'eau froide , ſi c'eſt en été ; & tiéde , ſi c'eſt en hyver ; appliquer enſuite deſſus , du cérat de myrthe.

D'autres fois les os caſſés ſont armés de pointes qui irritent & déchirent les chairs: on y reſſent des picotemens & un prurit incommode ; le Chirurgien doit alors faire une inciſion qui réponde à l'endroit de ces pointes , & les emporter. Le reſte du panſement dans l'un & l'autre de ces cas , eſt abſolument le même, que celui des fractures avec plaie. Lorſque l'ulcère ſera ſuffiſamment détergé, on donnera au malade, une nourriture propre à faciliter la régénération des chairs : mais ſi après ces inciſions, le membre eſt encore plus court que l'autre , & que les os ne ſoient point replacés dans leur ſituation naturelle, on enfoncera entre les fragmens, un petit coin fort léger & fort liſſe , dont la

tête forte un peu hors de la plaie, &
on l'enfoncera tous les jours de plus en
plus, jufqu'à ce que le membre qui a
été fracturé, foit égal à l'autre. Pour
lors, on retirera le coin, & on cica-
trifera la plaie. On fomentera la cicatrice avec de l'eau froide, dans laquelle
on ait fait bouillir du myrthe, ou du
lierre, ou de la verveine, ou d'autres
plantes femblables. Après ces fomentations, on appliquera deffus, des remédes defficatifs. C'eft fur-tout ici, que le
malade doit garder un parfait repos,
jufqu'à ce que le membre fracturé ait
repris fes forces.

Mais, fi lorfque la plaie fera guérie,
les os ne font point repris, parce qu'on
aura été obligé de les remuer fouvent,
& de lever fréquemment l'appareil, il
n'eft point difficile après, d'en procurer l'agglutination. Si la fracture eft ancienne, il faudra étendre le membre
fracturé ; féparer les fragmens avec la
main, & les repouffer enfuite les uns
contre les autres, afin qu'ils fe brifent
par leur choc mutuel ; que les matiéres
vifqueufes qui peuvent s'être amaffées
autour, s'en détachent, & que par ce
moyen, on renouvelle en quelque façon
la fracture : on doit bien prendre garde

néanmoins, en faifant ces fortes d'ex-
tenfions & de contre-extenfions, de n'offenfer ni les mufcles, ni les nerfs. On
fomentera enfuite l'endroit de la fracture, avec du vin, dans lequel on aura
fait bouillir de l'écorce de grenade, &
on appliquera par deffus, de cette écorce
pilée & mêlée avec du blanc d'œuf. Le
troifiéme jour, on levera l'appareil, &
on fomentera la partie, avec une décoction de verveine; le cinquiéme jour,
on fera la même chofe, & on appliquera des éclifles tout autour de la fracture : on continuera de lever & de remettre l'appareil, ainfi que nous avons
dit plus haut. Il arrive néanmoins quelquefois, que les os fe confolident les
uns fur les autres, & que le membre
refte défiguré & plus court que l'autre;
on y reffent des picotemens continuels,
fi les fragmens font pointus ; dans ce
cas, il faut caffer l'os de nouveau, &
le réduire une feconde fois. Voici comment cela fe fait. On fomente pendant
long-tems, avec de l'eau chaude, la
partie fracturée : on la frotte enfuite
avec du cérat liquide ; puis on l'étend :
pendant ce tems, le Chirurgien fépare
avec fes mains, les os dont le calus eft
encore tendre, & les remet dans leur

situation naturelle. Si le membre eſt foible, on applique du côté vers lequel l'os ſe plie, une baguette garnie de laine, pour le tenir droit ; on poſe enſuite l'appareil, & on maintient l'os de cette ſorte, dans ſa ſituation naturelle.

Quelquefois les os reprennent parfaitement ; mais le calus pouſſe trop, & le membre eſt gonflé à cet endroit. Lorſque cela arrive, il faut frotter la partie pendant long tems, avec de l'huile, du ſel & du nître ; faire des fomentations deſſus, avec de l'eau tiéde ſalée ; y appliquer un cataplaſme réſolutif, & ſerrer le bandage plus fort. Il faut vivre de légumes, & ſe faire vomir de tems en tems ; par là, le calus diminuera à proportion du reſte du corps. Il eſt bon auſſi d'appliquer ſur le membre de l'autre côté, de la moutarde, & de l'y laiſſer, juſquà ce qu'il y ait éroſion, pour attirer ſur cette partie, une plus grande quantité d'humeurs. Lorſqu'on aura diminué par ces moyens, la groſſeur du calus, on remettra le malade au train de vie ordinaire.

CHAPITRE XI.

Des Luxations.

NOus n'avons parlé jusqu'à présent, que des fractures des os :
nous allons parler maintenant de leur
luxation, qui peut se faire en deux
maniéres ; car tantôt les os unis se séparent ; comme lorsque l'omoplatte s'é-
carte du bras ; le rayon du *cubitus*,
dans l'avant-bras ; le *tibia* du peronné
dans la jambe ; & quelquefois par un
saut, le *calcaneum* de l'os du talon ;
ce qui arrive rarement : d'autrefois, les
os articulés les uns avec les autres, sortent de leurs articulations. Nous parlerons d'abord de la premiére espéce de luxation. Lorsqu'un os se sépare de l'autre,
il se fait sur le champ, un vuide entre
les deux, & on sent la cavité, en pres-
sant dessus, avec les doigts. Il survient
ensuite une inflammation violente ; sur-
tout dans l'écartement du *calcaneum*
d'avec l'os du talon : cette luxation est ordinairement accompagnée de fiévre aiguë, & cause quelquefois la gangrène, des
convulsions & des tensions de nerfs, qui

renverfent la tête fur les épaules. Pour
prévenir ces accidens, il faut avoir recours aux mêmes remédes que nous
avons prefcrits dans la fracture des os
mobiles. Si on ne peut, par le moyen
de ces remédes, détourner ces fâcheux
fymptômes, il faut, dès qu'ils paroiffent, appliquer fur la partie luxée, les
mêmes médicamens que nous avons
confeillés d'appliquer fur les fractures,
pour diffiper la douleur & la tumeur;
car ces os ainfi féparés, ne fe réjoi-
gnent plus; & tout ce que l'on peut faire,
c'eft d'empêcher que la partie ne foit
défigurée; mais on ne pourra jamais lui
rendre fon premier ufage. Comme la
machoire, les vertébres, & toutes les
articulations, font affurées par de forts
ligamens, elles ne peuvent fe luxer
qu'à l'occafion de quelque violence externe, ou de la rupture, ou de la foibleffe de ces mêmes ligamens. Elles fe
luxent plus facilement dans les enfans
& les jeunes gens, que dans les adultes
& les perfonnes robuftes. Les luxations
peuvent fe faire en avant ou en arriére,
en dedans ou en dehors. Il eft des os
qui peuvent fe luxer en tout fens; il
en eft d'autres qui ne peuvent fe luxer
qu'en certains fens. Les fignes des lu-

xations font ou communs à toutes les luxations en général, ou particuliers à chaque efpéce : il y a toujours une tumeur du côté vers lequel l'os eft pouffé, & une cavité à l'endroit d'où il eft forti. Ces fignes font généraux, & fe rencontrent dans toutes fortes de luxations ; il en eft d'autres qui font particuliers, & que je rapporterai, en parlant de chaque efpéce de luxation.

Tous les os peuvent fe luxer & fortir de leurs articulations ; mais on ne peut également les y replacer tous. La luxation de la tête & celle de l'épine, ne peuvent fe réduire, non plus que la luxation de la machoire, quand celle-ci eft déplacée des deux côtés, & qu'il eft furvenu une inflammation, avant qu'on entreprit de la replacer. On peut bien réduire les luxations qui proviennent de la foibleffe des ligamens ; mais on ne peut maintenir dans leur place, les os réduits, & ils retombent de nouveau. Les membres qui ont été luxés dans l'enfance, & qui n'ont point été réplacés, croiffent moins que les autres.

Tout membre luxé qui n'a point été réduit, maigrit ; & cette maigreur eft plus confidérable dans la partie qui eft plus proche de la luxation, que dans celle qui en eſt plus éloignée : par exemple, ſi c'eſt le bras qui eſt luxé, il maigrira plus que l'avant-bras, & l'avant-bras, plus que la main. Les uſages de la partie luxée, reſteront plus ou moins empêchés après la réduction, ſelon l'article où ſera ſituée la luxation, & la violence de la cauſe qui l'aura produite. Plus le membre ſera en état d'exercer ſes fonctions, & moins il maigrira.

On doit réduire les luxations, avant que l'inflammation ſurvienne ; ſi elle eſt une fois formée, il ne faut point fatiguer alors le malade par des tentatives inutiles ; ce n'eſt qu'après que l'inflammation eſt diſſipée, qu'il faut entreprendre la réduction, dans le cas où elle eſt poſſible. La différence des tempéramens & des ligamens de l'article, influe ici pour beaucoup. Car ſi le corps eſt foible & humide ; ſi les ligamens ont peu de force, l'os ſe réduit aiſement ; mais il ſe luxe de nouveau avec la même facilité, & on a beaucoup plus de peine à le retenir dans ſa place. La retention des os en leur place, eſt beaucoup plus ſûre dans les malades où ſe rencontrent des diſpoſitions contraires ; mais la réduction en eſt extrêmement difficile, lorſqu'ils viennent à ſe luxer.

On

On appaise l'inflammation , en appliquant sur la partie , de la laine nouvelle , trempée dans du vinaigre ; en s'abstenant , si l'article où est située la luxation , est considérable, de tout aliment solide , pendant trois , & même pendant cinq jours & en ne buvant que de l'eau chaude , pour étancher la soif. On observera ce régime avec d'autant plus d'éxactitude , que les ligamens qui affermissent l'article , sont plus forts ; il est d'une nécessité indispensable , si la fiévre survient. Le cinquiéme jour , on ôte la laine ; on fomente avec de l'eau chaude, la partie sur laquelle on étend du cérat de souchet , où l'on a fait entrer un peu de nître. On continue jusqu'à ce que l'inflammation soit dissipée , & on fait ensuite , des frictions sur le membre. On doit user de bons alimens , boire peu de vin , & faire reprendre peu à peu à la partie , ses fonctions ; car le mouvement est aussi salutaire , après que la douleur est passée , qu'il étoit pernicieux lorsqu'elle subsistoit. Voilà ce qui regarde les luxations en général ; nous allons parler de chaque espéce en particulier.

CHAPITRE XII.

De la luxation de la machoire.

LA machoire inférieure se luxe en devant, tantôt d'un seul côté, & tantôt des deux. Dans le premier cas, elle se porte de même que le menton, du côté opposé. Les dents pareilles ne se trouvent plus, comme dans l'état naturel, les unes sous les autres ; car les dents canines de la machoire inférieure, repondent aux dents incisives de la machoire supérieure. Mais lorsque les deux têtes de la machoire inférieure sont luxées, le menton pend & s'avance en dehors ; les dents inférieures se trouvent plus en dehors, que les supérieures ; & les muscles temporaux paroissent tendus & gonflés. On doit réduire sur le champ, la luxation de la machoire ; pour cela, on place le malade sur un siége ; on met derriére lui, un aide, pour lui tenir la tête ferme ; ou bien on fait asseoir le premier contre un mur ; on lui place entre la tête & le mur, un coussin de cuir, bien rembouré, contre lequel un aide lui preſſe la tête , pour la rendre immobile ; alors le Chirurgien , après avoir garni ſes deux pouces de linge , ou de bandes , de crainte qu'ils ne viennent à gliſſer , les introduit dans la bouche du malade , & applique les autres doigts en dehors : après s'être bien aſſuré de la machoire , ſi elle n'eſt luxée que d'un côté , il ſécoue le menton , l'amene vers la gorge , & en même tems qu'il aſſujetit la tête du malade , il éleve le menton , & repouſſe le condyle de la machoire dans ſa cavité ; de façon que tous ces mouvemens ſe faſſent preſque en un moment. Si la machoire eſt luxée des deux côtés , on la réduira de la même maniére , avec cette différence ſeulement , qu'on la pouſſera de part & d'autre , également en arriére. La réduction faite , ſi le malade ſent de la douleur & de la tenſion dans les yeux & au cou , on lui tirera du ſang au bras.

Il ne prendra d'abord que des alimens liquides ; c'eſt une attention qu'on doit avoir dans toutes les luxations ; mais ſur-tout dans celle de la machoire : il ne doit point même parler beaucoup , de crainte que le mouvement de la bouche ne fatigue les muſcles temporaux.

Q q ij

CHAPITRE XIII.

De la luxation de la tête.

NOUS avons dit au commencement de ce Livre, que les deux condyles de la tête s'articuloient dans les deux cavités de la premiére vertébre. Si ces condyles se portent en arriére, hors de leurs cavités, les ligamens situés sous l'occiput, s'étendent, le menton tombe sur la poitrine ; le malade ne peut ni boire, ni parler ; la semence s'échappe quelquefois involontairement : cette situation est bientôt suivie de la mort. J'ai cru devoir faire mention de cette espéce de luxation ; non qu'on puisse y apporter aucun reméde ; mais afin qu'on pût la connoître par les signes qui la caractérisent, & que l'on ne croie point que ceux auxquels ce malheur arrive, périssent par la faute du Chirurgien.

CHAPITRE XIV.

De la luxation de l'épine.

LE même sort arrive à ceux qui ont les vertébres de l'épine luxées. Car cette luxation ne peut se faire, sans que la moëlle épiniére, les cordons de nerfs qui passent par les côtés des apophyses transverses, & les ligamens qui les assujetissent, ne se déchirent. Les vertébres se luxent en avant ou en arriére, au dessus ou au dessous du diaphragme. De quelque côté que se fasse la luxation, il y a une tumeur, ou une cavité à la partie postérieure de l'épine. Si elle est au dessus du diaphragme, les mains deviennent paralytiques ; il survient un vomissement, ou des convulsions ; la respiration est gênée ; on ressent de vives douleurs ; on perd l'usage de l'ouïe. Si la luxation est au dessous du diaphragme, les cuisses tombent en paralysie ; l'urine se supprime, ou bien coule involontairement ; on ne perit point à la vérité, aussi promptement que dans la luxation de la tête ; mais on ne passe guére le troisiéme jour. Car ce que dit Hippocrate , que lorsqu'une vertébre est luxée en arriére , on doit faire coucher le malade sur le ventre , l'étendre tout de son long , faire appuyer quelqu'un avec le talon , sur la vertébre luxée , & la faire ainsi rentrer en dedans , doit s'entendre des luxations incomplettes , & non des luxations complettes. Quelquefois la foiblesse des ligamens permet à une vertébre , de se porter un peu en devant , sans cependant se luxer. Cet accident ne fait point mourir ; mais lorsqu'il arrive , il n'est point possible d'appuyer sur la vertébre en dedans , pour la repousser en dehors ; & lors même qu'elle est luxée en dehors , & qu'on l'a replacée , elle se luxe de nouveau ; à moins (ce qui est très-rare) que les ligamens ne reprennent leurs forces.

CHAPITRE XV.

De la luxation du bras.

LE bras se luxe quelquefois en dedans, sous l'aisselle, & quelquefois en dehors. Si l'*humerus* est tombé sous l'aiſſelle, le *cubitus* qui lui eſt joint, s'éloigne du côté, & on ne peut élever ni le bras, ni l'avant-bras vers l'oreille ; le bras luxé eſt plus long que l'autre. Si la luxation eſt en dehors, on peut bien étendre le bras, mais moins que dans l'état naturel, & le *cubitus* a plus de peine à ſe porter en devant, qu'en arriére. Si l'*humerus* eſt tombé ſous l'aiſſelle, & que cet accident ſoit arrivé à un enfant, ou à une perſonne qui ait le tiſſu des fibres lâche, ou chez qui les ligamens ſoient fort foibles, il ſuffit pour le replacer, de faire mettre le malade ſur un ſiége ; d'avoir deux aides, dont l'un tire doucement en dehors, la tête de l'omoplatte, tandis que l'autre étend le bras : pour lors, le Chirurgien qui eſt derriére le ſiége, ſaiſit d'une main, l'omoplatte, & de l'autre, l'*humerus*, leur fait faire un mouvement ſur le côté, & repouſſe avec le genou, l'*humerus* en ſa place.

Mais ſi le malade eſt un adulte robuſte & vigoureux ; ſi les ligamens ſont forts, on a beſoin d'une ſpatule de bois, épaiſſe de deux doigts, & qui ſoit aſſez longue, pour s'étendre depuis l'aiſſelle, juſqu'aux doigts. Cette ſpatule ſe termine par ſa partie ſupérieure, en tête arrondie, & un peu creuſe, pour recevoir une partie de la tête de l'*hu-merus*. Elle eſt percée à trois endroits différens, de deux trous, dans leſquels on fait paſſer des courroies fort molles. On roule une bande tout autour de cette ſpatule, afin qu'elle ne bleſſe point les parties contre leſquelles on l'applique. On la place le long de l'avant-bras, de façon que la tête ſe trouve au haut du creux de l'aiſſelle : on la lie enſuite par le moyen de ſes courroies, d'abord un peu en deſſous de la tête de l'*humerus*, enſuite au deſſus du *cubitus*, & enfin au poignet. Les trous doivent être ſitués de façon qu'ils répondent à ces trois endroits différens. Tout étant ainſi diſpoſé, on ſe ſervira d'une échelle qui ſoit aſſez haute, pour que les piés du malade, entre le corps & le bras duquel on la fera paſſer, ne poſent point à terre : lorſqu'il eſt dans cette ſituation, on lui tire fortement l'avant-bras, & par ce moyen, la tête de la ſpatule repouſſe le condyle de l'*humerus* dans ſa cavité, où elle retombe tantôt en faiſant un petit bruit, & tantôt ſans en faire. Il y a pluſieurs autres méthodes de réduire cette luxation, qu'on trouve toutes dans

Hippocrate. Mais celle que nous venons de donner, est la meilleure, & le plus en usage.

Si l'*humerus* est luxé en dehors, il faut faire coucher le malade sur le dos ; faire passer sous l'aisselle, une bande, ou un cordon qui vienne se croiser derriére la tête du malade ; donner les deux bouts de ce cordon à un aide , faire tenir l'avant-bras par un autre, & tandis que les aides tireront, l'un, le cordon, l'autre, l'avant-bras, le Chirurgien poussera avec la main gauche, la tête du malade en arriére ; il élevera avec la droite, le coude, & l'*humerus*, qu'il repoussera dans sa cavité. Cette seconde espéce de luxation est plus facile à réduire que la premiére. La réduction faite , soit que l'os soit luxé en dedans ou en dehors, on appliquera de la laine sous l'aisselle ; dans le premier cas, pour empêcher l'*humerus* de retomber ; dans le second , pour qu'on puisse appliquer le bandage plus facilement. Voici comment on doit faire ce bandage : on commence par placer sous l'aisselle, la bande avec laquelle on enveloppe la tête de l'*humerus* ; on la fait passer ensuite sous la poitrine, d'où on la porte sous l'autre aisselle, & de-là fur les épaules ; on vient enfuite re-gagner la tête de l'*humerus* luxé. On paffe & repaffe plufieurs fois la bande de la même maniére , jufqu'à ce que la partie luxée foit bien affurée. Par ce moyen , on maintient parfaitement l'*humerus* ; fur-tout , fi on l'a attaché fur le côté , avec une bande.

CHAPITRE XVI.

De la luxation du cubitus.

ON a dû comprendre par ce que nous avons dit au commencement de ce Livre, qu'il y a trois os qui s'ar-ticulent au coude ; fçavoir, l'os du bras, l'os du coude même , & le rayon. Si le *cubitus* qui eft articulé avec l'*humerus*, vient à fe bleffer , le rayon qui eft atta-ché au *cubitus*, s'en écarte quelquefois, & quelquefois auffi il refte en place. La luxation du *cubitus* peut fe faire en quatre façons différentes. Si le *cubitus* fe luxe en devant, l'avant-bras eft tendu, & on ne peut le plier ; s'il fe luxe en arriére, l'avant-bras eft plié , & on ne peut l'étendre ; le bras de ce côté-là eft plus court que celui de l'autre. Cette

espéce de luxation est quelquefois accompagnée de fiévre, & d'un vomissement bilieux. Si le *cubitus* est luxé en
dehors ou en dedans, l'avant-bras est
étendu, mais cependant un peu plié du
côté où est la luxation.

De quelque maniére que se soit faite
la luxation, la méthode de la réduire,
est toujours la même, non seulement
pour le *cubitus*, mais pour tous les os
longs, qui s'articulent ensemble par
une tête allongée : il faut étendre les
deux os luxés, en sens contraire, jusqu'à ce qu'il y ait un vuide suffisant
entre les os ; repousser ensuite l'os qui
s'est séparé de l'autre, vers le côté opposé à celui duquel il est tombé.

Cette extension se fait différement,
eu égard à la force des ligamens, &
à la maniére dont les os se font luxés.
Souvent les mains seules suffisent ; souvent aussi, il faut avoir recours à d'autres moyens.

Ainsi donc, si le *cubitus* s'est luxé en
devant, des cordons, avec le secours des
deux mains, suffisent quelquefois, pour
en faire l'extension. On applique ensuite en dessous du bras, quelque chose
de rond, sur quoi on appuye, pour repousser le *cubitus* dans la cavité de l'*hu-*

merus. Dans les autres espéces de luxations, il vaut mieux étendre l'avant-bras, de la maniére dont nous avons dit qu'il falloit étendre l'*humerus*, lorsqu'il étoit cassé, & faire ensuite la réduction. Le reste de la cure est le même que dans toutes les autres luxations ; excepté neanmoins, qu'on doit remuer plutôt & plus souvent le *cubitus*, que les autres os luxés ; qu'il faut le fomenter plus fréquemment avec de l'eau chaude, & le frotter pendant plus longtems avec de l'huile, du nître & du sel ; car le calus est plutôt formé dans l'articulation du coude, que dans aucune autre partie, soit que le coude reste luxé, soit qu'on le réduise ; & si on laisse une fois former ce calus par le repos, le mouvement de l'articulation se trouve par la suite empêché.

CHAPITRE XVII.

De la luxation de la main.

LA main peut aussi se luxer de quatre façons différentes : si elle se luxe en arriére, on ne peut étendre les doigts; si elle se luxe en devant, on ne peut les plier ; si elle se luxe sur les côtés, elle se renverse ou vers le pouce, ou vers le petit doigt. Il n'est point absolument difficile d'en faire la réduction ; il faut faire placer la main sur quelque chose de dur & de rénitent ; la coucher sur le plat, si la luxation est en arriére ; sur le dos, si elle est en devant, & sur le côté, si elle est luxée en dehors ou en dedans ; alors un aide tire la main, tandis qu'un autre tire l'avant-bras ; & lorsque l'extension est suffisante, si la luxation est sur les côtés, le Chirurgien repousse avec ses mains, les os luxés, vers le côté opposé. Mais si la main est luxée en devant ou en arriére, il faut appliquer dessus, quelque chose de dur, & appuyer avec ce corps dur, sur les os qui sont saillans. On augmente par ce moyen, la violence de la pression, & on rétablit les os dans leur situation naturelle.

CHAPITRE XVIII.

De la luxation de la paume de la main.

LES os de la paume de la main se luxent quelquefois, tantôt en devant, tantôt en arriére ; ils ne peuvent se luxer sur les côtés, parce qu'etant tous égaux entre eux, ils se servent mutuellement de point-d'appui. Cette espéce de luxation ne se manifeste que par deux signes, qui sont communs à toutes les luxations en général. Il y a une tumeur vers le côté où l'os s'est porté, & une cavité dans l'endroit d'où il est sorti. Cette luxation se réduit très-aisement ; il suffit d'appuyer fortement avec le doigt, sur l'os luxé, & de le faire rentrer en sa place, sans autre appareil.

CHAPITRE XIX.

De la luxation des doigts.

LES luxations des doigts se font comme celles de la main, & se connoissent par les mêmes signes. Il n'est pas nécessaire de tirer avec beaucoup de force, pour étendre les doigts, parce que leurs articulations sont peu profondes, & que leurs ligamens sont foibles. Il suffit d'étendre les doigts luxés sur une table, si la luxation est en devant ou en arriére, & de les repousser ensuite avec la paume de la main, pour les remettre en leur place.

CHAPITRE XX.

De la luxation du femur.

APRÈs le détail dans lequel nous venons d'entrer au sujet des luxations de l'extrémité supérieure, nous pourrions nous dispenser de rien dire de plus, sur celles de l'extrémité inférieure ; car il y a beaucoup de rapport entre la luxation de l'*humerus* & celle du femur, celle de l'avant-bras & celle de la jambe, celle de la main & celle du pié. Nous ferons néanmoins quelques remarques particuliéres sur les luxations de l'extremité inférieure.

La cuiſſe peut ſe luxer de quatre façons differentes ; en dedans, en dehors, en devant & en arriére. Les luxations en dedans ſont les plus fréquentes ; celles qui ſe font en dehors, le ſont moins ; la luxation en devant ou en arriére, eſt très-rare. Si la cuiſſe eſt luxée en dedans, la jambe de ce côté-là devient p'us longue & plus courbée que l'autre ; le pié ſe porte en dehors. Au contraire, lorſque la luxation eſt en dehors, la jambe eſt plus courte & plus courbée que l'autre,

& le pié se porte en dedans. Le malade est obligé de marcher sur la pointe du pié : la jambe néanmoins soutient mieux le poids du corps, que lorsque la luxation est en dedans , & on a moins besoin de bequilles ou de bâton. Si la luxation est en devant, le malade ne peut plier la jambe ; elle reste aussi grande que l'autre ; le pié est seulement un peu tourné sur le côté. La douleur est des plus vives , & il survient très-souvent une suppression d'urine. Lorsque l'inflammation & la douleur sont appaisées, le malade marche sans difficulté, & le pié se remet droit. Enfin , si c'est en arriére que la cuisse est luxée, on ne peut étendre la jambe ; elle est plus courte que l'autre ; le talon, lorsqu'on veut marcher , ne pose plus à terre. Il est ordinairement très-difficile de réduire la cuisse , lorsqu'elle est luxée, & de la maintenir en place , après la réduction. Quelques-uns ont prétendu qu'elle se luxoit toujours de nouveau ; mais Hippocrate, Dioclès, Philotimus, Nilée , & Héraclide de Tarente, tous Médecins d'un très-grand nom, nous assurent avoir réduit la cuisse , sans que la réduction ait été suivie de rechûte. D'ailleurs Hippocrate, André, Nilée,

Nymphodorus,

Nymphodorus, Protarchus, Héraclide, & un ouvrier qui fut si célébre en ce genre, auroient-ils inventé tant de machines, pour réduire la cuisse, si cette réduction n'eût servi à rien. On peut donc réduire la cuisse, & la maintenir en situation, lorsqu'elle est réduite ; mais comme il y a beaucoup de muscles & de forts ligamens en cet endroit, il faut convenir que si ces muscles & ces ligamens ont conservé leur force, il sera difficile de la réduire, & que s'ils ne l'ont plus, ils ne pourront la retenir en place. On doit donc tenter la réduction : si le malade est jeune, il suffira d'attacher un cordon au haut de la cuisse, & un autre, un peu au dessus du génou. Si c'est un adulte, il vaut mieux attacher ces cordons à de forts bâtons, dont les extrémités inférieures seront arrétées en sens contraire : deux aides saisiront avec les mains, les extrémités supérieures de ces bâtons, & les tireront à eux. L'extension & la contre-extension seront encore plus fortes, si on se sert d'un banc qui ait à chaque bout, une espéce d'essieu ou de manivelle, à laquelle on attache les cordons qui se replient à l'entour ; mais il faut prendre garde qu'en tournant trop fort, on ne vienne à rompre les ligamens & les muscles, au lieu de les étendre. On couche sur le banc, le malade étendu ou sur le ventre, ou sur le dos, ou de côté ; de façon que la partie vers laquelle l'os s'est porté, soit par en haut, & celle d'où il est sorti, par en bas. L'extension faite, si l'os est luxé en devant, on appliquera sur l'aîne, quelque chose de rond, & on appuyera dessus, avec le génou, de la même façon, & pour la même raison que dans la luxation de *l'humerus*. Si on peut sur le champ plier la cuisse, elle est réduite. Dans les autres espéces de luxations, si les os ne sont pas fort écartés les uns des autres, le Chirurgien doit pousser en arriére, l'os qui est saillant, tandis qu'un aide appuye sur les hanches. La réduction faite, le reste du traitement ne demande rien de particulier, sinon que le malade doit garder plus long-tems le lit, de crainte que s'il venoit à remuer la cuisse, avant que les ligamens fussent bien raffermis, elle ne se luxât de nouveau. On peut, si on le juge à propos, placer la partie moyenne ou supérieure de l'os luxé, dans un étui.

CHAPÍTRE XXI.

De la luxation du génou.

TOUT le monde sçait que le génou peut se luxer en dehors, en dedans, & en arriére. La plûpart des Auteurs ont écrit qu'il ne se luxe point en devant : ce sentiment paroît vraisemblable, parce que la rotule qui est située en dessus, retient la tête du *tibia*. Megès néanmoins assure avoir guéri une personne dont le génou s'étoit luxé en devant.

Dans les luxations du génou, on peut faire les extensions, comme dans les luxations de la cuisse. Et si l'os s'est luxé en arriére, il faut pareillement appliquer quelque chose de rond sur le jarret ; le Chirurgien appuye sur ce corps avec son génou, & remet l'os en sa place. Dans les autres espéces de luxations, on se sert des mains, avec lesquelles on tire, en sens contraire, le membre luxé.

CHAPITRE XXII.

De la luxation du talon.

LE talon peut fe luxer en tout fens : fi la luxation eft interne, le bout du pié fe jette en dehors ; & en dedans, fi elle eft externe. Lorfque la luxation eft en devant, le tendon qui eft par derriére, eft dur & tendu, & le pié eft recourbé. Lorfqu'elle eft en arriére, le *calcaneum* eft, pour ainfi dire, caché, & la plante du pié s'allonge. Ces différentes efpéces de luxations fe réduifent avec les mains, après avoir tiré la jambe & le pié en fens contraire. Dans la luxation du talon, on doit garder longtems le lit, de crainte que cette partie fur laquelle porte tout le poids du corps, ne vienne à fe luxer de nouveau, fi les ligamens n'étoient pas bien raffermis. On doit même lorfqu'on recommence à marcher, fe fervir de fouliers dont les talons foient fort bas, pour que le bandage ne gêne point le pié.

CHAPITRE XXIII.

De la luxation de la plante du pié.

LES os de la plante du pié se luxent & se réduisent de la même maniére que ceux de la paume de la main. Le bandage doit envelopper tout le *calcaneum*; car si on ne le posoit que sur la plante du pié, & sur l'extrémité du *calcaneum*, il seroit à craindre que les humeurs n'abordassent en trop grande quantité vers la portion du talon, qui seroit libre, & n'y formassent un abscès.

CHAPITRE XXIV.

De la luxation des doigts du pié.

LORSQUE les doigts du pié sont luxés, on les remet comme ceux de la main.

CHAPITRE XXV.

Des luxations qui font accompagnées de plaie.

VOILA ce qu'il eſt à propos de faire dans les luxations qui ne ſont point accompagnées de plaie ; mais elles ſont très-ſouvent compliquées avec une bleſſure. Le peril eſt alors fort grand; & il l'eſt d'autant plus, que le membre luxé eſt plus conſidérable, & que les ligamens & les muſcles qui l'environnent, ſont plus forts. C'eſt pourquoi le malade court riſque de la vie, lorſque *l'humerus* ou le femur viennent à ſe luxer avec plaie ; car il n'y a plus d'eſpérance pour lui, lorſqu'on réduit ces os, & il eſt toujours très en danger, ſuppoſé qu'on ne les réduiſe point. Dans l'une & l'autre de ces parties, le peril augmente à proportion que la plaie eſt plus proche de l'article. Hippocrate prétend qu'il n'y a que les doigts, la plante des piés, & la main, qu'on puiſſe réduire ſans danger ; encore veut-il qu'on ſe conduiſe avec toute la circonfpection poffible, pour ne point expofer les jours du malade. Quelques-uns cependant ont remis des bras & des jambes, & ont faigné du bras, après la réduction, pour prévenir la gangrène & les convulfions, accidens qui pour lors, font bientôt fuivis de la mort. Quoique la luxation du doigt foit la plus légere & la moins dangereufe de toutes, on ne doit point en tenter la réduction, lorfqu'il y a inflammation, ou même lorfque l'inflammation eft paffée, fi les os font luxés depuis long-tems. Si les nerfs fe diftendent après la réduction, on doit luxer le membre une feconde fois. Dans les luxations qui font compliquées avec plaie, & qui n'ont point été réduites, il faut faire garder le lit au malade; c'eft la pofition qui lui convient le mieux; car on doit fur-tout éviter de remuer le membre luxé, ou de le laiffer pendre. L'abftinence gardée pendant long-tems, eft auffi un très-grand reméde. Le refte de la cure eft enfuite le même, que dans les fractures qui font accompagnées de plaie. S'il fort quelque efquille d'os, elle fera toujous un obftacle à la guérifon de la plaie; ainfi il faut l'emporter; appliquer fur la plaie, de la charpie féche, & éviter tous les médicamens gras & huileux, jufqu'à ce que le malade foit aussi bien rétabli qu'il est possible de l'être en pareil cas ; car la partie reste toujours plus foible, & il ne fe forme qu'une cicatrice fort mince, qui peut fe rouvrir aifément par la fuite.

FIN.

De l'Imprimerie de THIBOUST, Imprimeur du ROI. 1753.

ges d'*Aurelius-Cornelius Celse*, *sur la Médecine*, s'il nous plaisoit lui accorder nos Lettres de Privilege pour ce néceffaires. A ces Causes, voulant favorablement traiter l'Expofant ; Nous lui avons permis & permettons par ces Préfentes, de faire imprimer ledit Ouvrage, en un ou plufieurs Volumes, & autant de fois que bon lui femblera, & de le faire vendre & débiter par tout notre Royaume, pendant le tems de dix années confécutives, à compter du jour de la date des Préfentes. Faifons défenfes à tous Imprimeurs Libraires & autres perfonnes de quelque qualité & condition qu'elles foient, d'en introduire d'impreffion étrangere dans aucun lieu de notre obéiffance ; comme auffi d'imprimer ou faire imprimer, vendre, faire vendre, débiter ni contrefaire ledit Ouvrage, ni d'en faire aucuns Extraits fous quelque prétexte que ce foit, d'augmentation, correction, changement ou autres, fans la permiffion expreffe & par écrit dudit Expofant, ou de ceux qui auront droit de lui, à peine de confifcation des Exemplaires contrefaits, de trois mille livres d'amende contre chacun des contrevenans, dont un tiers à Nous, un tiers à l'Hôtel-Dieu de Paris, & l'autre tiers audit Expofant, ou à celui qui aura droit de lui, & de tous dépens, dommages & intérêts : A la charge que ces Préfentes feront enregiftrées tout au long fur le Regiftre de la Communauté des Imprimeurs & Libraires de Paris, dans trois mois de la date d'icelles ; que l'impreffion dudit Ouvrage fera faite dans notre Royaume & non ailleurs, en bon papier & beaux caractères, conformement à la feuille impri-

mée attachée pour modele sous le contrescel
des Présentes ; que l'Impétrant se conformera
en tout aux Réglemens de la Librairie , & no-
tamment à celui du 10 Avril 1725 ; qu'avant
de l'exposer en vente , le Manuscrit qui aura
servi de copie à l'impression dudit Ouvrage ,
sera remis dans le même état où l'Approbation
y aura été donnée , ès mains de notre très-
cher & féal Chevalier Chancelier de France
le Sieur DE LAMOIGNON, & qu'il en
sera ensuite remis deux Exemplaires dans
notre Bibliotheque publique , un dans celle
de notre Château du Louvre , un dans celle de
notredit très-cher & féal Chevalier Chancelier
de France , le Sieur DE LAMOIGNON , & un
dans celle de notre très cher & féal Chevalier
Garde des Sceaux de France le Sieur DE MA-
CHAULT , Commandeur de nos Ordres. Le
tout à peine de nullité des Présentes : du con-
tenu desquelles vous mandons & enjoignons
de faire jouir ledit Exposant & les ayans causes , pleinement & paisiblement, sans souf-
frir qu'il leur soit fait aucun trouble ou em-
péchement. Voulons que la copie des Présentes qui sera imprimée tout au long , au
commencement ou à la fin dudit Ouvrage ,
soit tenue pour dûement signifiée, & qu'aux
copies collationnées par l'un de nos amés &
féaux Conseillers Secrétaires , foi soit ajoutée
comme à l'original. Commandons au premier notre Huissier ou Sergent sur ce requis ,
de faire pour l'exécution d'icelles tous Actes
requis & nécessaires , sans demander autre
permission , & nonobstant Clameur de Haro ,
Charte Normande , & Lettres à ce contraires :
CAR tel est notre plaisir. Donné à Ver-
sailles , le deuxiéme jour du mois de Mai ,

l'an de grace mil fept cent cinquante-trois,
& de notre Regne le trente-huitieme.
Par le Roi en fon Confeil,
SAINSON.

Regiſtré, ſur le Regiſtre treize de la Chambre Royale des Libraires & Imprimeurs de Paris, N°. 177. fol. 141. conformément au Réglement de 1723. qui fait défenſe art. IV. à toutes perſonnes de quelque qualité qu'elles ſoient, autres que les Libraires & Imprimeurs, de vendre, débiter & faire afficher aucuns livres, pour les vendre en leur nom, ſoit qu'ils s'en diſent les Auteurs, ou autrement, & à la charge de fournir à la ſuſdite Chambre, neuf exemplaires preſcrits par l'art. 108. du même Réglement. A Paris, le 11. Mai 1753.
J. HERISSANT, *Adjoint.*